普通高等教育“十一五”国家级规划教材
全国高等医学院校教材

康复评定学

（供康复治疗学专业、康复治疗技术专业用）

主　编　诸毅晖

副主编　陈爽白
　　　　邢艳丽
　　　　唐　巍

上海科学技术出版社

图书在版编目(CIP)数据

康复评定学/诸毅晖主编. —上海:上海科学技术出版社,2008.1(2021.8 重印)

普通高等教育"十一五"国家级规划教材. 全国高等医学院校教材. 供康复治疗学专业、康复治疗技术专业用

ISBN 978-7-5323-9166-0

Ⅰ. 康…　Ⅱ. 诸…　Ⅲ. 康复-鉴定-医学院校-教材　Ⅳ. R49

中国版本图书馆 CIP 数据核字(2007)第 172880 号

康复评定学

(供康复治疗学专业、康复治疗技术专业用)

主　　编　诸毅晖

副 主 编　陈爽白　邢艳丽　唐　巍

上海世纪出版股份有限公司
上 海 科 学 技 术 出 版 社 出版

(上海钦州南路 71 号　邮政编码 200235)

上海世纪出版股份有限公司发行中心发行

200001　上海福建中路 193 号　www.ewen.co

常熟市兴达印刷有限公司印刷

开本 787×1092　1/16　印张:18.5

字数:438 千

2008 年 1 月第 1 版　2021 年 8 月第 10 次印刷

ISBN 978-7-5323-9166-0/R·2446

定价:32.00 元

全国高等医学院校教材

康复系列教材编审委员会名单

主任委员　余曙光（成都中医药大学）

委　　员（以姓氏笔画为序）

方剑乔（浙江中医药大学）
朱　江（北京中医药大学）
刘旭光（成都中医药大学）
孙忠人（黑龙江中医药大学）
李万瑶（广州中医药大学）
吴　强（福建中医药大学）
陈以国（辽宁中医药大学）
陈邦国（湖北中医药大学）
胡　玲（安徽中医药大学）
高树中（山东中医药大学）
郭　义（天津中医药大学）
崔　瑾（贵阳中医学院）
彭楚湘（湖南中医药大学）
葛林宝（上海中医药大学）
褚立希（上海中医药大学）

《康复评定学》编委会名单

主　编　诸毅晖（成都中医药大学）

副主编　陈爽白（天津中医药大学）
邢艳丽（黑龙江中医药大学）
唐　巍（安徽中医药大学）

编　委（以姓氏笔画为序）
王　艳（黑龙江中医药大学）
王芗斌（福建中医药大学）
方　针（浙江中医药大学）
朱　燕（上海中医药大学）
杨　军（山东中医药大学）
杨慎峭（成都中医药大学）
吴会会（上海中医药大学）
林　滨（福建中医药大学）
谢　芹（广州中医药大学）
赛序波（天津中医药大学）
樊　旭（辽宁中医药大学）

秘　书　赵　凌（成都中医药大学）

前　言

康复医学是一门新兴的医学科学，它主要通过医学手段防止残疾产生，减轻残疾对人的个体活动能力和社会参与能力的影响，最终达到提高生活质量和回归社会的目的。

随着社会经济发展、老龄化社会进程加快和疾病谱改变，医学模式发生了两个重大转变，即从生物医学模式向"生物—心理—社会"医学模式转变，从疾病治疗医学模式向"预防—保健—治疗—康复"医学模式转变。人们对疾病、功能、残疾和健康等概念有了全新的认识，患者和医务人员不再满足于单纯的治疗疾病、稳定病情，而是要求人体功能和能力得到最大限度的保存和恢复，以使患者能获得较高的生活质量并重返社会。上述改变和需求对康复医学的发展起到了有力的推动作用。

康复医学创始于20世纪40年代，至20世纪80年代传入我国并得到较大发展，尤其是在沿海地区和经济发达地区。90年代中期，国家卫生部明确提出了在二级以上医院必须建立康复医学科的要求，并明确康复医学科为临床科室。由于康复医学的快速发展，对康复医学专门人才的培养也提出了急迫的要求，根据中医学、针灸推拿学独特的康复理念与技术特色，90年代末期国内一些中医院校开始探索培养具有中西医知识和技能的复合型康复医学专门人才，先后在中医专业、针灸推拿专业设立了康复医学方向，经过10多年的发展和完善，部分院校已经开办了康复治疗学专业，建立了康复治疗学硕士授位点，为我国康复医学的发展和人才培养做出了积极贡献。

但与康复专业发展和人才培养不相称的是，中医院校一直没有统一的康复医学专业教材，成为影响人才培养质量和制约中医康复医学教育发展的重要瓶颈。因此，整合全国中医院校康复医学教育资源和教育经验，编写一套具有中医特色的康复医学教材，对于建立有中国特色的康复医学体系和促进我国康复医学事业发展具有十分重要的意义。

本系列教材综合了全国主要中医院校康复医学专业培养计划和教学大纲要求，由《康复医学基础》、《康复评定学》、《康复疗法学》、《临床康复学》、《康复工程学》、《中医康复学》和《康复医学》七本教材组成，涵盖康复医学的基础理论、基本治疗技术及其临床应用等主要内容，坚持“系统全面、简明实用、内容精炼、突出特色”的编写原则，注重把握“科学、严谨、知识公认”等教材编写特点。在编写方法上，尝试在每个章节前引入精炼的“导学”，概括各章的主要内容和重要知识点，以帮助学生更好地理解和掌握教材内容，提高教学质量和教学效果。

本系列教材除了供中医院校康复治疗学专业、康复治疗技术专业学生使用外，还可供中医、中西医结合、针灸推拿、中医骨伤等专业必修(或选修)课使用，也可作为参考书，供相关学科专业的医师、治疗师、教师参考。

由于编写者知识和水平的限制，教材中难免有不当之处，敬请广大读者指正，以便不断修正和完善。

全国高等医学院校康复系列教材编审委员会

2007 年 9 月

编写说明

本教材是根据教育部《关于普通高等教育教材建设与改革的意见》精神，为适应我国社会发展对高级康复医学专业人才需要和高等医学教育发展需要而编著的，供全国高等医学院校康复治疗学专业、康复治疗技术专业使用。

本教材是在努力吸收、借鉴相关教材和专著的精华，集中全国高等中医药院校康复医学教学力量，汲取各院校康复评定学教学经验的基础上进行编写的。在教材内容的选择上既重视康复评定学理论的系统性，又兼顾康复临床的实用性；既重视高等中医药院校学生知识结构的特点，又注意与相关学科知识的衔接。基于这一思路，本教材在系统介绍障碍评定的基本理论和基本方法的基础上，重点突出康复临床常见的运动功能障碍的评定。在教材内容的编写形式上，采用图表与文字相结合的方式，对于篇幅过长的评定量表、评定方法以附录形式进行安排，以兼顾内容完整和结构紧凑。

本教材的绪论、关节活动度评定、附录 1、附录 2、附录 3 由诸毅晖编写，肌力评定由陈爽白、赛序波编写，肌张力评定由樊旭编写，发育性反射评定由方针编写，平衡功能评定、协调运动评定、附录 4 由杨军编写，步态分析由林滨编写，疼痛评定由王艳编写，神经电生理检查由朱燕编写，心肺功能评定由唐巍编写，言语-语言功能评定、附录 5、附录 6 由邢艳丽编写，认知功能评定由杨慎峭编写，心理功能评定、附录 7、附录 8 由王芗斌编写，日常生活活动能力评定、附录 9 由谢芹编写，社会功能评定、附录 10、附录 11 由吴会会编写。书稿由主编、副主编修改、统稿，赵凌（秘书）参加校对、统稿工作，最后由主编定稿。本教材编写过程中，得到全国许多兄弟院校专家、领导以及上海科学技术出版社的关心和支持，谨此致以衷心感谢。

本教材是为了适应全国高等中医药院校康复评定学教学要求而编写的，作为全国高等中医药院校康复评定学的首版统编教材，不论是内容的选择还是编写体例的确定均为探索性，不妥之处在所难免，敬请各院校专家和学生在使用过程中提出宝贵意见和建议，以便修改提高，先致以由衷谢意。

《康复评定学》编委会

2007 年 9 月

目　录

第一章　绪　论

第二章 关节活动度评定

第三章 肌 力 评 定

第四章　肌张力评定

第五章　发育性反射评定

第六章　平衡功能评定

第七章　协调运动评定

第八章　步 态 分 析

第九章　疼 痛 评 定

第十章　神经电生理检查

第十二章　言语-语言功能评定

第十三章　认知功能评定

第十五章　日常生活活动能力评定

第十六章　社会功能评定

附　录

主要参考书目

第一章 绪论

导学

康复评定学是研究各种障碍评定的基本理论、基本技能和临床思维方法的学科，是康复医学的重要组成部分，内容包括康复评定的基本理论和人体主要障碍的具体评定方法。康复评定是进一步开展康复治疗的基础。

学习本章应掌握康复评定的概念、基本原则；熟悉康复评定的层次、目的、特点和类型；了解康复评定的意义、步骤和主要方法。

第一节 康复评定概述

一、康复评定的概念

康复评定是通过收集、分析患者的各种资料，从而准确地判断障碍的情况并形成障碍学诊断的过程。康复评定采用询问、检查和测量等多种方法收集患者的病史和相关资料，通过对资料进行整理、比较、综合、分析，从而确定患者是否存在障碍，并对障碍的原因、性质、特征、范围、严重程度和预后做出客观、准确的判断，最后形成障碍的诊断结论。

由于康复医学的研究对象是具有各种障碍的患者，而康复医学的目的是最大限度地减轻障碍的影响，使患者能更大程度地回归社会，故康复评定不同于临床诊断，两者之间有明显区别。临床诊断着眼于疾病，是对疾病或外伤确定病名并做出定性判断的过程。康复评定重在功能，是对功能障碍做出定性、定量判断的过程。就广义而言，康复评定是从功能、能力和各种环境因素的角度对作为社会人的患者的生存状况和生存质量做出全面判断。就狭义而言，康复评定是针对某一具体功能，判断障碍是否存在以及存在这一障碍的患者能做什么，不能做什么。因此，康复评定与临床诊断着眼点不同，不可相互替代。

二、康复评定的意义

康复评定对于康复医师的重要性犹如临床诊断对于临床治疗医师的重要性。没有正确的临床诊断，就无法对疾病进行正确的治疗，也就无法获得理想的疗效。同样，进行康复治疗前如果没有对障碍的原因、性质、特征、范围、严重程度以及预后做出客观、准确的评定，就难以制订出正确的康复治疗计划，患者的功能状况就不易得到快速而有效的改善。康复医学的工作内容包括康复预防、康复评定和康复治疗三方面，其中的核心是康复评定和康复治疗。理想的功能恢复有赖于正确的康复治疗，而正确的康复治疗必须立足于正确的康复评定。

康复医疗的实施流程包括以下步骤(图 1-1)：①康复评定。②确定康复的长期目标和短期目标。③制订康复治疗计划。④实施康复治疗。⑤康复疗效评定。⑥修改、继续或结束康复治疗。⑦再次进行康复疗效评定。

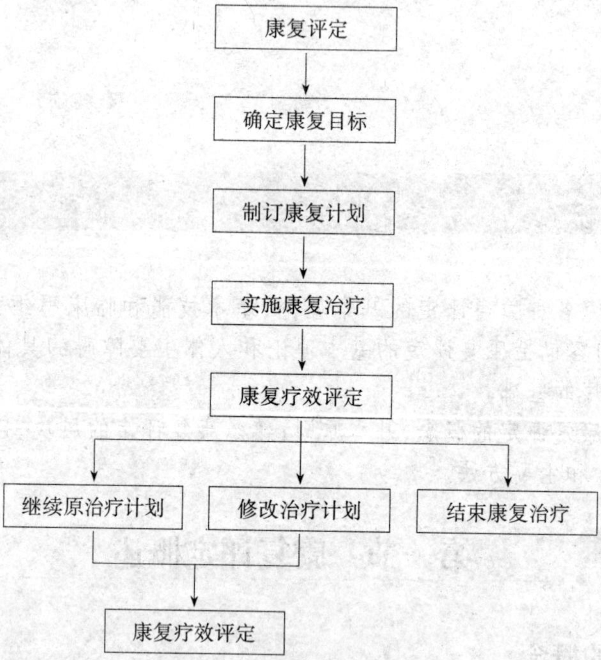

图 1-1　康复医疗流程图

从图 1-1 可看出，康复评定是康复医疗的重要组成部分。康复医疗始于评定，止于评定，康复评定贯穿康复医疗的全过程。康复治疗是在康复评定基础上制订、实施、修改、完善治疗方案的过程，进行康复治疗前必须通过康复评定确定患者障碍情况，再根据障碍的实际情况制订康复目标，并针对主要障碍明确短期康复目标，确定并实施治疗计划。经过一段时间的康复治疗后，必须及时对康复治疗效果进行评定，了解功能变化情况，决定进一步的治疗方案。在进一步治疗之后又需要再次进行康复评定。在整个治疗过程中反复评定，通过评定决定治疗，最终达到改善患者障碍状况、使其重返家庭和社会的目的。

康复评定的正确与否直接影响康复疗效。康复治疗方案的确定、实施以康复评定结果为依据，当康复评定的方法得当、结果正确时，康复治疗朝正确的方向发展，患者的各种障碍得到及时、合理的处理，进而及时中断障碍的发展，避免出现新的障碍，达到早期康复的目的。相反，错误的康复评定将贻误最佳的康复时机，甚至导致错误的治疗而造成无法挽回的后果。因此，正确的康复评定是制订正确的康复治疗原则、计划以及具体实施方案的前提和基础，是取得最佳康复疗效的必要保证。

三、康复评定的层次

康复医学是研究如何避免障碍以及减轻、改善障碍的医学，其着眼点在于障碍。康复评定是客观、准确评定障碍的过程，应根据世界卫生组织（WHO）对障碍不同层次的分类进行障碍判断。关于障碍的层次，WHO 在不同的时期进行了相应的规定。

1980 年，世界卫生组织《国际病损、失能和残障分类》（International Classification of Impairment，Disabilities and Handicaps，ICIDH-1）将障碍分为病损、失能和残障三个层次。①病损：病损是由于疾病、外伤或发育障碍所致的解剖结构或生理、心理的功能异常，这些异常变化影响组织、器官或系统的正常功能，可以是暂时的，也可以是永久的。②失能：失能是指个体在特定角色中的实际表现能力与社会的“正常”期望值或标准之间产生了明显差距。根据障碍的程度，失能又分为活动受限和残疾。活动受限是指个体不能按照多数人的方式完成某种活动或任务。当个体的多个功能受限并且不能承担（胜任）家庭、社区、休闲、社会和工作中的角色时，活动受限就转变为残疾。③残障：残障是各种环境（自然、社会）不利因素所导致的障碍。ICIDH-1 将障碍分为三个层次，病损是生物水平的障碍，失能是个体水平的障碍，残障是社会水平的障碍。

1996 年，WHO 对上述分类进行修订，制订了《国际残损、活动和参与分类》（International Classification of Impairment，Activity and Participation，ICIDH-2），2001 年又进一步修订为《国际功能、残疾和健康分类》（International Classification of Functioning，Disability and Health，ICF）。根据 ICF 的定义，功能是躯体功能和结构、活动参与的概括性术语，是指个体与其所处的背景性因素之间相互作用的积极方面。残疾是损伤、活动受限和参与受限的概括性术语，是指个体与其所处的背景性因素之间相互作用的消极方面。背景性因素包括个人因素和环境因素，个人因素指性别、年龄、其他方面的健康状况、身体素质、生活方式、习惯、教养、社会背景、教育、职业、行为方式、性格特点、心理品质等，环境因素指社会态度、建筑物的特点、法律系统等个人之外的因素。ICF 强调个体的功能或残疾是健康状态变化（疾病、损伤、创伤、障碍等）与背景性因素之间动态的相互作用和复杂联系的结果，这种作用、联系是双向的，在某一水平上进行干预可以使其他因素发生变化。随着《国际功能、残疾和健康分类》的实施，残疾不再被看作是个体的障碍，而被认为是由社会环境所影响而建立的复合概念，这一概念的建立为实施康复工作、帮助残疾人全面康复提供了坚实的理论框架与行动指南。

根据 ICF 的精神，康复评定应包括功能障碍的评定、能力障碍的评定和社会性障碍的评定三个层次，这三个层次的评定是实现全面康复的前提和基础。评定者根据患者情况，分别从不同层次对患者进行评定，全面考察患者作为完整的社会人的生存状况和质量。不同的专业负责不同的评定，康复医疗实践中主要进行功能障碍和能力障碍的评定，并配合社会工作者完成社会性障碍的评定。因此，康复评定是综合的、跨学科的评定。

四、康复评定的目的

康复评定作为康复医学的重要组成部分贯穿于康复治疗的全过程，不同时期、不同功能的康复评定的具体目的有所不同。总体而言，康复评定的基本目的包括以下方面。

1. *确定障碍层次，明确障碍情况*　不同层次的康复评定可以确定障碍的具体情况。通过功能障碍评定，确定患者在运动功能、感觉功能、内脏功能和精神心理功能等方面障碍的种类、原因以及严重程度。通过对能力障碍的评定，确定患者在实际生活中生活自理能力、社会生活能力等各种能力在哪些方面受限和受限的程度。通过对环境障碍的评定，从中找出影响患者康复的外界因素。

2. *制订康复目标，奠定治疗基础* 通过对障碍情况的正确判断，有助于制订康复治疗的远期目标和近期目标。远期目标是康复治疗结束或出院时预期达到的最佳状态。近期目标是实现远期目标过程中的阶段性目标，是实现远期目标的基础和具体步骤。明确障碍情况、确定康复目标后，治疗师可根据实际情况选择药物、手术、运动疗法、作业疗法、心理治疗等具体治疗方法对患者进行康复治疗。康复治疗就是在正确评定基础上制订切实可行的康复目标，并根据目标选择适当的康复治疗手段来改善障碍，通过不断实现近期目标而最终达到远期目标。

3. *判定治疗效果，修正治疗方案* 经过一段时期的康复治疗以后，通过及时的评定来检验治疗效果，判断治疗方法正确与否，决定是否继续进行前一段时期的治疗和训练，是否需要对康复治疗方案进行修订，从而有效地指导康复治疗方案的改进，提高康复效率。在对康复疗效的综合判定时，主要根据康复治疗前后的功能性活动（日常生活活动、社会生活能力）的独立状况或变化程度进行判断。

4. *帮助判断预后，加强医患合作* 由于障碍情况的差异，不同患者的康复前景有所不同，通过评定可以对患者的康复进行预测，在明确康复目标的同时给患者和家属以心理准备，帮助他们正确地面对障碍。当康复治疗取得效果后，及时的评定可以更客观、准确地反映出康复的疗效，增强医患双方的信心，充分发挥患者的主动性，加强医患合作，提高康复效率。

五、康复评定的特点

1. *广泛使用量表法* 康复评定中大量使用各种量表对障碍进行评定，如日常生活活动能力评定中的Barthel 指数、Kata 指数，精神心理功能评定中的韦氏智力量表、汉密顿焦虑量表、焦虑自评量表等。好的量表具有指标恰当、分级合理、使用方便、结果可靠等特点。量表法的使用在方法学上具有标准化、定量化的优点。通过各种标准化的量表能够客观、准确地评定障碍情况，指导康复治疗，检验康复疗效。

2. *强调分析性评定与综合性评定相结合* 康复评定既包括分析性评定，又包括综合性评定。分析性评定是单项的、提供某一方面功能情况的评定，如关节活动度评定、肌力评定。综合性评定是对与日常生活、学习、工作直接相关的综合性功能、能力进行的评定，如步态分析、日常生活活动能力评定等。相对而言，仅评定单项功能远不能达到使患者过独立而有意义生活的目的，故在分析性评定的基础上进行综合性评定尤为重要。康复评定必须将分析性评定与综合性评定相结合才能更好地确定康复目标，制订可行而高效的康复方案，帮助患者尽快回归家庭和社会。

3. *重视专项的综合评定* 所谓专项的综合评定是指针对不同伤病所致的障碍特点，选择检查指标、确定评定标准而制订专用的评定量表进行的评定。如脑卒中评定中常用的 Fugl-Meyer 运动功能评定表（详见附录 1）针对中枢性瘫痪的特点，全面、准确地反映患者运动障碍情况。

4. *分期反复进行评定* 康复评定贯穿于整个康复治疗的过程中，不同的时期均要进行康复评定，按实施的时期可分为初次评定、中期评定和结局评定。初次评定是制订康复计划和开始康复治疗前进行的第一次评定，评定的目的是了解障碍情况，对障碍的原因、种类、程度和康复潜力做出判断，并估计康复的预后，以此作为拟定康复目标和制订康复计划的依据。经过一段时间的康复治疗后，在康复疗程中进行中期评定，了解经过康复治疗后功能改变情况，并分析其原因，判断前期治疗的优劣，并以此作为调整康复治疗计划的依据。在整个康复医疗过程中，中期评定应反复进行若干次。康复治疗结束时要进行结局评定，评定总的功能状态，从而评价康复治疗的效果，提出今后重返家庭和社会的建议。

六、康复评定学的主要内容和学习方法

康复评定学是康复医学的重要组成部分，是研究各种障碍评定的基本理论、基本技能和临床思维方法的学科，内容包括康复评定的基本理论和人体主要障碍的具体评定方法。根据我国康复医疗的实际，本教材着重介绍人体主要功能障碍和能力障碍的评定。功能障碍评定主要介绍关节活动度、肌力、肌张力、发育性反射、平衡、协调、步态、疼痛、神经电生理、心肺功能、言语-语言功能、心理认知功能等方面的评定理论与方法，能力障碍评定着重介绍日常生活活动能力和社会功能的评定理论与方法。

由于康复评定学的学科特点，学习时既要掌握各种障碍评定的基本理论，又要熟悉各种具体的评定方法，尤其要重视障碍检查方法和量表使用要领的学习。在进行理论学习的同时必须充分重视实践教学的重要性，可采取临床见习、实验操作相结合的方式强化评定技能。同时，康复评定贯穿整个康复医疗过程，故康复评定学的学习具有延续性，在学习基本评定理论、方法的基础上，通过相关课程的学习进一步熟悉临床常见伤病的具体评定。

第二节　康复评定的步骤

康复评定应根据障碍的变化情况反复进行，每一次评定包括收集资料、综合分析资料和总结评定结果等步骤。

一、收集资料

收集资料是康复评定工作的第一步，收集得来的资料是康复评定的事实依据。收集资料具体包括病史的采集和相关功能、能力的检查。

（一）采集病史

康复评定应紧密围绕障碍来采集病史，采集的主要方式是询问患者及其家属、参阅既往病历等，采集的具体内容包括障碍史以及与障碍有关的个人生活史、家族史等资料。①障碍史是病史采集中的重要内容，必须通过询问患者、家属或参阅既往病历充分了解障碍的发生、发展过程，全面了解障碍的部位、产生时间、性质、程度和对日常生活、社会生活参与的影响，以及障碍发生后的变化和治疗情况等。②个人生活史应包括患者的性格、兴趣、习惯、嗜好等内容，以及患者的学历、专业、特殊技能、工作经历、职业、人事关系、工作情况等，通过了解个人生活史可以对障碍出现的原因、障碍对生活的影响程度做出综合判断，并为确定康复目标提供帮助。③家族史包括患者家庭成员的构成及其健康状况，家庭成员的生活方式、经济条件、对患者的态度，患者在家庭中承担的责任等情况，以及住房状况、卫生设施、周围环境、邻里关系、社区情况等。通过掌握有关的家族史可以对与障碍有关的家族、遗传、环境因素做出判断，也能为患者今后重

返家庭、社会提供必需的资料。

（二）检查障碍

通过询问等方式对患者的障碍情况有所了解之后还必须进行障碍检查，以便更为客观、准确地掌握功能障碍、能力障碍的情况。康复评定进行的检查不但包括临床医学的检查项目，而且注重对不同层次障碍的检查，如患者关节活动度的测量、肌力和肌张力的检查、神经电生理的检查、步态的检查、心肺功能的检查、日常生活活动能力检查等。通过检查丰富了与障碍有关的资料，为做出正确的障碍学诊断提供依据。进行检查时必须注意：①明确检查目的，选择必要的检查项目。②取得患者的信任与合作。③检查方法应正确、熟练。④检查不能引起患者疲劳、不适。⑤尽可能由一位评定者完成检查。⑥采用规范、系统的格式记录检查结果。

二、综合分析资料

对收集到的病史和检查结果进行综合分析是康复评定的重要步骤，通过归纳、整理、综合、分析资料以确定患者存在的障碍问题以及残存的功能和能力。

（一）确定障碍问题

评定者应对收集到的资料进行整理并综合分析，从而确定患者存在的障碍问题。根据不同的层次，患者存在的障碍一般分为功能障碍、能力障碍和社会性障碍，其中功能障碍又包括直接损害、间接损害、复合损害。直接损害是指病损直接导致的障碍。间接损害是指多系统的继发损害或并发症，常由于长期制动、治疗不当或延误康复治疗所致。复合损害是指多种原因导致的障碍。以脑卒中为例，偏身感觉丧失、认知功能障碍、偏瘫、协调运动障碍为直接损害，废用性肌萎缩、挛缩、压疮、肺炎为间接损害，平衡障碍、肩痛为复合损害。对临床资料进行整理分类，有助于系统、全面地找出患者存在的障碍，为选择、确定康复治疗方案提供依据。

（二）明确残存的功能或能力

确定障碍问题后，通过综合分析还能帮助评定者明确患者存在、保留有哪些功能、能力。在康复治疗中既要改善发生障碍的功能、能力，还要对仍然存在的某些功能进行有效的利用甚至强化，这不但可以实现功能代偿，而且能为患者提供积极而成功的体验，从而提高患者参与康复治疗的主动性，加强医患合作，加快康复进程。

三、总结评定结果

康复评定还必须在收集、整理资料的基础上进一步总结评定结果，分析障碍产生的原因，形成障碍学诊断，从而确定康复目标、制订康复治疗计划。

（一）分析障碍原因

确定患者的障碍问题后必须进一步分析出现障碍的原因，这是康复评定的重要步骤，也是建立障碍学诊断的前提。不进行深入的障碍原因分析，将导致康复治疗的盲目性，最终影响康复疗效。康复评定工作中应从功能障碍发生原因和功能性活动能力障碍发生原因两个层次分析障碍产生的原因。

1. 分析功能障碍的发生原因　不同的原因可能导致相同的功能障碍，如关节活动受限可因关节本身的疾病、周围神经损伤和肌源性疾病等导致。康复评定必须确定哪些因素是引起某种特定障碍的主要原因，把握症状、体征与障碍之间的内在联系，从而制订康复治疗方案，采取对因治疗。在因果关系暂时不明确时，可进行试验性治疗，治疗后通过再次评定观察疗效，以肯定或否定原有的分析结论，最终明确功能障碍原因，确定治疗思路。

2. 分析功能性活动能力障碍的发生原因　功能性活动是指日常生活中人们要完成的各种有目的的活动，其基础是机体多系统的功能整合，而相关组织、器官或系统的功能障碍最终将影响人们日常生活活动。一种功能障碍可能导致多种日常生活活动能力障碍，如手部关节活动受限将影响手的抓握功能和灵巧性，从而影响进食、梳洗、系纽扣、系鞋带、书写等日常生活活动能力。一种日常生活活动能力障碍也可由多种功能障碍导致，如患者不能正常进食，既可以是上肢相关肌群肌力低下所致，也可以是上肢关节僵直引起。

康复评定必须在对障碍进行分层、分类的基础上，仔细分析功能障碍的原因，着重分析功能结构异常与能力障碍之间的因果关系，认真识别能力障碍的原因。只有认清障碍发生的原因，才能制订出切实有效的康复治疗方案。

（二）形成障碍学诊断

康复评定的最终结果以障碍学诊断的形式体现，障碍学诊断是康复评定的核心。康复评定形成的障碍学诊断不同于临床治疗医学的疾病诊断，障碍学诊断是在疾病诊断基础上进一步明确疾病或外伤的功能性后果，阐明组织、器官、系统水平的异常对于系统功能水平和对于作为社会人的整体功能水平的影响。障碍学诊断必须从功能障碍、能力障碍、社会性障碍三个层次进行判定，如功能障碍——肌张力增高、协调运动障碍、步态异常等，能力障碍——日常生活活动受限等，社会性障碍——生活质量差。障碍学诊断不但要明确障碍的种类，还必须确定障碍的程度，如肌张力增高——Ashworth 分级为三级。

（三）明确康复目标，制订康复治疗计划

康复评定形成障碍学诊断后，患者的障碍层次、部位、程度和预后得以明确，为确定康复的远期目标和近期目标提供了可能。根据康复目标，康复治疗师制订适当的治疗方案和治疗计划，采取具体的康复疗法针对患者的障碍进行治疗，从而促使患者全面康复。

第三节　康复评定的类型和方法

一、康复评定的类型

康复评定是对障碍情况做出判断的过程，根据评定是侧重于障碍性质还是障碍程度的不同，康复评定可分为定性评定、半定量评定和定量评定。

（一）定性评定

定性评定是从整体上把握患者的本质特征，根据患者所具有的性质特征将其与其他患者或健康人区别开来。定性评定主要解决患者“有没有”、“是不是”某种障碍的问题，并不对患者存在问题的严重程度做出判断。一般而言，定性评定属于描述性评定，侧重于对本质规律的把握而不是量的特征，主要用于个案研究和比较研究中的差异描述。如步态分析中，通过目测法了解患者的行走特征，从而判断是否属于偏瘫步态，即为定性评定。

定性评定的资料主要通过观察和调查访谈获得，实施方式是评定者对患者的肉眼观察和填

写调查问卷。对获得的资料进行整理、归类、分析，总结出本质的特征，并通过与正常人群的表现特征进行比较，可以大致判断患者是否存在障碍和存在何种障碍。

相对而言，定性评定不需要复杂、昂贵的仪器设备，没有严格的场地要求，在较短的时间内就可以对患者的情况做出初步判断。因此，在实际工作中，定性评定常作为筛查手段用于患者的初查。作为初查，定性评定为进一步的评定检查缩小了范围，提高了评定的针对性。但是，纯粹的描述性评定容易受到评定者和患者主观因素的干扰，而影响结果的客观性、准确性，使结果带有较大的模糊性和不确定性，为了尽可能减少干扰因素的影响，除了熟练掌握评定技术外，还必须使评定条件尽量一致，最好由同一个评定者评定。

（二）半定量评定

半定量评定是将定性评定中所描述的内容按等级进行量化，将等级赋予分值，从而更准确地反映障碍的性质、程度，但分值并不能精确地反映实际情况。

临床常用标准化的量表进行半定量评定，如徒手肌力评定将肌肉主动收缩的力量分为0～5级，汉密顿焦虑量表按得分评定患者焦虑情绪的有无和焦虑程度的轻重，日常生活活动能力的评定采用Barthel指数、FIM的得分评定生活的独立水平等。近年来，中医对障碍的客观评价日益发展，其方法多根据中医证候中症状的轻重程度进行半定量分级，如中风病的中医评价（详见附录2、附录3）。

半定量评定不但便于发现患者的障碍问题，并且根据评定标准可大致判断障碍的严重程度。由于评定标准统一且操作简单，因而易于推广，是目前康复医疗中最常用的评定方法。

（三）定量评定

定量评定的对象是量的资料，这些资料常常通过具体的测量获得并以具体的数值说明评定结果。定量评定精确地反映障碍的严重程度，对患者的障碍定性更加精确，有利于深入地了解障碍的本质，准确地把握障碍的发展趋势，其质量高低取决于数据的准确性和完整性。

定量评定以准确的数值表示障碍的程度，其数据用度量衡单位表示，如关节活动范围以“度(°)”表示；步态评定中以“厘米”表示步长、步幅、步宽等，以“米/秒(m/s)”表示步行速度；神经电生理检查中以“微伏(μV)”、“毫伏(mV)”表示神经兴奋的强度，以“毫秒(ms)”表示神经兴奋的快慢等。

定量评定的最大优势在于将障碍的程度绝对量化，得出的结论更为客观、准确，通过对治疗前后数据的分析，准确地评价康复疗效。但定量评定以相应设备检测所得的数据为依据，对设备有较强的依赖性，在一定程度上影响了临床的推广。

由于事物的变化包括量变和质变，质变是在量变基础上的本质变化，故要对患者的障碍做出科学的判断，就必须将定性评定与定量评定有机结合，使其互为补充。定性评定是定量评定的基本前提，但没有定性的定量是盲目的、无价值的。只有定性评定没有定量评定不足以说明问题的严重程度，而在定量评定基础上做出的定性评定就更加科学、准确、深入。

二、康复评定的方法

康复评定通过广泛地收集患者主观、客观资料，并对资料进行比较、综合、分析、解释，最终对障碍情况做出正确判断。就获取资料的方法而言，康复评定的主要方法包括观察法、调查法、量表法、视觉模拟尺评定法和仪器测量法。

（一）观察法

观察法是评定者依靠感觉器官或其他辅助工具，对患者进行有目的、有计划的考察以获取评定资料的方法。观察法可以在生活、学习、工作的实际环境中进行，也可以在特定的人为场所中实施，有经验的评定者可以在患者不知晓的情况下对患者进行观察，从而能在自然情况下客观地、直接地了解患者的障碍情况，减少人为因素的干扰。观察法虽然简单易行，但往往只能了解障碍的表面情况，不能直接解释障碍的原因，同时带有一定的主观性。为了弥补感官功能的不足，也可配合录音机、摄像机将观察内容记录下来，以便反复观察、比较、分析。

（二）调查法

调查法是以提问的方式收集患者的有关信息，从而获得评定资料的方法。调查法主要通过问卷形式进行，根据问题的答案是否预先设计，调查法分为结构性调查和非结构性调查。用于结构性调查的问卷为封闭式问卷，问题的答案以预先设计好的固定模式出现，如“是”和“否”，“根本没有影响”、“很少有影响”、“有中度影响”、“有较大影响”和“有极大影响”等，患者只需根据自身情况在提供的答案中做出选择，评定者对问卷做数量化处理便可得出评定结论。用于非结构性调查的问卷为开放式问卷，患者根据情况对问题进行自由回答，没有选择范围的限制，开放式问卷有助于了解患者的真实情况，但问卷分析、总结的难度大于封闭式问卷。

康复评定中主要采用封闭式问卷进行调查，由经过专门培训的评定者根据标准化设计的调查问卷以面谈、电话、邮件等方式完成资料的采集。若患者由于各种原因无法直接作答时，也可由家属、陪护、知情者代为回答，但必须在评定记录中注明。调查法能够在较短时间内获取大量的有关患者的第一手资料，但同时也可能因为患者对问题理解的差异等原因而导致结果不准确。调查法在心理功能评定和社会功能评定中运用广泛。

（三）量表法

量表法是运用标准化的量表对患者的障碍情况进行评定的方法，康复评定中的量表法包括等级量表法和总结量表法。

1. *等级量表法* 等级量表法是按一定的标准将功能情况排列成等级顺序，以字母或数字的形式对功能情况进行定性分级。康复评定中徒手肌力评定、痉挛的 Ashworth 分级均为等级量表法。等级量表法属于半定量评定，虽然对障碍的程度进行一定的度量，但无法确切地将等级间隔进行均等的划分，对于不同等级的差异也无法做出准确的判断。

2. *总结量表法* 总结量表法使用的量表由一系列相关的功能项目组成，根据患者的表现，按评分标准对完成每一项活动的情况进行评分，将所有得分相加得出总分，根据总分对患者的障碍做出评定。日常生活活动能力评定的 Barthel 指数法、FIM 等属于总结量表法，总结量表法能数量化地反映患者的障碍水平和障碍程度特点，但由于量表的总分包括若干分项，故总分相等不能说明患者的功能障碍相同，这种方法可能掩盖不同患者之间障碍的潜在差异。

（四）视觉模拟尺评定法

视觉模拟尺（visual analog scale，VAS）是采用一条标有刻度的线段（长度为 10cm、15cm 或 20cm）对障碍进行定量评定的方法。线段的两个端点标明某种障碍或症状的两个极端，中间是由轻到重的过渡情况。如疼痛评定的 VAS，左端点为“无痛”，右端点为“极度疼痛”，患者根据自己的感受，将疼痛的程度表示在线段的某一点，评定者测量从“无痛”起点到患者确定点的直线距离，以测得的数字表示疼痛的强度。VAS 常用于主观感受为主的障碍的程度评定，是一种使用广泛的评定方法。

（五）仪器测量法

仪器测量法是借助一定的仪器设备对患者的功能指标进行实际、客观的直接测量以获得绝对量化资料的方法，关节活动度评定、等速肌力评定、神经电生理检查和心电图运动负荷试验等均为仪器测量法。仪器测量法能将某种功能状况精确量化，从而评定障碍的程度，并通过控制检查条件，可进一步探究障碍发生的原因。

第四节　康复评定的基本原则

康复评定实施过程中，评定者必须遵循一些基本原则才能保证康复评定结果的正确，切实指导康复治疗。本节介绍康复评定工作中通用的基本原则，对于具体评定方法实施过程中的原则及注意事项将在相关章节中介绍。

一、选择正确的评定方法

临床工作中遇到的患者存在不同的障碍，评定的方法、仪器也有多种可供评定者选择。但是，不同的方法各有侧重，没有任何一种评定方法或工具可以适用于所有的患者，也没有任何一种方法能完成对所有障碍的评定，在选择具体的评定方法时必须注意以下原则。

（一）根据评定目的选择评定方法

一般而言，康复临床工作中首先要求对患者是否存在障碍和障碍的种类进行筛查，此时宜采用问卷、调查表、目测等方便快捷的评定方法进行定性评定。在确定了障碍的主要问题后需要对障碍的性质、程度、预后等做进一步深入、细致的判断，或者在进行了一段时期的康复治疗后需要对前期治疗进行阶段总结，判断治疗效果，决定继续治疗的方案，此时应选择量化、精确度高、灵敏度好、特异性强的方法进行评定。

（二）选择信度、效度高的评定方法

康复评定的正确与否直接影响康复治疗的效果，评定方法的优劣对评定结果有很大影响，故在评定时必须选择同类评定方法中信度、效度高的方法。

所谓信度，也称为可靠性，是评定方法在稳定性、可重复性和精确性上的体现。信度高的评定方法，不论是一个评定者对一个项目进行多次评定，还是由不同评定者评定同一个项目，其结果都是稳定的、可重复的。信度高的评定量表具有以下特点：①评分标准明确并具有排他性。②量表适用范围明确。③评定项目的定义严谨，操作方法标准。

评定方法除了有信度要求外还必须符合效度要求。所谓效度，又称准确性，是评定方法在对评定目的反映程度上的体现。效度越高，表示评定结果越能显示所要评定的对象的真正特征。效度高的评定方法具有高灵敏度和高特异性。

为了保证选用的评定方法具有较高的信度和效度，可以通过查阅文献的方法了解某种方法的信度、效度水平。如果未经验证，在使用前应对该方法进行信度、效度检验以确定其可否应用于临床。

（三）根据障碍选择评定方法

不同伤病导致功能障碍的性质有所不同，不同年龄患者的功能障碍也有不同的特点，评定时必须根据障碍选择科学、合理的评定方法。如脑血管意外、周围神经受损都会出现运动功能障碍,但性质完全不同,适合于周围性瘫痪的肌力评定不能用于脑血管意外所致的中枢性瘫痪的评定。又如小儿脑瘫的运动功能评定与成年人中风后瘫痪的评定虽有一定的相似之处,但应对神经反射发育、运动发育进行重点评定。

各种致残性疾病或外伤常常导致多系统、多水平的障碍,此时选择各种单项的评定方法往往耗费大量时间、精力。某种疾病或外伤虽然导致的障碍可能由于个体差异等情况而表现程度不同,但往往在障碍的种类等方面具有某些共性,故此时应选择针对特定伤病功能障碍特点的专项综合性评定方法。如针对脑血管意外所造成的运动障碍的特点,Bobath 法、Brunnstrom 法、Fugl-Meyer 法(附录 1)、上田敏法等方法能够全面、准确地评价患者在运动功能方面的障碍情况。虽然这种适合于一定伤病功能障碍的评定方法不属于康复评定的基本方法,但对具体伤病的康复治疗具有重要指导意义。

(四)全面性与针对性结合,适当选择评定内容

患者的障碍可能是多方面的,要全面掌握障碍情况就需要进行多种功能的逐一评定,但一一详细评定耗时费力,会增加患者不必要的负担。因此,必须根据评定目的抓住主要障碍,有重点地选择评定内容,做到全面性和针对性相结合,既不要盲目求全,做无谓的检查,也不要简单片面,遗漏重要的检查。

(五)根据客观条件选择评定方法

康复评定中可通过谈话、观察、量表检查、仪器测量等手段收集资料,但在进行评定时要根据本单位的客观条件选择具体方法。徒手肌力评定不需要复杂设备即可了解肌力情况,几乎所有康复医疗机构均可进行。等速肌力评定能更加准确地掌握肌力情况,但对设备有较高要求,一般的康复医疗机构无法完成。一般而言,高精度的仪器、设备能将障碍情况精确量化,但费用昂贵,在临床中使用较少,多用于科学研究中。而量表、问卷或借助简单设备进行的评定,虽然进行半定量评定或量化的准确性稍差,但更符合我国国情,应用更为广泛。

二、确定恰当的评定时机

评定的时机会对评定结果造成影响,故必须选择恰当的时机进行评定,从而了解障碍的真实情况,提高评定的准确性。如关节活动度的评定不可在治疗后立即进行,有明显认知功能障碍的患者不宜进行疼痛的评定等。

三、营造优良的评定环境

评定的环境对评定结果有很大影响。与日常生活密切相关的功能性活动最好在患者实际生活的环境中进行,或者在模拟日常生活的日常生活活动能力评定室中进行。进行心理功能评定、语言功能评定都应在专门的评定室中进行,以符合特定功能评定的特殊要求。一般要求评定环境安静、舒适、整洁、空气新鲜、温度相对恒定,尽可能减少环境对评定结果的影响。

四、实施专人的检查评定

应安排技术熟练者进行检查评定。同时,为避免不同评定者评定导致的误差,应由专人对相关障碍进行评定,严格保证评定标准的一致性,以提高评定结果的准确性。

五、加强医患的密切合作

康复评定的内容是与患者生活、工作、学习密切相关的功能活动，其具体实施需要患者的参与，只有在充分的医患合作时才能完成评定工作。评定者必须充分考虑患者生理、心理状况，以患者能接受的方式进行评定。检查评定前应向患者说明可能出现的反应和注意事项，以争取患者的信任，取得患者的配合。评定时也应注意评定本身可能对患者心理、生理的影响，避免患者疲劳甚至出现意外。

第二章
关节活动度评定

导学

关节是骨骼系统中相邻两骨之间的功能性连接，主要由关节面及其软骨、关节囊、关节腔以及周围的韧带等结构组成。正常情况下，人体各关节保持特有的形态和功能，具有一定的活动范围和稳定性，以维持人体正常的运动功能。关节活动度评定是运动功能评定的最基本、最重要的内容之一，神经、肌肉、骨骼等伤病应进行关节活动度评定。

学习本章应掌握关节活动度的概念、关节活动度评定的注意事项和主要关节活动度的参考值；熟悉关节活动度的分类、关节活动度的测量方法和分析评定；了解影响关节活动度的主要因素和关节活动度评定的目的。

第一节 概 述

关节活动度又称关节活动范围（range of motion，ROM），是指关节活动时经过的角度。具体而言，关节活动度是指关节的移动骨在靠近或远离固定骨的运动过程中，移动骨所达到的新位置与起始位置之间的夹角。

关节活动度评定是指运用一定的工具测量特定体位下关节的最大活动范围，从而对关节的功能做出判断。关节活动度评定对于确定关节功能、指导康复治疗具有重要作用。

一、关节活动度的分类

由于关节的活动包括主动活动和被动活动，故关节活动度也分为主动关节活动度和被动关节活动度两大类。主动关节活动度（active range of motion，AROM），是指通过患者主动、随意运动达到的关节活动范围。被动关节活动度（passive range of motion，PROM），是指肢体被动运动达到的关节活动范围。

在正常情况下，被动关节活动度略大于主动关节活动度。各种关节本身的疾病和关节周围的软组织粘连、瘢痕挛缩、骨折等常导致主动关节活动度和被动关节活动度减小，而周围神经和肌肉损伤所导致的肌力下降常引起主动关节活动度下降而被动关节活动度正常。因此，在评定中发现主动关节活动度异常时，必须进一步进行被动关节活动度的检查，以明确功能障碍的原因。

二、影响关节活动度的因素

（一）生理因素

1. *构成关节的两个关节面的弧度差* 弧度差越大，则关节活动度越大。反之，则关节活动度越小。

2. *关节囊的厚薄、松紧* 关节囊厚而紧，则关节活动度小。反之，则关节活动度大。

3. *关节韧带的强弱、多少* 关节韧带强而多，则关节活动度小。反之，则关节活动度大。

4. *主动肌、拮抗肌的力量* 主动肌的收缩力量和拮抗肌的伸展力量越大，则关节活动度越大。反之，则关节活动度小。

（二）病理因素

各种病理因素可使关节活动度减小或增大，临床上以前者更为多见。造成关节活动度异常的原因很多，概括起来可以分为关节内和关节外的异常。

1. *关节内异常* 关节内骨折或软骨损伤、关节内游离体、关节积血或积液以及类风湿关节炎、骨关节炎、关节先天性畸形等关节本身的疾病或损伤均可引起疼痛、肌肉痉挛或软组织粘连，导致关节活动度减小。

2. *关节外异常* 关节周围软组织(肌腱、韧带等)损伤及粘连、瘢痕挛缩、骨折、肌肉痉挛、严重的肢体循环障碍等关节外的疾病均可导致关节活动度减小；周围神经损伤也引起关节活动度减小；而中枢神经系统损伤的早期导致关节活动度增大，痉挛期则导致关节活动度明显减小。

三、关节活动度评定的目的

关节活动度评定是康复评定的基本内容，其主要目的包括：

1. *确定关节功能状况* 通过关节活动度的评定可确定关节活动是否正常，发现活动异常的关节部位，以客观、准确的数值反映关节活动异常的程度，从而明确关节功能情况。

2. *明确关节活动异常的原因* 神经、肌肉、骨骼等多种损伤或疾病可导致关节活动异常，通过关节活动度的评定并结合相关功能评定可对导致关节活动异常的原因做出判断，尤其是主动关节活动度和被动关节活动度的不同变化对于判断关节内或关节外疾病有重要鉴别意义。

3. *指导康复治疗* 根据关节活动度评定结果，可针对关节功能情况和关节活动异常的原因，制订正确的康复治疗方案，选择正确的治疗方法，尤其是对于关节松动术等运动疗法的选择具有重要作用。同时，通过动态评定进一步检验康复治疗效果。

四、测量关节活动度的主要工具

测量关节活动度的常用工具是关节角度尺(亦称为通用测角计)。角度尺由两臂组成，其中一臂为移动臂，标有指针。另一臂为固定臂，带有圆形或半圆形刻度盘。两臂的一端由铆钉连接，这是角度尺的中心，有充足的摩擦力，以便在测量和读取数值时角度尺能保持稳定(图 2-1)。

关节角度尺的长度从 7.5 cm 至 40 cm 不等，测量时应根据关节大小选择恰当的角度尺。测量膝、髋等大关节时使用 40 cm 的角度尺，而测量腕、指关节时则使用 7.5 cm 的小角度尺。

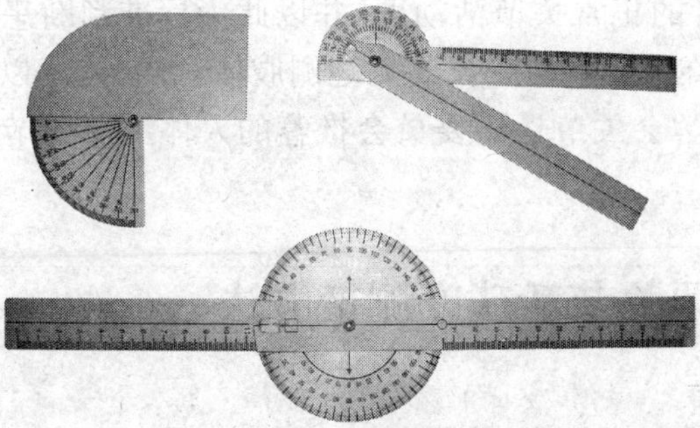

图 2-1　常用关节角度尺

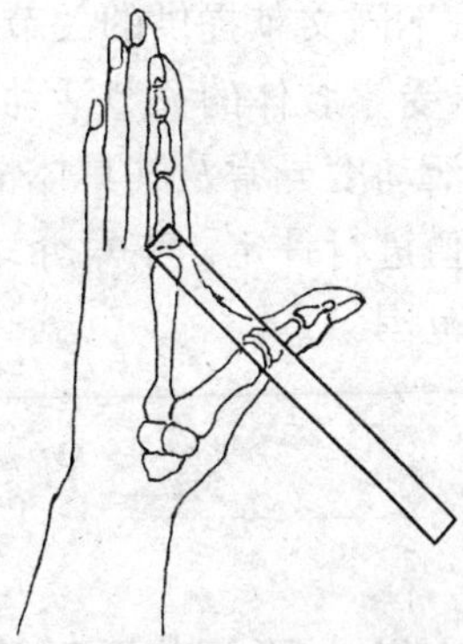

图 2-2　直尺测量拇指外展范围

除了使用关节角度尺测量关节活动度外，有时也可使用直尺、软尺来测量相关解剖标志之间的距离，以判断关节的活动情况，如通过测量第一掌骨头中点至第二掌骨头中点的距离判断拇指外展范围（图 2-2）。临床还可选用方盘量角器、电子量角器等测量关节活动度。

五、关节活动度评定的注意事项

1. *明确适应证与禁忌证*　关节水肿和疼痛、肌肉挛缩、关节囊及周围组织炎症粘连、皮肤瘢痕等均应进行关节活动范围评定，但关节急性炎症期、骨化性肌炎患者不能进行被动关节活动度测量，关节脱位、骨折未愈合不进行关节活动范围测量。

2. *采取正确的体位和固定*　测量的起始位记为 0°，起始位一般是解剖位或中立位。为防止出现错误的运动姿势和代偿运动，避免运动时相关肢体固定不充分，测量时患者必须保持正确的体位，评定者应协助患者固定相关部位。

3. *正确摆放角度尺*　角度尺的中心应与关节运动轴心相对应，固定臂应与构成关节的固定骨长轴相平行，移动臂应与构成关节的移动骨长轴相平行，角度尺摆放的平面应与被测关节的运动面相一致，不可影响关节的活动。

4. *暴露检测部位*　尽量暴露检测部位，以免服装影响关节活动度检查的准确性。

5. *同时测量主动和被动关节活动度*　由于关节的活动范围受到关节本身和关节外因素的影响，故必须测量主动关节活动度和被动关节活动度，并对测量结果进行比较，注意分析导致关节活动异常的原因。进行被动关节活动度测量时，评定者应用力柔和、速度和缓，对伴有疼痛、痉挛的患者不可做快速的被动运动。

6. *认真分辨运动终末感*　运动终末感是指进行被动运动时关节运动到最末端时评定者手下所感到的抵抗感，不同的解剖结构会产生不同的终末感。关节的解剖结构正常、关节活动充分时，评定者手下体会到正常的生理性运动终末感（包括正常的软组织、结缔组织和骨组织的抵抗），当发生病损导致解剖结构异常和关节活动异常时，评定者手下则体会到病理性运动终末感（包括异常的软组织、结缔组织、骨组织抵抗和虚性抵抗等）。病理性运动终末感常提示导致关节活动度异常的原因。

7. *正确记录、分析测量结果*　记录关节活动度测量结果时，必须准确记录运动开始时和运动结束时的角度（不可只记录运动结束时的角度），以便对关节活动范围做出正确判断。关节活动度测量的结果应健侧、患侧双侧对比或与参考值对比。由于种族、性别、年龄和检查方法的不同，不同文献提供的关节活动范围参考值有所不同，在进行评定时评定者应进行双侧测量，以未受累肢体的关节活动度作为患者的正常关节活动度，并以此为标准判断患侧是否存在关节活动度异常及其具体情况。只有在肢体双侧受累或无健侧肢体对比时，才以文献提供的参考值进行评定。本章介绍美国骨科学会关节运动委员会推荐的人体主要关节活动度的参考值范围。

第二节　人体主要关节活动度测量方法

一、上肢主要关节活动度的测量

（一）肩关节屈曲、伸展

患者坐位或立位，肩关节无外展、内收、旋转，前臂中立位，手掌面向躯干。评定者将角度尺中心置于肩峰，固定臂与腋中线相平行，移动臂与肱骨长轴相平行，屈曲或伸展肩关节至最大范围。参考值：屈曲 0°～180°（图 2-3），伸展 0°～60°（图 2-4）。

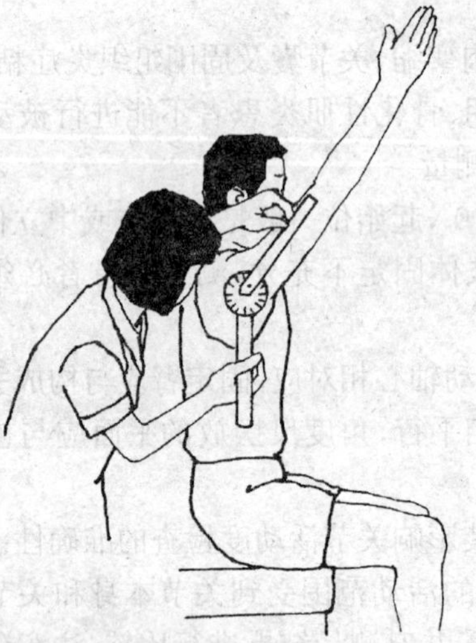

图 2-3　肩关节屈曲的 ROM 测量

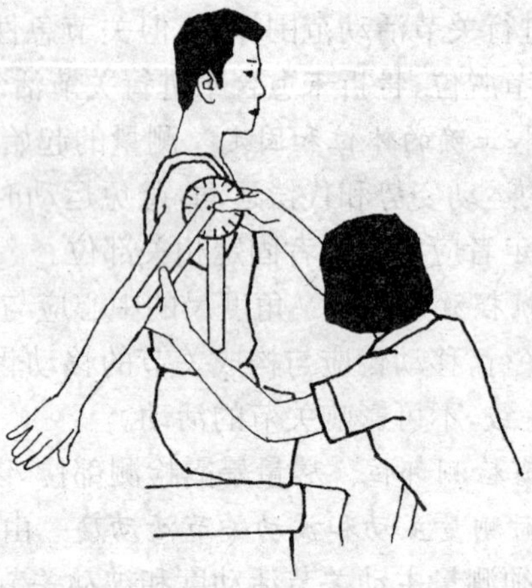

图 2-4　肩关节伸展的 ROM 测量

（二）肩关节外展、内收

患者坐位、立位或仰卧位，测量外展 ROM 时肩关节无屈曲、伸展，前臂旋后，掌心向前。评定者将角度尺中心置于肩峰，固定臂与躯干纵轴相平行，移动臂与肱骨纵轴相平行，外展肩关节至最大范围。测量内收 ROM 时，肩关节屈曲 20°～45°，前臂旋前，掌心向后，内收肩关节至最大范围。参考值：外展 0°～180°（图 2-5），内收 0°～75°（图 2-6）。

（三）肩关节水平外展、水平内收

患者坐位，肩关节屈曲 90°。评定者将角度尺中心置于肩峰顶部，固定臂垂直于躯干，移动臂为肱骨长轴，肱骨在水平面上向后或向前运动至最大范围。参考值：水平外展 0°～90°（图 2-7），水平内收 0°～45°（图 2-8）。

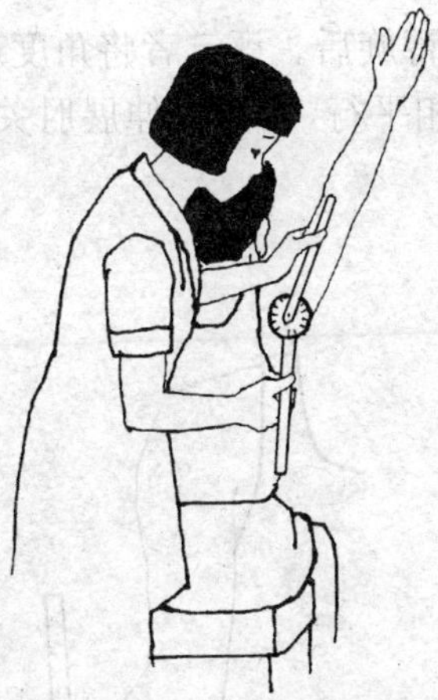

图 2-5　肩关节外展的 ROM 测量

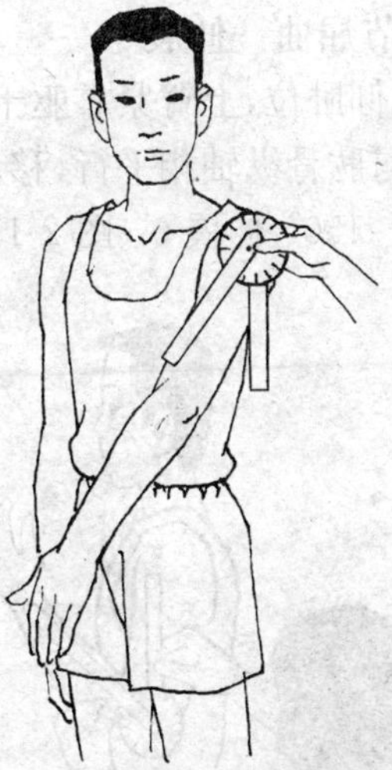

图 2-6　肩关节内收的 ROM 测量

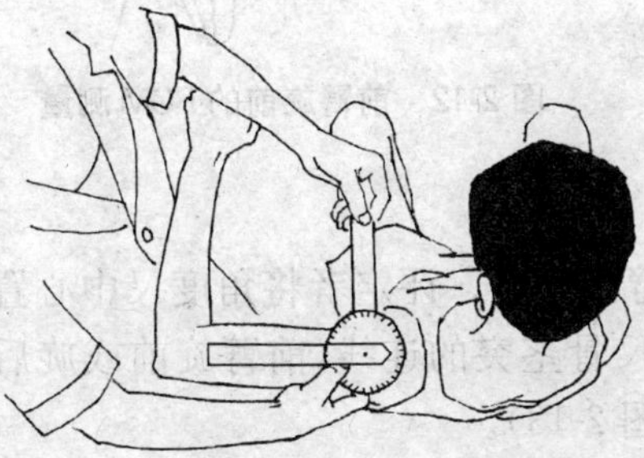

图 2-7　肩关节水平外展的 ROM 测量

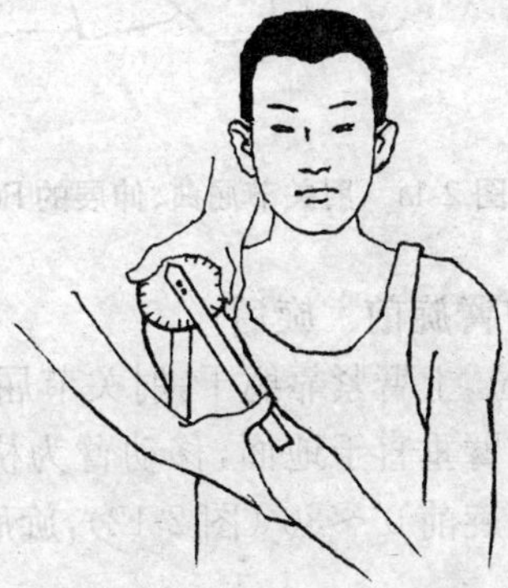

图 2-8　肩关节水平内收的 ROM 测量

（四）肩关节内旋、外旋

患者坐位或仰卧位，肩关节外展 90°，肘关节屈曲 90°，前臂旋前。评定者将角度尺中心置于尺骨鹰嘴，固定臂与躯干面相垂直，移动臂为尺骨长轴，内旋或外旋肩关节至最大范围。参考值：内旋 0°～70°（图 2-9），外旋 0°～90°（图 2-10）。

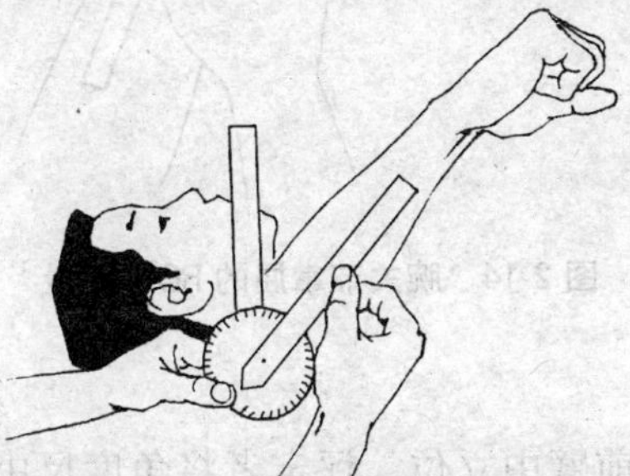

图 2-9　肩关节内旋的 ROM 测量

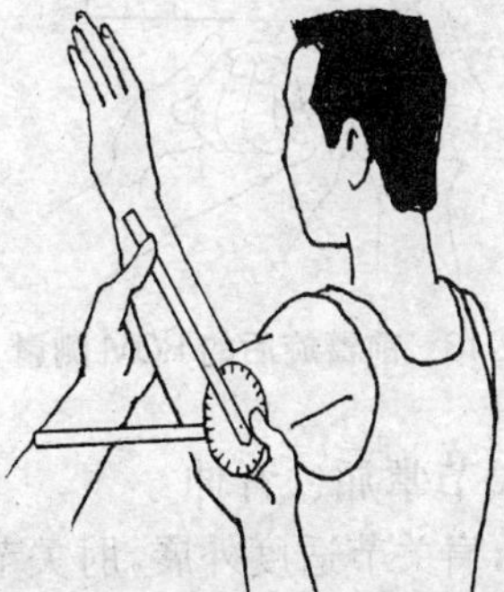

图 2-10　肩关节外旋的 ROM 测量

（五）肘关节屈曲、伸展

患者坐位或仰卧位，上臂紧靠躯干，肘关节伸展，前臂旋后。评定者将角度尺中心置于肱骨外上髁，固定臂与肱骨纵轴相平行，移动臂与桡骨纵轴相平行，屈曲或伸展肘关节至最大范围。参考值：屈曲 0°～150°，伸展 0°（图 2-11）。

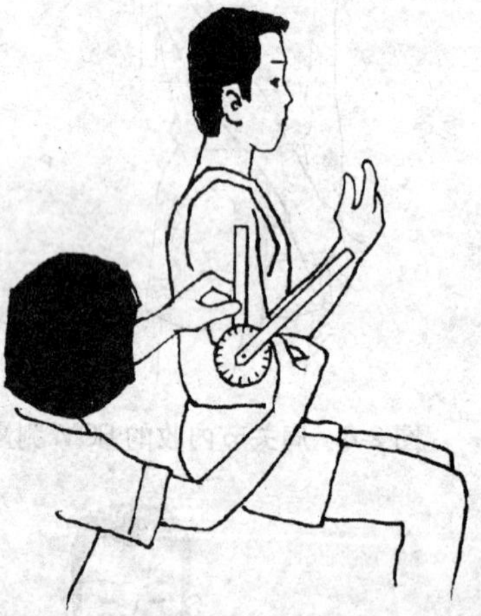

图 2-11　肘关节屈曲、伸展的 ROM 测量

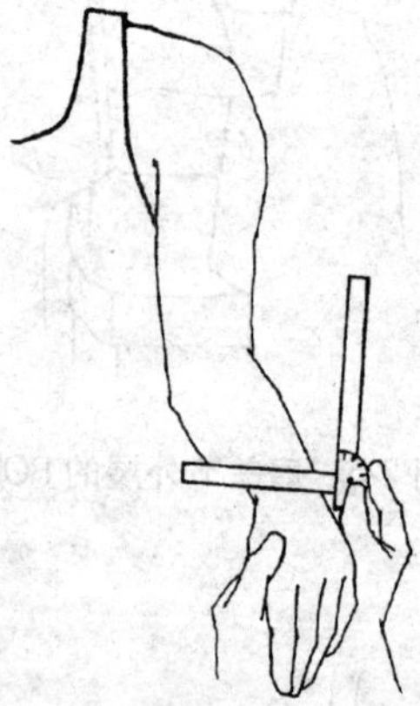

图 2-12　前臂旋前的 ROM 测量

（六）前臂旋前、旋后

患者坐位，上臂紧靠躯干，肘关节屈曲 90°，前臂中立位。评定者将角度尺中心置于尺骨茎突外侧，固定臂垂直于地面，移动臂为桡骨茎突和尺骨茎突的连线，前臂旋前或旋后至最大范围。参考值：旋前 0°～80°（图 2-12），旋后 0°～80°（图 2-13）。

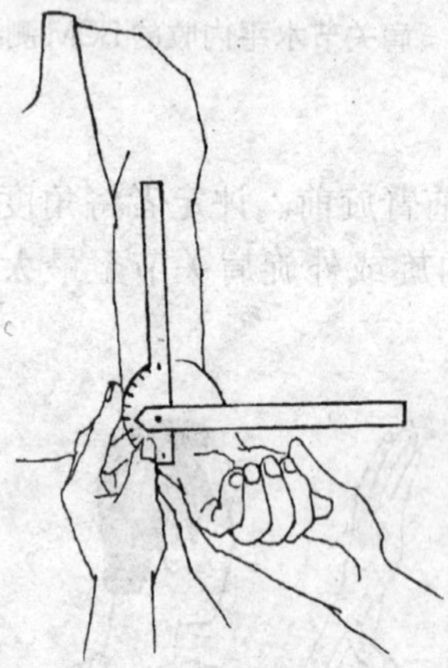

图 2-13　前臂旋后的 ROM 测量

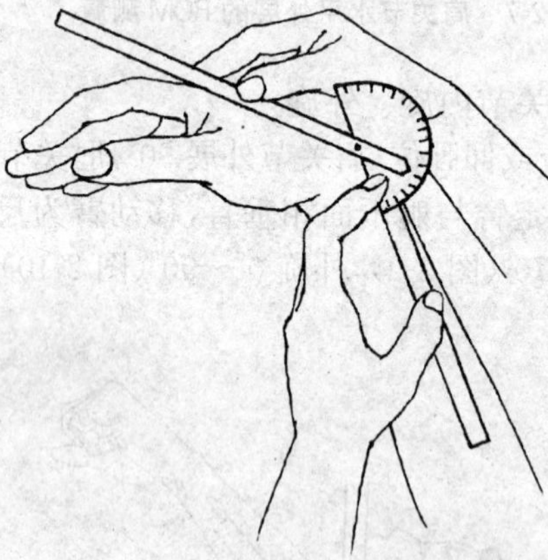

图 2-14　腕关节掌屈的 ROM 测量

（七）腕关节掌屈、背伸

患者坐位，肩关节适度外展，肘关节屈曲 90°，前臂中立位。评定者将角度尺中心置于桡骨茎突，固定臂与桡骨纵轴相平行，移动臂与第二掌骨纵轴相平行，掌屈或背伸腕关节至最大范围。参考值：掌屈 0°～80°（图 2-14），背伸 0°～70°（图 2-15）。

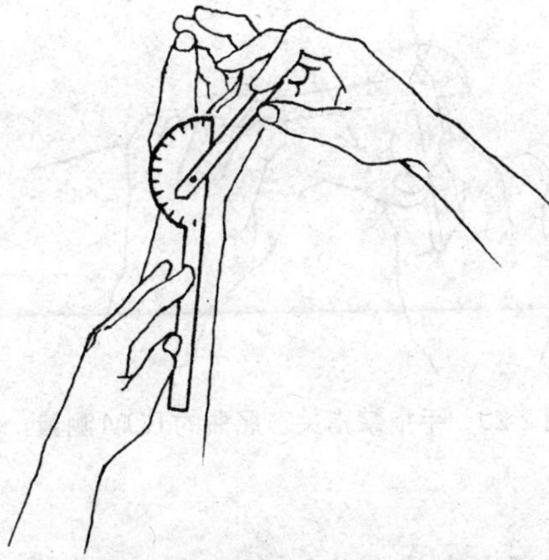

图 2-15　腕关节背伸的 ROM 测量

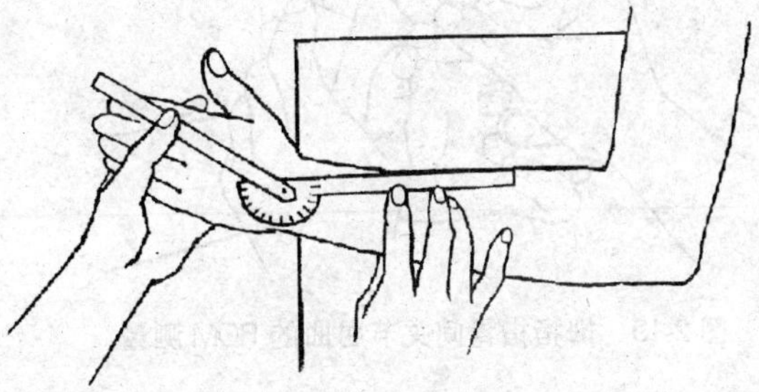

图 2-16　腕关节桡偏的 ROM 测量

（八）腕关节桡偏、尺偏

患者坐位，肘关节屈曲 90°，前臂旋前。评定者将角度尺中心置于腕关节背侧中点，固定臂为前臂纵轴，移动臂为第三掌骨纵轴，腕关节桡偏或尺偏至最大范围。参考值：桡偏 0°～20°（图 2-16），尺偏 0°～30°（图 2-17）。

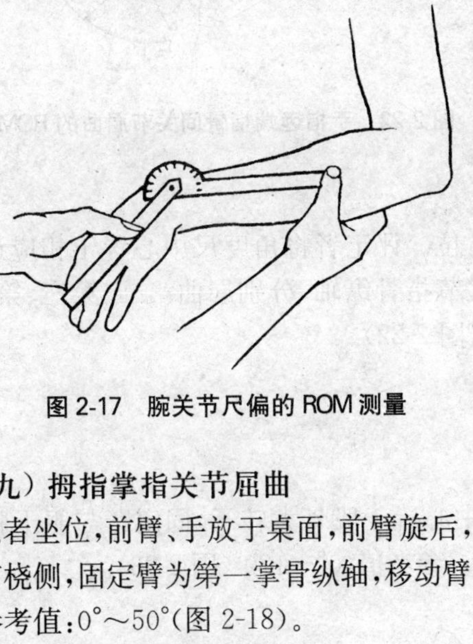

图 2-17　腕关节尺偏的 ROM 测量

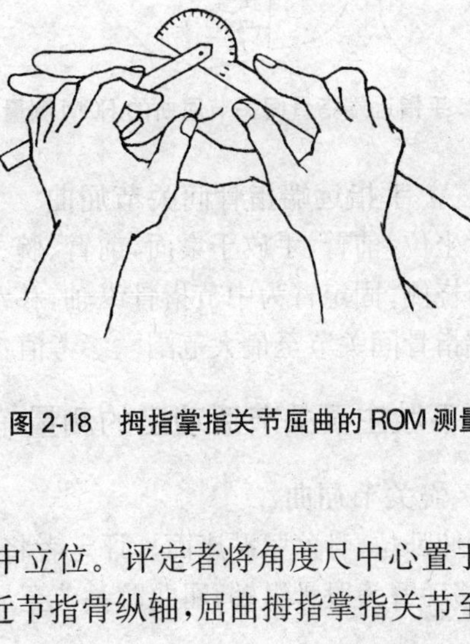

图 2-18　拇指掌指关节屈曲的 ROM 测量

（九）拇指掌指关节屈曲

患者坐位，前臂、手放于桌面，前臂旋后，腕关节中立位。评定者将角度尺中心置于拇指掌指关节桡侧，固定臂为第一掌骨纵轴，移动臂为拇指近节指骨纵轴，屈曲拇指掌指关节至最大范围。参考值：0°～50°（图 2-18）。

（十）拇指指骨间关节屈曲

患者坐位，前臂、手放于桌面，前臂旋后，腕关节中立位。评定者将角度尺中心置于拇指指骨间关节桡侧，固定臂为拇指近节指骨纵轴，移动臂为拇指远节指骨纵轴，屈曲拇指指骨间关节至最大范围。参考值：0°～80°（图 2-19）。

（十一）手指掌指关节屈曲

患者坐位，前臂、手放于桌面，前臂、腕关节中立位。评定者将角度尺中心置于相应掌指关节桡侧，固定臂为相应掌骨纵轴，移动臂为近节指骨纵轴，分别屈曲第二、第三、第四、第五指掌指关节至最大范围。参考值：0°～90°（图 2-20）。

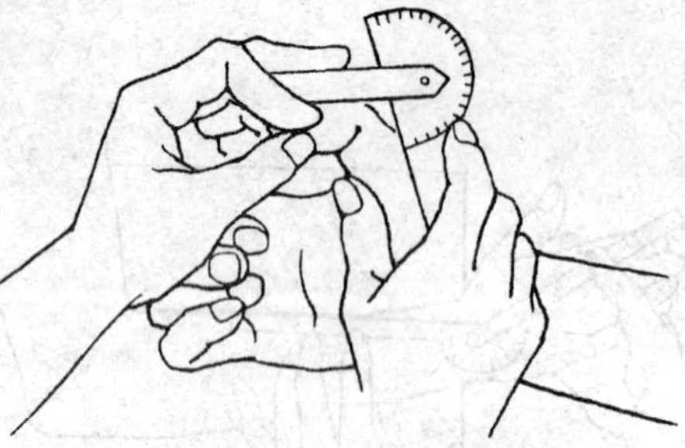

图 2-19　拇指指骨间关节屈曲的 ROM 测量

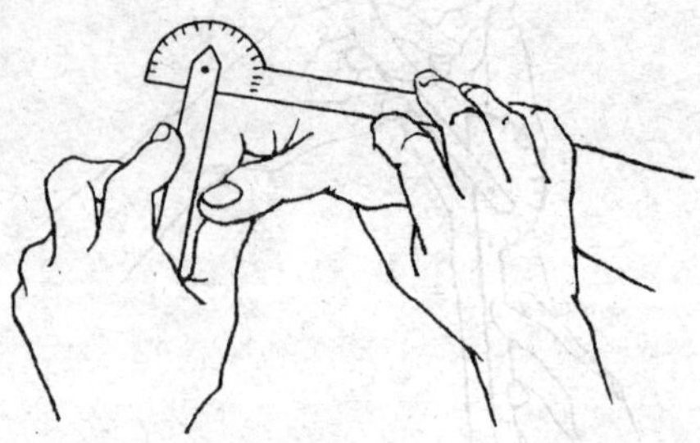

图 2-20　手指掌指关节屈曲的 ROM 测量

（十二）手指近端指骨间关节屈曲

患者坐位，前臂、手放于桌面，前臂、腕关节中立位。评定者将角度尺中心置于相应近端指骨间关节桡侧，固定臂为近节指骨纵轴，移动臂为中节指骨纵轴，分别屈曲第二、第三、第四、第五指近端指骨间关节至最大范围。参考值：0°～100°（图 2-21）。

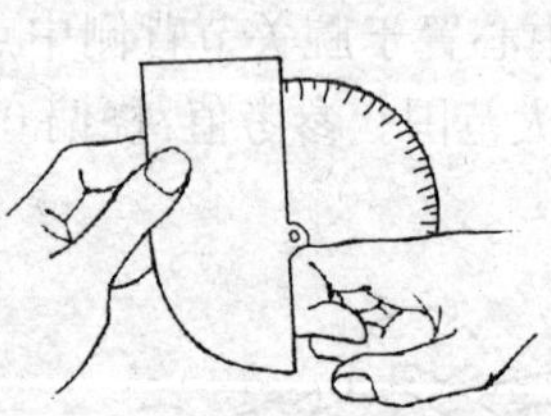

图 2-21　手指近端指骨间关节屈曲的 ROM 测量

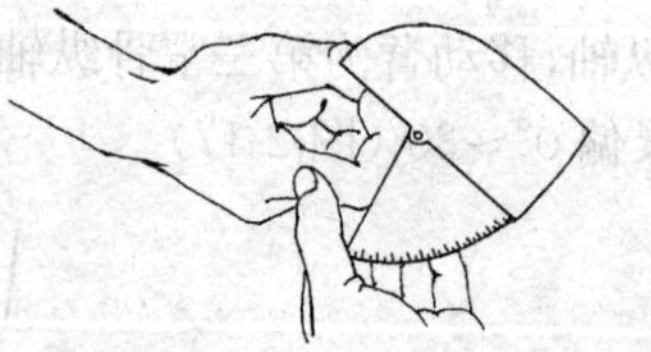

图 2-22　手指远端指骨间关节屈曲的 ROM 测量

（十三）手指远端指骨间关节屈曲

患者坐位，前臂、手放于桌面，前臂、腕关节中立位。评定者将角度尺中心置于相应远端指骨间关节桡侧，固定臂为中节指骨纵轴，移动臂为远节指骨纵轴，分别屈曲第二、第三、第四、第五指远端指骨间关节至最大范围。参考值：0°～90°（图 2-22）。

二、下肢主要关节活动度的测量

（一）髋关节屈曲

患者仰卧位，骨盆紧贴床面。评定者将角度尺中心置于股骨大转子，固定臂与躯干腋中线相平行，移动臂为股骨纵轴，屈曲髋关节至最大范围。参考值：0°～120°（图 2-23）。

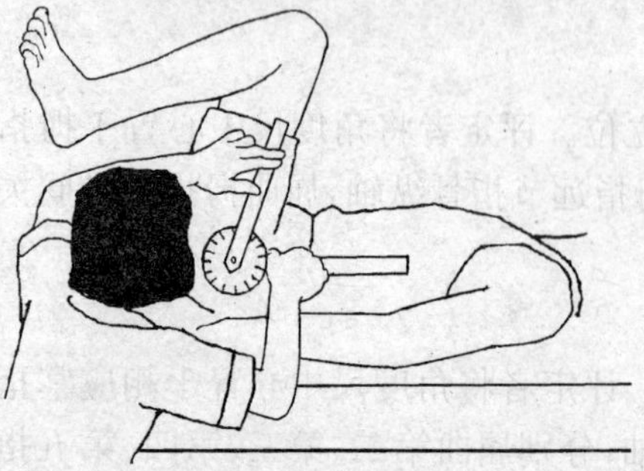

图 2-23　髋关节屈曲的 ROM 测量

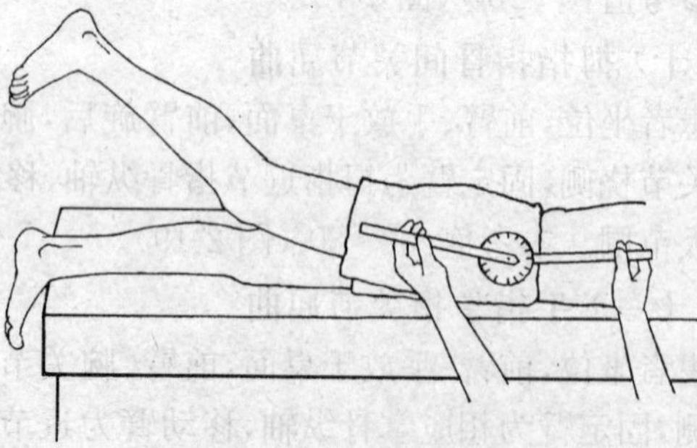

图 2-24　髋关节伸展的 ROM 测量

（二）髋关节伸展

患者俯卧位，骨盆紧贴床面，双足在床缘外。评定者将角度尺中心置于股骨大转子，固定臂与躯干腋中线相平行，移动臂为股骨纵轴，伸展髋关节至最大范围。参考值：0°～30°（图 2-24）。

（三）髋关节外展

患者仰卧位，避免大腿旋转。评定者将角度尺中心置于髂前上棘，固定臂为左右髂前上棘连线，移动臂为股骨纵轴，外展髋关节至最大范围。参考值：0°～45°（图 2-25）。

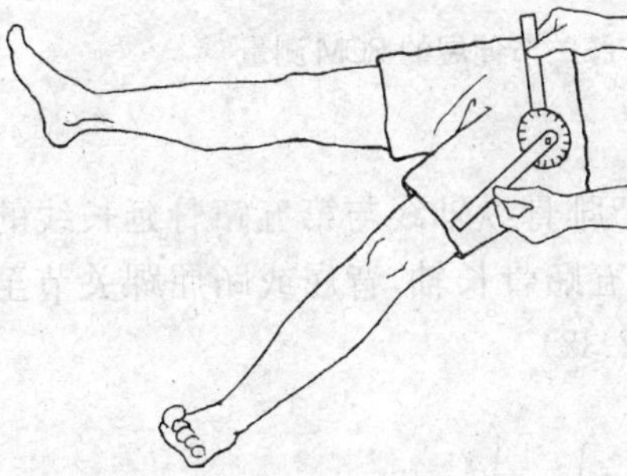

图 2-25　髋关节外展的 ROM 测量

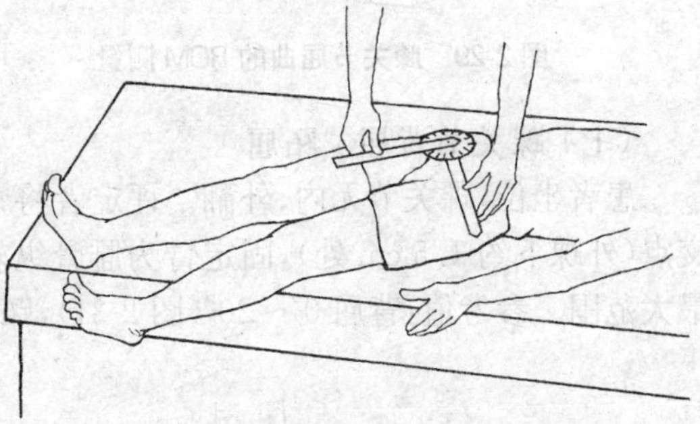

图 2-26　髋关节内收的 ROM 测量

（四）髋关节内收

患者仰卧位，避免大腿旋转，对侧下肢外展。评定者将角度尺中心置于髂前上棘，固定臂为左右髂前上棘连线，移动臂为股骨纵轴，内收髋关节至最大范围。参考值：0°～30°（图 2-26）。

（五）髋关节内旋、外旋

患者坐位，髋关节屈曲 90°，膝关节屈曲 90°，两小腿垂于床缘外。评定者将角度尺中心置于髌骨中心，固定臂为通过髌骨中心的垂直线，移动臂为胫骨纵轴，内旋或外旋髋关节至最大范围。参考值：内旋 0°～45°（图 2-27），外旋 0°～45°（图 2-28）。

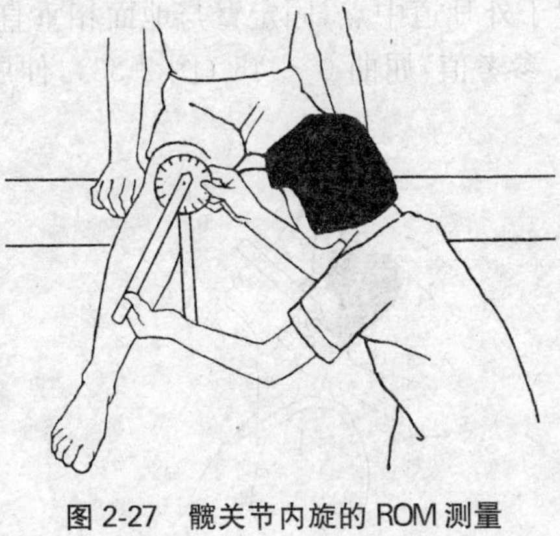

图 2-27　髋关节内旋的 ROM 测量

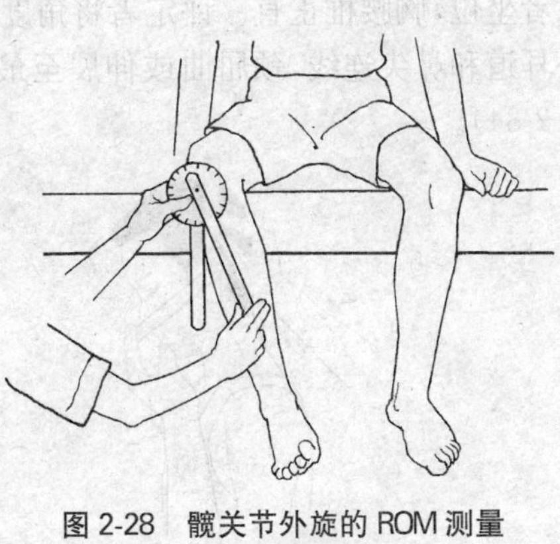

图 2-28　髋关节外旋的 ROM 测量

（六）膝关节屈曲、伸展

患者俯卧位，髋、膝关节伸展。评定者将角度尺中心置于股骨外侧髁，固定臂为股骨纵轴，移动臂为腓骨头和外踝连线，屈曲或伸展膝关节至最大范围。参考值：屈曲 0°～135°（图 2-29），伸展 0°（图 2-30）。

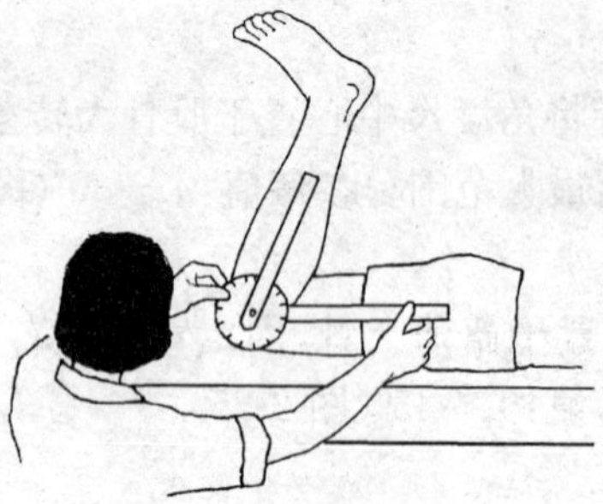

图 2-29　膝关节屈曲的 ROM 测量

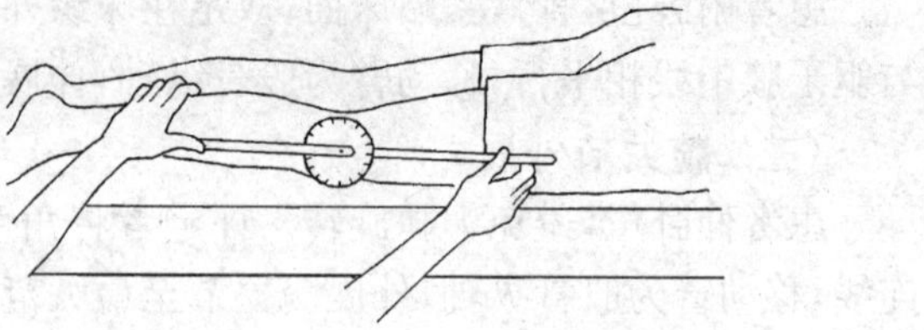

图 2-30　膝关节伸展的 ROM 测量

（七）踝关节背屈、跖屈

患者坐位，踝关节无内、外翻。评定者将角度尺中心置于腓骨纵轴线与第五跖骨延长线的交点（外踝下约 1.5 cm 处），固定臂为腓骨纵轴，移动臂为第五跖骨长轴，背屈或跖屈踝关节至最大范围。参考值：背屈 0°～20°（图 2-31），跖屈 0°～50°（图 2-32）。

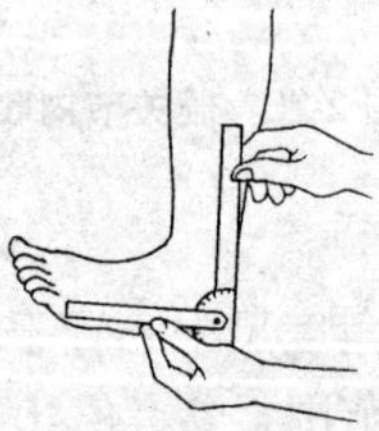

图 2-31　踝关节背屈的 ROM 测量

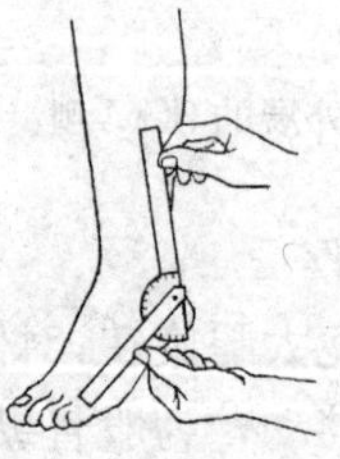

图 2-32　踝关节跖屈的 ROM 测量

三、脊柱关节活动度的测量

（一）颈屈曲、伸展

患者坐位，胸腰椎正直。评定者将角度尺中心置于外耳道中点，固定臂与地面相垂直，移动臂为外耳道和鼻尖连线，颈屈曲或伸展至最大范围。参考值：屈曲 0°～45°（图 2-33），伸展 0°～45°（图 2-34）。

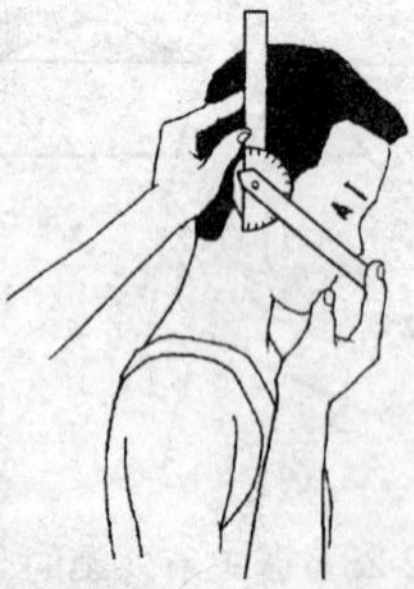

图 2-33　颈屈曲的 ROM 测量

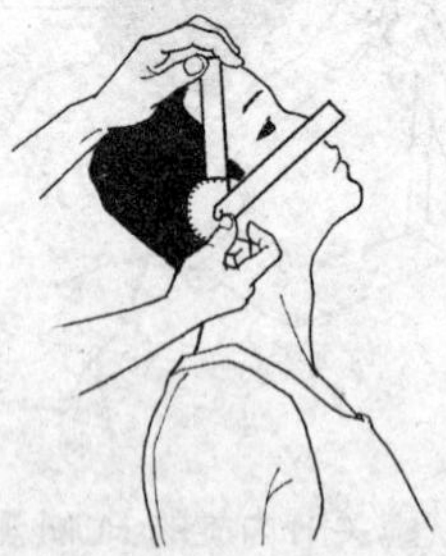

图 2-34　颈伸展的 ROM 测量

（二）颈侧屈

患者坐位，胸腰椎正直，固定肩胛骨。评定者将角度尺中心置于第七颈椎棘突，固定臂沿胸椎棘突与地面相垂直，移动臂为头顶中点和第七颈椎棘突连线，颈侧屈至最大范围。参考值：

0°～45°(图 2-35)。

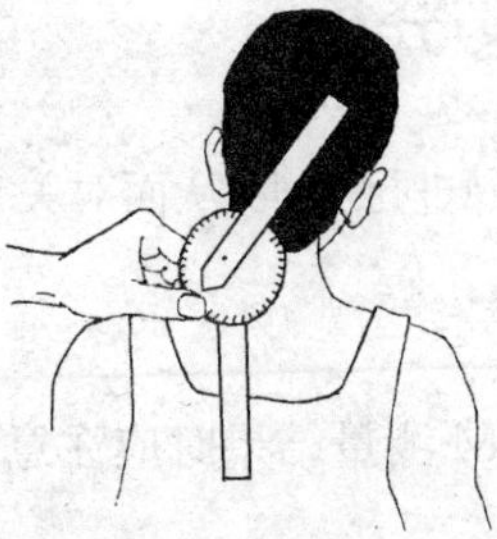

图 2-35　颈侧屈的 ROM 测量

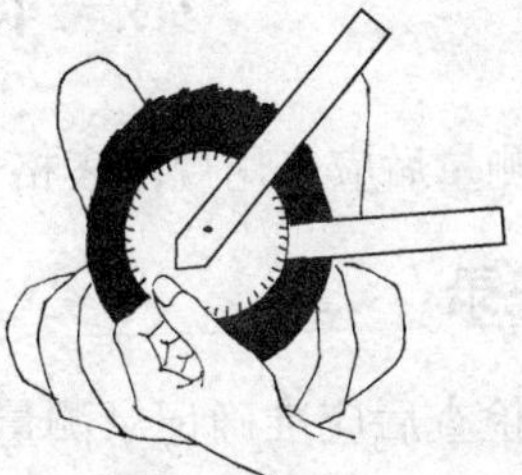

图 2-36　颈旋转的 ROM 测量

（三）颈旋转

患者坐位，胸腰椎正直，固定肩胛骨。评定者将角度尺中心置于头顶中央，固定臂与两肩峰连线相平行，移动臂为头顶中点和鼻尖连线，颈左右旋转至最大范围。参考值:0°～60°(图 2-36)。

（四）躯干屈曲、伸展

患者坐位，固定骨盆。评定者将角度尺中心置于第五腰椎棘突，固定臂为通过第五腰椎棘突的垂直线，移动臂平行于第七颈椎棘突和第五腰椎棘突的连线，胸、腰椎屈曲或伸展至最大范围。参考值:屈曲 0°～80°(图 2-37)，伸展 0°～30°(图 2-38)。

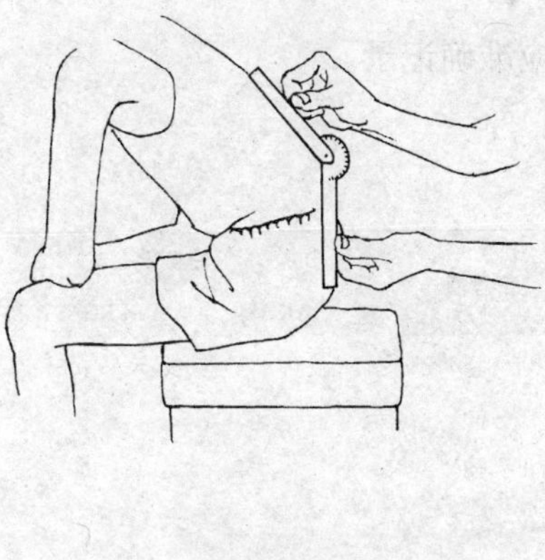

图 2-37　躯干屈曲的 ROM 测量

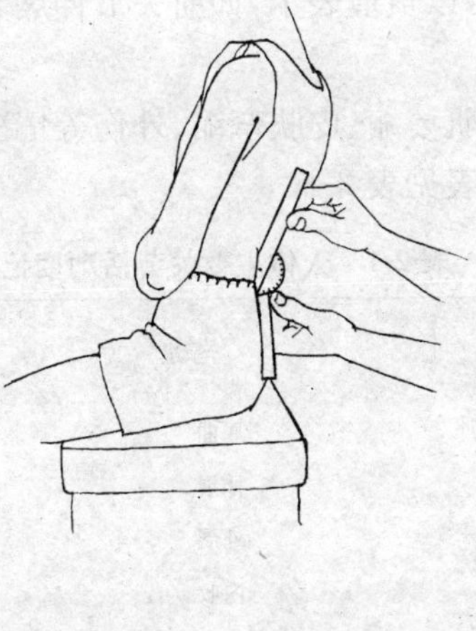

图 2-38　躯干伸展的 ROM 测量

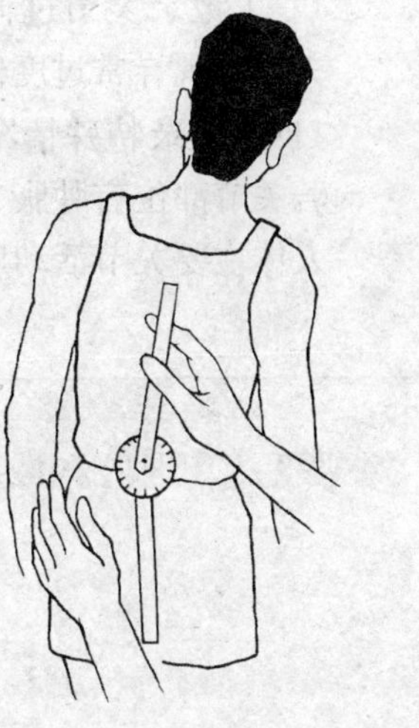

图 2-39　躯干侧屈的 ROM 测量

（五）躯干侧屈

患者立位，固定骨盆。评定者将角度尺中心置于第五腰椎棘突，固定臂为通过第五腰椎棘突的垂直线，移动臂为第七颈椎棘突和第五腰椎棘突的连线，躯干侧屈至最大范围。参考值:0°～35°(图 2-39)。

（六）躯干旋转

患者坐位，固定骨盆。评定者将角度尺中心置于头顶中央，固定臂平行于两髂嵴上缘的连线，移动臂与两肩峰连线相平行，躯干左右旋转至最大范围。参考值:0°～45°(图 2-40)。

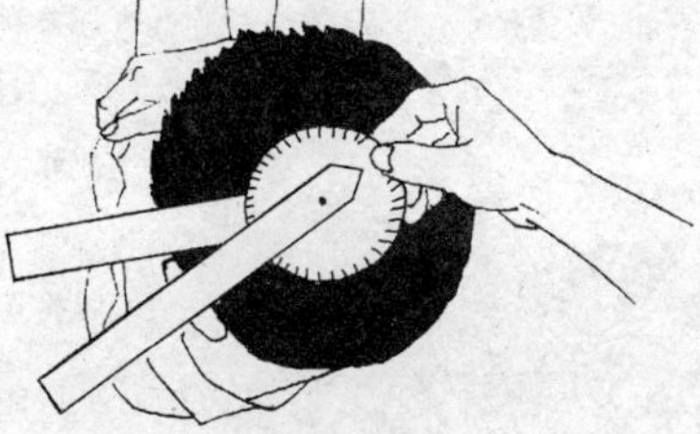

图 2-40　躯干旋转的 ROM 测量

第三节　结果记录与分析

关节活动度测量后应采用规范表格进行记录，并对结果进行分析，从而对关节功能做出评定。

一、结果记录

关节活动度检查后应准确记录测量结果，在记录 ROM 测量结果时应注意以下几点。

（一）记录双侧的主动和被动关节活动度

对于四肢应测量双侧肢体的关节活动度并分别记录，对于颈、躯干的侧屈、旋转也必须测量、记录左右双侧活动的范围。测量时先进行 AROM 的检查，当 AROM 减小时要进一步测量 PROM，并分别记录。

（二）记录运动始末的角度

记录测量结果时必须准确记录运动的起始和终末角度，对于不能从 0°开始运动的关节，起始角度的记录尤为重要，如髋关节屈曲 15°～120°和屈曲 0°～120°的含义是不同的，前者提示髋关节伸展受限，存在 15°屈曲挛缩，髋关节无法达到解剖位（0°）并伸展，此时不但要准确记录屈曲的起始和终末角度，而且在髋关节伸展栏中记录“无”。

（三）记录关节过伸情况

关节出现异常过度伸展时，以负值表示，如肘关节伸展“－10°”，表示肘关节 10°过伸。

（四）记录特殊情况

若关节部位有肿胀、疼痛、肌萎缩、皮肤挛缩、外伤等情况，应准确记录。

人体主要关节活动度记录表见表 2-1。

表 2-1　人体主要关节活动度记录表

左侧		关节	运动	参考值	右侧	
AROM	PROM				AROM	PROM
		肩关节	屈曲	0°～180°		
			伸展	0°～60°		
			外展	0°～180°		
			内收	0°～75°		
			水平外展	0°～90°		
			水平内收	0°～45°		
			外旋	0°～90°		
			内旋	0°～70°		
		肘关节	屈曲	0°～150°		
			伸展	0°		
		前臂	旋前	0°～80°		
			旋后	0°～80°		
		腕关节	掌屈	0°～80°		
			背伸	0°～70°		
			桡偏	0°～20°		
			尺偏	0°～30°		

（续表）

左侧		关节	运动	参考值	右侧	
AROM	PROM				AROM	PROM
		拇指	掌指关节屈曲	0°～50°		
			指骨间关节屈曲	0°～80°		
		示指	掌指关节屈曲	0°～90°		
			掌指关节伸展	0°～45°		
			近端指骨间关节屈曲	0°～100°		
			远端指骨间关节屈曲	0°～90°		
		中指	掌指关节屈曲	0°～90°		
			掌指关节伸展	0°～45°		
			近端指骨间关节屈曲	0°～100°		
			远端指骨间关节屈曲	0°～90°		
		环指	掌指关节屈曲	0°～90°		
			掌指关节伸展	0°～45°		
			近端指骨间关节屈曲	0°～100°		
			远端指骨间关节屈曲	0°～90°		
		小指	掌指关节屈曲	0°～90°		
			掌指关节伸展	0°～45°		
			近端指骨间关节屈曲	0°～100°		
			远端指骨间关节屈曲	0°～90°		
		髋关节	屈曲	0°～120°		
			伸展	0°～30°		
			外展	0°～45°		
			内收	0°～30°		
			外旋	0°～45°		
			内旋	0°～45°		
		膝关节	屈曲	0°～135°		
			伸展	0°		
		踝关节	背屈	0°～20°		
			跖屈	0°～50°		
		颈	屈曲	0°～45°		
			伸展	0°～45°		
			旋转	0°～60°		
			侧屈	0°～45°		
		躯干	屈曲	0°～80°		
			伸展	0°～30°		
			旋转	0°～45°		
			侧屈	0°～35°		

二、结果分析

关节活动范围异常表现为减小或增大，临床以关节活动度减小多见。增龄、老化、关节形态的改变和疼痛、关节周围软组织病变、主动肌无力、拮抗肌张力过高等均可导致关节活动度减小。

（一）主动关节活动度、被动关节活动度均减小

各种关节本身的疾病（关节内游离体、关节积血或积液、类风湿关节炎、骨关节炎、关节先天性畸形等）和关节周围的软组织粘连、肌肉痉挛、皮肤瘢痕挛缩、骨折等常导致主动关节活动度和被动关节活动度均减小。

（二）主动关节活动度减小、被动关节活动度正常

仅有主动关节活动度的明显减小而被动关节活动度正常，常见于周围神经和肌肉损伤导致的主动肌肌力下降，以及损伤所致肌腱断裂等。患者的活动意愿、协调性、意识水平降低亦可导致主动关节活动度的明显减小。

（三）关节活动度增大

周围神经病损所致的肌肉弛缓性瘫痪、关节支持韧带松弛、关节骨质破坏等可导致关节活动度增大，中枢神经损伤的早期也可见关节活动度增大。

第三章
肌 力 评 定

导学

肌力评定是指徒手或运用器械对患者肌肉主动收缩功能进行评定，常用于肌肉骨骼系统、神经系统疾病，尤其是周围神经系统疾病。肌力评定是运动功能评定的重要内容，主要用于判断有无肌力低下及肌力低下的范围与程度，为指导康复治疗、检验治疗效果提供依据。

学习本章应掌握肌力、徒手肌力评定的概念和徒手肌力评定的分级标准；熟悉影响肌力的因素，人体主要肌肉徒手肌力评定的检查方法及评定分级，徒手肌力评定的注意事项、结果分析，握力、捏力、背肌力的器械评定；了解肌肉的功能分类、收缩类型，肌力评定的目的，脑神经支配肌肉的评定，等速收缩肌力评定。

第一节 肌 力

肌力有广义和狭义之分，广义的肌力是指肌肉收缩时产生的力量。狭义的肌力是指肌肉主动收缩时产生的力量，即静态或动态收缩的能力。

肌力低下是指一块肌肉或肌群主动收缩的能力下降甚至丧失，也可称为肌无力。肌力低下常见于原发性肌病、神经系统疾病、长期制动引起的肌肉废用等。

一、肌肉的功能分类

肢体的运动有赖于骨骼肌肌群中相关肌肉的协调收缩，根据运动中作用的不同，骨骼肌分为原动肌、拮抗肌、协同肌等。

（一）原动肌

原动肌是指在运动的发动和维持中一直起主要作用的肌肉。

（二）拮抗肌

拮抗肌是指收缩产生的运动方向与原动肌收缩产生的运动方向相反的肌肉。原动肌收缩时，拮抗肌协调性地收缩，以保持关节活动的稳定性和动作的精确性。

（三）协同肌

协同肌是指配合原动肌并随原动肌一起收缩的肌肉或肌群。根据作用，协同肌可分为联合肌、中和肌、固定肌三种类型。

1. 联合肌　也称为副动肌，是指与原动肌一起收缩产生与原动肌相同功能的肌肉。

2. 中和肌　中和肌的收缩可消除原动肌收缩时产生的不必要运动。

3. 固定肌　固定肌是指固定相关肢体从而更好地发挥原动肌对肢体动力作用的肌肉。

二、肌肉的收缩类型

（一）等长收缩

等长收缩是肌肉收缩时，肌力明显增加，但肌长度基本无变化，不产生关节运动的收缩。在日常生活和工作中，等长收缩常用于维持特定体位和姿势。

（二）等张收缩

等张收缩是肌肉收缩时，肌力基本不变，但肌长度改变，引起关节运动的收缩。根据肌肉起止部位的活动方向，可分为向心性收缩和离心性收缩两类。

1. 向心性收缩　肌肉收缩时，肌肉起、止点相互靠近，肌肉的长度缩短。

2. 离心性收缩　肌肉收缩时，肌肉起、止点相互远离，肌肉的长度增加。

（三）等速收缩

等速收缩是肌肉收缩时的运动速度（角速度）保持不变的肌肉收缩形式。它是人为借助等速训练装置来完成的，不是肌肉的自然收缩形式，而是一种肌力评定和训练的方法。

三、影响肌力的因素

1. 肌肉的横截面积　肌力的大小与肌纤维的数量和粗细成正比。生理横截面积的大小，反映了该肌肉肌纤维的数量和粗细。肌肉的力量是全体肌纤维收缩力量的总和，肌纤维的数量越多，肌纤维越粗，肌肉的横截面积就越大，肌肉收缩产生的力量也越大。

2. 肌纤维的类型　肌肉力量的大小与不同类型肌纤维在肌肉中所占的比例有关。按照形态或功能分类，骨骼肌纤维可分为白肌纤维（快肌纤维）、红肌纤维（慢肌纤维）和中间肌纤维。人体不同部位的骨骼肌中白肌纤维和红肌纤维比例不同，肌肉中白肌纤维所占的比例高，则肌肉收缩时产生的力量大。

3. 运动单位募集程度和神经冲动发放频率　一条运动神经纤维与它所支配的肌纤维构成一个运动单位，是肌肉的最小功能单位。在肌肉开始收缩时，需要募集一定量的运动单位，运动单位募集得越多，肌力就越大。当肌力增大到一定程度时，肌力的增加则通过增加神经中枢发放神经冲动的频率来实现。这时，神经冲动发放频率越高，则肌肉力量越大。

4. 肌肉的初长度　肌肉初长度是指肌肉收缩前的长度。肌肉在收缩前处于适宜的长度，收缩时产生的肌力较大。

5. 肌肉收缩的类型　肌肉的收缩类型不同，产生的力量也不同。肌肉离心收缩过程中产生的肌力最大，其次为等长收缩，最小的为向心性收缩。

6. 关节角度　在等长收缩时，关节角度不同，肌肉产生的力量也不同。当关节处于最佳角度时，肌肉产生的收缩力量最大。

7. 年龄与性别　肌力在 20 岁之前是渐增的，之后随着年龄的增长逐渐下降，在 55 岁以后下降速度加快。男性肌力比女性大，女性的肌力约为男性的 2/3。此外，结缔组织和脂肪组织增多也可以影响肌肉的力量。

四、肌力评定的目的

1. 判断有无肌力下降及肌力下降的程度与原因　通过与健康肢体和正常参考值对比可判断相关肌肉、肌群是否存在肌力下降和下降程度。在软组织损伤的诊断中，通过主动运动和抗阻运动的肌力评定，评定者还可以区分或鉴别软组织损伤的性质，判断疼痛的原因是由于收缩组织引起还是非收缩组织所致。由于肌肉的收缩受神经的支配，肌力评定也是判断脑神经损伤、脊髓损伤平面和周围神经损伤的重要手段。

2. 检验神经肌肉病变的恢复程度和速度　在病变的不同时期进行肌力评定，根据检查结果的变化可对疾病的进展情况做出判断，掌握功能变化规律。

3. 指导康复治疗　初次进行肌力评定，判断肌力下降的程度和原因，并根据评定结果制订近期治疗方案和远期治疗计划。经过一段时间治疗后，对肌力进行再次评定，通过与上次评定结果的比较，并参考其正常范围，可以判断此治疗方案的优劣，并为制订下一步治疗计划提供依据。

五、肌力评定的分类

肌力评定可根据其使用器械与否、肌肉收缩的形式、评定部位和评定目的进行分类。

1. 根据使用器械与否进行分类　分为徒手肌力评定和器械肌力评定。后者又可分为简单仪器(如便携式测力计评定)和大型仪器(如等速测力装置评定)。

2. 根据肌肉收缩形式进行分类　分为等长肌力评定、等张肌力评定和等速肌力评定。前两者为肌肉生理性收缩条件下的肌力评定，后者为肌肉在人为条件下借助等速测力器械的肌力评定。在等速肌力评定时，还可进行等速向心收缩肌力和等速离心收缩肌力以及等长收缩肌力的评定。

3. 根据评定部位进行分类　可分为头面部、四肢、躯干肌力评定和对手足部肌力等的评定。

4. 根据评定目的进行分类　可分为爆发力、局部肌肉耐力等的评定。

第二节　徒手肌力评定

徒手肌力评定(manual muscle testing，MMT)是在特定体位下让患者做标准动作，通过触摸肌腹，观察肌肉克服自身重力或对抗阻力完成动作的能力，从而对患者肌肉主动收缩的能力进行评定。

一、徒手肌力评定的分级标准

徒手肌力评定法由 Robert Lovett 创立，用以评定肌肉力量是否正常及低下程度，一般将肌力分为 0～5 级，具体分级标准见表 3-1。

表 3-1　Lovett 分级法评定标准

级别	名　称	标　　准	相当于正常肌力的%
0	零(zero, Z)	无肌肉收缩	0
1	微弱(trace, T)	有轻微收缩,但不能引起关节活动	10
2	差(poor, P)	在减重状态下能做关节全范围活动	25
3	尚可(fair, F)	能抗重力做关节全范围运动,但不能抗阻力	50
4	良好(good, G)	能抗重力和一定阻力,做关节全范围运动	75
5	正常(normal, N)	能抗重力和充分阻力,做关节全范围运动	100

1983 年,美国医学研究委员会(Medical Research Council, MRC)在 Lovett 分级标准的基础上,根据运动幅度和施加阻力的程度等进一步分级,制订了 MRC 分级标准,见表 3-2。

表 3-2　MRC 分级法评定标准

级别	标　　准
5	能抗最大阻力,完成全关节活动范围的运动
5^-	能对抗与 5 级相同的阻力,但活动范围在 50%～100%
4^+	在活动的初、中期能对抗的阻力与 4 级相同,但在末期能对抗 5 级阻力
4	能对抗阻力,且能完成全范围活动,但阻力达不到 5 级水平
4^-	对抗的阻力与 4 级相同,但活动范围在 50%～100%
3^+	情况与 3 级相仿,但在运动末期能对抗一定的阻力
3	能对抗重力,且能完成全范围活动,但不能抗任何阻力
3^-	能对抗重力,但活动范围在 50%～100%
2^+	能对抗重力,但活动范围在 50%以下
2	消除重力的影响,能完成全关节活动范围的运动
2^-	消除重力的影响,关节能活动,但活动范围在 50%～100%
1	触诊发现有肌肉收缩,但不引起任何关节活动
0	无肌肉收缩

二、徒手肌力评定的注意事项

(1) 选择适合的测试时机,锻炼后、疲劳时或饱餐后不宜做肌力测试。

(2) 应取得患者充分理解及积极配合,测试前向患者做好说明,并做简单的预试活动。

(3) 采取正确的检查顺序,检查评定时一般应先做 3 级的检查,能够完成 3 级的动作再继续做 4 级和 5 级的检查;不能达到 3 级则做 2 级检查,不能达到再逐级下降检查。不必所有级别均进行检查评定,以减少患者的体力消耗。

(4) 指导患者采取标准的姿势和体位,并固定可能产生代偿动作的部位。

(5) 在评定过程中,阻力应施加于肌肉附着的远端部位,阻力的方向应与肌肉牵拉力方向相反,阻力施加的大小应持续而平稳,同时密切观察患者有无不适反应。一旦发生不适反应,应立即中止检查。

(6) 测试时应注意两侧对比,如单侧肢体病变,应先检查健侧,后检查患侧。在施加阻力大小、完成运动情况方面也应进行双侧比较。

(7) 把握禁、慎用情况,持续的等长收缩可使血压升高,心脏负担加重,故高血压病、心脏病等症状明显的患者应慎用该检查;疼痛、骨折、关节活动严重受限、创伤未愈等影响检查结果的患者，不适用该检查；中枢神经系统疾病和损伤所致的痉挛性瘫痪患者不宜进行徒手肌力评定。

三、人体主要肌肉的徒手肌力评定方法

（一）颈与躯干肌

1. 颈前屈　颈前屈动作主要由双侧胸锁乳突肌、颈长肌、头长肌（受颈神经前支 C_3～C_8、颈神经分支 C_1～C_6 的支配）共同收缩完成，前斜角肌、中斜角肌、后斜角肌、头前直肌收缩辅助动作完成。评定分级如下。

5 级与 4 级：患者仰卧位，肩部放松。评定者固定其胸廓上部，在前额部施加阻力。嘱其完成颈椎屈曲运动，能对抗充分阻力完成颈椎全关节活动范围屈曲运动者为 5 级；仅能对抗一定阻力完成以上运动者为 4 级（图 3-1a）。

3 级：患者仰卧位。评定者固定患者肩部，无外加阻力，能对抗重力完成全关节活动范围屈颈运动者为 3 级（图 3-1b）。

2 级：患者侧卧位。评定者托住患者头部，使头的纵轴与脊柱平行，可全关节活动范围屈颈运动者为 2 级。

1 级与 0 级：患者仰卧位，试图屈颈时，仅能触及胸锁乳突肌的收缩为 1 级；触不到收缩者为 0 级。

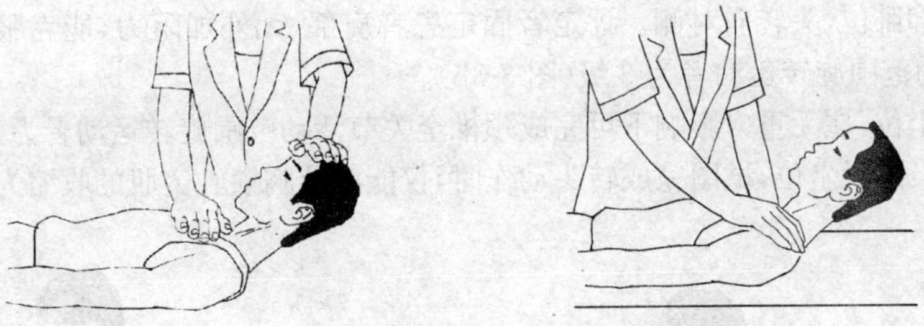

a　　b

图 3-1　颈前屈肌群肌力检查

2. 颈后伸　颈后伸动作主要由双侧胸锁乳突肌、斜方肌、头夹肌、颈夹肌和头半棘肌、竖脊肌、项髂肋肌、头最长肌、头棘肌、颈棘肌、颈半棘肌（受副神经、颈神经前支的分支和脊神经后支支配）共同收缩完成，多裂肌、头上斜肌、头后大直肌、头后小直肌、肩胛提肌收缩辅助动作完成。评定分级如下。

5 级与 4 级：患者俯卧位，头伸出检查台前端，双上肢置于体侧。评定者一手固定患者背部，另一手在枕部施加阻力。嘱其完成颈椎后伸运动，能对抗充分阻力完成颈椎全关节运动范围后伸运动者为 5 级；仅能对抗一定阻力完成以上运动者为 4 级（图 3-2a）。

3 级：患者俯卧位。评定者固定患者肩部，无外加阻力，能克服重力的影响，完成颈椎全关节活动范围后伸运动为 3 级（图 3-2b）。

2 级：患者侧卧位。评定者托住患者头部，使头的纵轴与脊柱平行，可完成颈椎全关节活动范围后伸运动者为 2 级。

1 级与 0 级：患者俯卧位。评定者触摸第七颈椎与枕骨间的肌群，患者试图后伸颈部时，可触及收缩者为 1 级；无收缩者为 0 级。

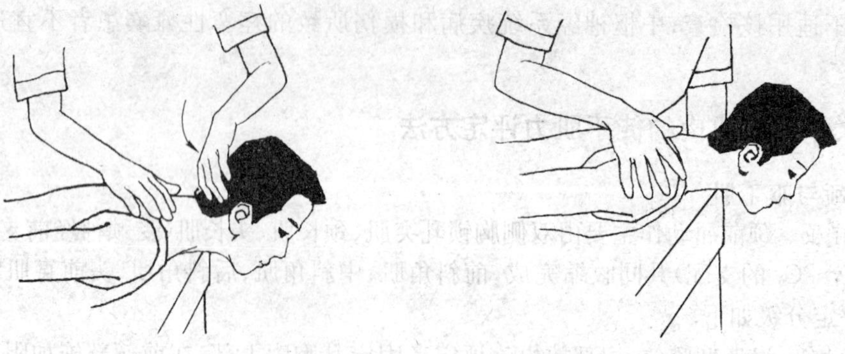

a b

图 3-2 颈后伸肌群肌力检查

3. *颈旋转* 颈旋转动作主要由单侧胸锁乳突肌、头夹肌、颈夹肌、头半棘肌、头后大直肌、头上斜肌和头下斜肌(受副神经、颈神经前支的分支支配)共同收缩完成,前斜角肌、舌骨下肌群、中斜角肌、后斜角肌、头前直肌和单侧斜方肌收缩辅助动作完成。评定分级如下。

5级与4级:患者仰卧位,头转向对侧。评定者一手固定胸廓上部,另一手在侧头部施加阻力。嘱患者旋转头部,能对抗充分阻力完成颈椎全关节活动范围旋转运动者为5级;仅能对抗一定阻力完成以上运动者为4级(图3-3a)。

3级:患者仰卧位,头转向对侧。评定者固定患者肩部,无外加阻力,能克服重力影响,完成颈椎全关节活动范围旋转运动者为3级(图3-3b)。

2级:患者坐位,在无重力影响下可完成颈椎全关节活动范围旋转运动者为2级。

1级与0级:患者坐位,试图完成转头动作时,仅能触及胸锁乳突肌的收缩为1级;触不到收缩者为0级。

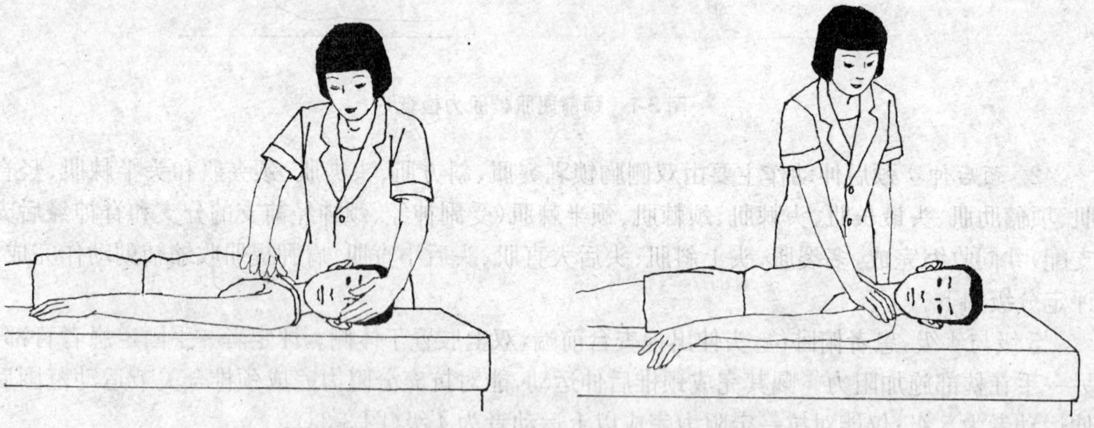

a b

图 3-3 颈旋转肌群肌力检查

4. *颈侧屈* 颈侧屈动作主要由单侧胸锁乳突肌、颈长肌、头长肌、斜方肌、肩胛提肌和头外侧直肌、头下斜肌(受颈神经前支 $C_3 \sim C_8$、颈神经分支 $C_1 \sim C_6$、$C_{1\sim2}$的支配)共同收缩完成,单侧前斜角肌、中斜角肌、后斜角肌收缩辅助动作完成。评定分级如下。

5级与4级:患者侧卧位。评定者一手固定患者肩部,另一手在侧头部施加阻力。嘱其完成颈椎侧屈运动，能对抗充分阻力完成颈椎全关节活动范围侧屈运动者为 5 级；仅能对抗一定阻力完成以上运动者为 4 级（图 3-4a）。

3 级：体位与固定方法同前，无外加阻力，患者能克服重力影响，完成颈椎全关节活动范围侧屈运动者为 3 级。

2 级：患者仰卧位。评定者固定患者肩部，能完成颈椎全关节活动范围侧屈运动者为 2 级（图 3-4b）。

1 级与 0 级：患者仰卧位，试图完成颈椎侧屈动作时，仅能触及肌肉的收缩为 1 级；触不到收缩者为 0 级。

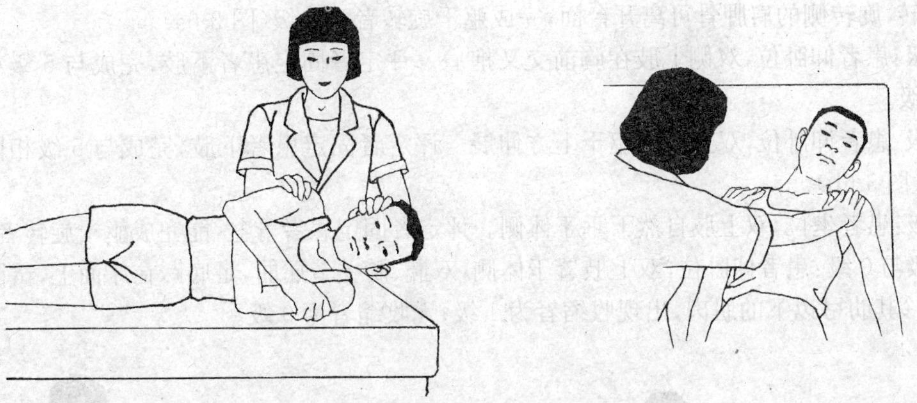

a　　b

图 3-4　颈侧屈肌群肌力检查

5. 躯干前屈　躯干前屈动作主要由腹直肌（受肋间神经 $T_{6\sim12}$、腰神经 T_{12}、$L_{1\sim4}$ 的支配）收缩完成，腹内斜肌、腹外斜肌、髂腰肌收缩辅助动作完成。评定分级如下。

5 级：患者仰卧位，双手交叉置于颈后。评定者固定患者双下肢，令其尽力前屈躯干抬起胸廓，双肩胛骨下角均可完全离开台面者为 5 级（图 3-5a）。

4 级：体位与固定方法同前，患者双上肢于胸前交叉抱肩。评定者令其尽力抬起上身，双肩均可完全离开台面者为 4 级。

3 级：体位与固定方法同前，患者双上肢置于躯干两侧。评定者令其尽力抬起上身，双侧肩胛骨下角可以离开台面者为 3 级（图 3-5b）。

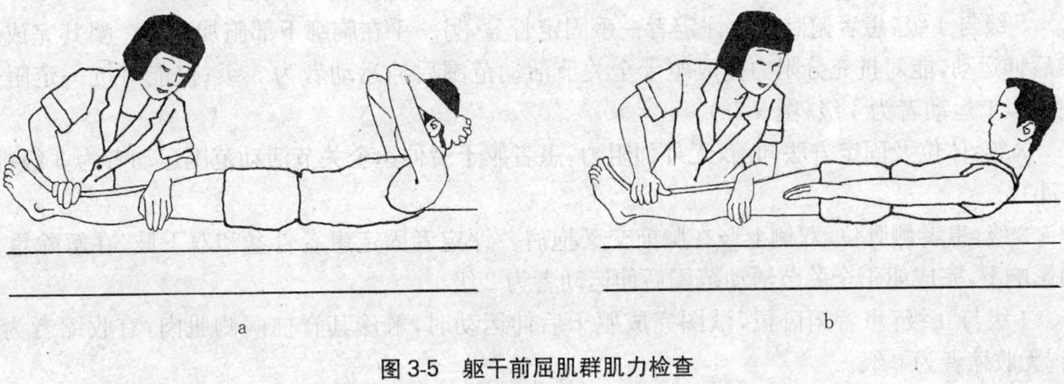

a　　b

图 3-5　躯干前屈肌群肌力检查

2 级:患者仰卧位,双上肢置于躯干两侧,尽力抬起上身,仅能屈颈抬头,评定者同时触及其腹肌有明显收缩者为 2 级。

1 级与 0 级:患者仰卧位,令其咳嗽。评定者同时触诊腹壁,有轻微收缩者为 1 级;无收缩者为 0 级。

6. 躯干旋转　躯干旋转动作主要由腹外斜肌、腹内斜肌、腹横肌(受肋间神经 $T_{5\sim12}$、髂腹下神经、髂腹股沟神经的支配)共同收缩完成,背阔肌、半棘肌、多裂肌收缩辅助动作完成。评定分级如下。

5 级:患者仰卧位,双手在头后部交叉。评定者固定患者下肢,嘱患者屈曲躯干并使胸廓向一侧旋转,旋转侧的肩胛骨可离开台面,完成躯干旋转者为 5 级(图 3-6a)。

4 级:患者仰卧位,双侧上肢在胸前交叉抱肩。评定者固定患者下肢,完成与 5 级相同运动者为 4 级。

3 级:患者仰卧位,双上肢向躯干上方伸展。评定者固定患者下肢,完成与 5 级相同运动者为 3 级(图 3-6b)。

2 级:患者坐位,双上肢自然下垂于体侧。评定者固定患者骨盆,能完成躯干旋转者为 2 级。

1 级与 0 级:患者仰卧位,双上肢置于体侧,双髋、膝关节屈曲,足底踩在床面上,试图旋转躯干时触诊其肋弓以下的肌肉,出现收缩者为 1 级;无收缩者为 0 级。

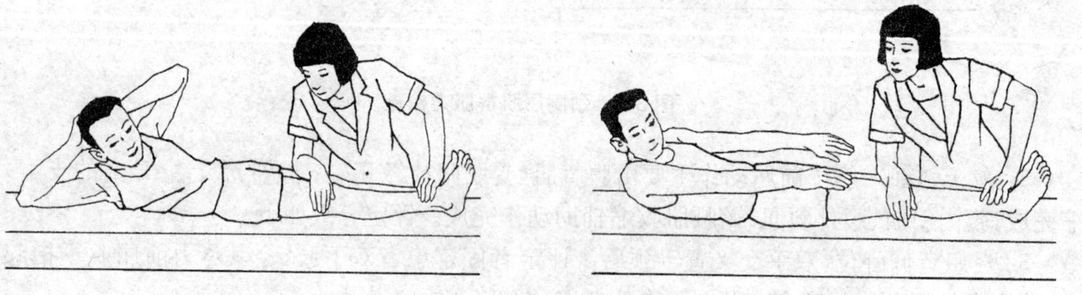

a　　　　　b

图 3-6　躯干旋转肌群肌力检查

7. 躯干后伸　躯干后伸动作主要由竖脊肌、背髂肋肌、背棘肌、腰髂肋肌(受脊神经后支、腰神经前支的支配)共同收缩完成,半棘肌、旋转肌、多裂肌、臀大肌收缩辅助动作完成。评定分级如下。

5 级与 4 级:患者俯卧位。评定者一手固定骨盆,另一手在胸廓下部施加阻力。嘱其完成腰椎后伸运动,能对抗充分阻力完成躯干全关节活动范围后伸运动者为 5 级;仅能对抗一定阻力完成以上运动者为 4 级(图 3-7a)。

3 级:体位及固定方法同前,无外加阻力,患者躯干后伸达全关节活动范围运动者为 3 级(图 3-7b)。

2 级:患者侧卧位,双侧上肢在胸前交叉抱肩。评定者固定患者骨盆和双下肢,在解除重力的影响下,完成躯干全关节活动范围后伸运动者为 2 级。

1 级与 0 级:患者俯卧位,试图完成躯干后伸运动时,触诊其脊柱两侧肌肉,有收缩者为 1 级;无收缩者为 0 级。

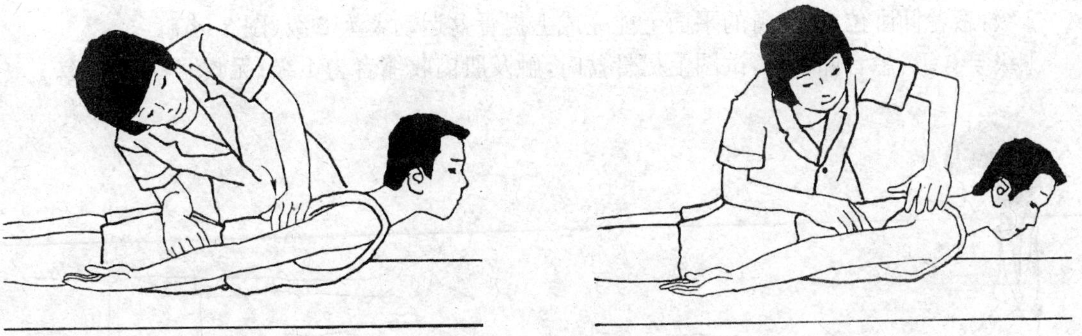

a　　　　b

图 3-7　躯干后伸肌群肌力检查

8. 躯干侧屈　躯干侧屈动作主要由单侧最长肌(受脊神经 C_1～L_4 支配)、腰方肌(受腰神经丛 T_{12}～L_3 支配)、腰小肌(受腰丛的肌支 $L_{1\sim2}$ 支配)、腹内斜肌和腹外斜肌(受下 6 对胸神经及第一腰神经前支的支配)共同收缩完成。评定分级如下。

5 级与 4 级:患者侧卧位,双上肢在胸前交叉。评定者固定骨盆,阻力施加于肩部。嘱患者尽力将躯干向上抬起完成身体侧屈运动,能对抗充分阻力完成躯干全关节活动范围侧屈运动者为 5 级;仅能对抗一定阻力完成以上运动者为 4 级(图 3-8a)。

3 级:体位与固定方法同前,无外加阻力,患者躯干侧屈达全关节活动范围者为 3 级。

2 级:患者仰卧位,双侧上肢在胸前交叉。评定者固定骨盆,患者躯干侧屈达全关节活动范围者为 2 级(图 3-8b)。

1 级与 0 级:患者仰卧位,试图完成躯干侧屈运动时,触诊其最长肌,可触及收缩者为 1 级;无收缩者为 0 级。

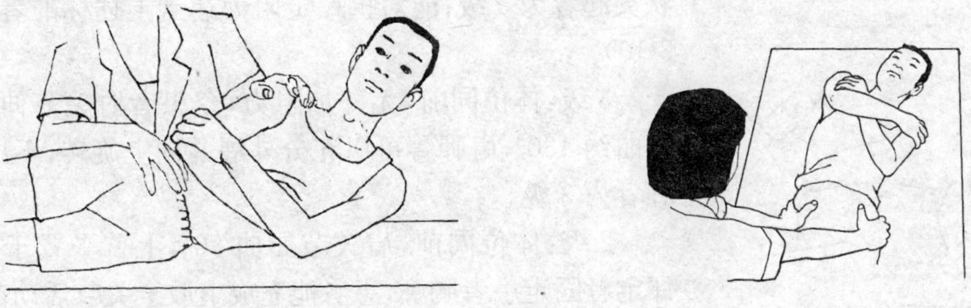

a　　　　b

图 3-8　躯干侧屈肌群肌力检查

9. 骨盆上提　骨盆上提动作主要由腰方肌、腰髂肋肌(受腰神经的支配)共同收缩完成,腹外斜肌、腹内斜肌收缩辅助动作完成。评定分级如下。

5 级与 4 级:患者仰卧位,腰部适当伸展,双手扶持评定台面以固定胸廓。评定者双手握住患者踝关节,将下肢向远心端牵拉,与此同时令患者向近端提拉一侧骨盆,能对抗充分阻力完成骨盆上提运动者为 5 级;能对抗一定阻力完成骨盆上提运动者为 4 级(图 3-9a)。

3 级:患者立位。评定者固定患者躯干保持正直,嘱其完成上提骨盆动作,能克服肢体重力的影响完成上提骨盆动作者为 3 级。

2 级：患者仰卧位，在光滑的平面上能完成上提骨盆运动者为 2 级（图 3-9b）。

1 级与 0 级：患者仰卧位，试图上提骨盆时，触及肌肉收缩者为 1 级；无收缩者为 0 级。

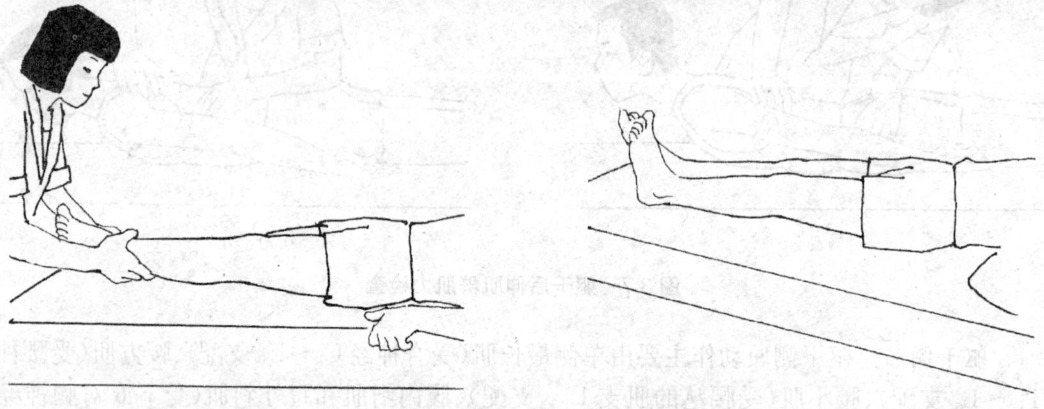

a　　b

图 3-9　上提骨盆肌群肌力检查

（二）上肢肌

1. *肩胛骨外展及向上旋转*　肩胛骨外展及向上旋转动作主要由前锯肌（受胸长神经 $T_{5\sim7}$ 的支配）收缩完成，胸大肌、斜方肌的上部收缩辅助动作完成。评定分级如下。

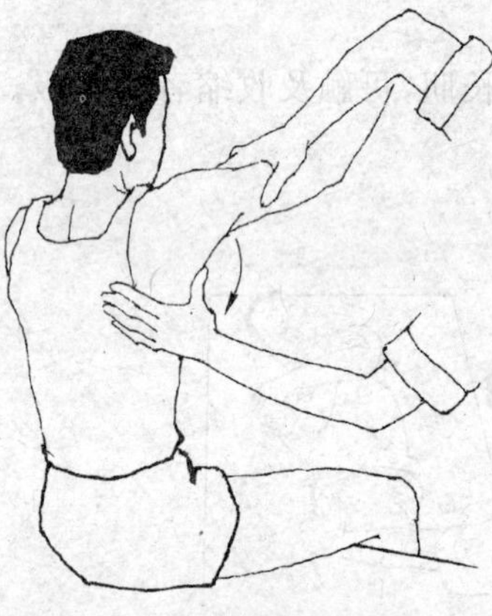

图 3-10　肩胛骨外展及向上旋转肌群肌力检查

5 级与 4 级：患者坐位，上肢向前上方举起，肘关节伸直。评定者一手于肘关节上方施加阻力，另一手拇指与示指分开用“虎口”抵于患者肩胛骨下角，对肩胛骨的内侧缘与外侧缘进行触诊。能对抗充分阻力，上肢保持前伸姿势，肩胛骨不出现翼状突起者为 5 级；能对抗一定阻力达到上述标准者为 4 级（图 3-10）。

3 级：体位同前，无外加阻力，令患者肘关节伸展，肩关节屈曲约 130°，肩胛骨可以充分外展并向上旋转，不出现翼状肩胛者为 3 级。

2 级：体位同前，肩关节屈曲 90°，上臂平置于评定台上。评定者固定患者胸廓，患者能完成上肢全关节活动范围前伸运动者为 2 级。

1 级与 0 级：体位同前，患者试图完成上肢前伸动作时，在肩胛骨内侧触及肌肉收缩者为 1 级；无收缩为 0 级。

2. *肩胛骨上提*　肩胛骨上提动作主要由斜方肌上部纤维、肩胛提肌（受副神经、肩胛背神经 $C_{4\sim6}$ 的支配）共同收缩完成，大、小菱形肌收缩辅助动作完成。评定分级如下。

5 级与 4 级：患者坐位，双上肢自然下垂置于体侧。评定者双手置于其肩上，向下施加阻力。嘱患者尽力上提肩胛骨做耸肩动作，能对抗充分阻力完成肩胛骨充分上提运动者为 5 级；能对抗一定阻力充分完成上提肩胛骨运动者为 4 级（图 3-11a）。

3 级：体位同前，无外加阻力，能克服肢体重力影响，完成肩胛骨上提运动者为 3 级。

2 级：患者俯卧位，前额部着台面。评定者一手支撑肩关节以解除肢体重力的影响，嘱患者完成上提肩胛骨的运动，能充分完成者为 2 级（图 3-11b）。

1 级与 0 级：患者俯卧位，试图上提肩胛骨时，触诊锁骨上方的斜方肌上部纤维，有收缩者为 1 级；无收缩者为 0 级。

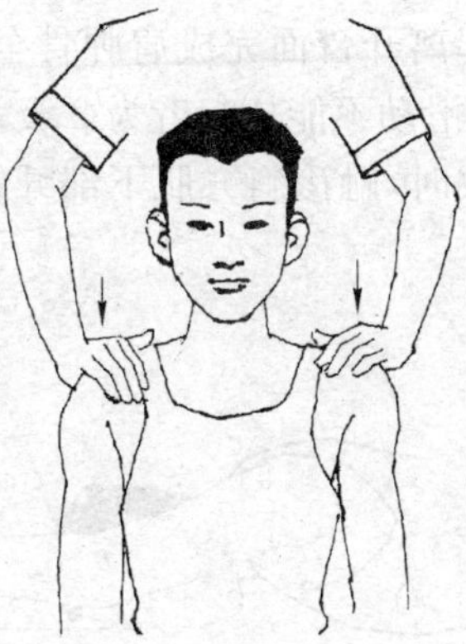

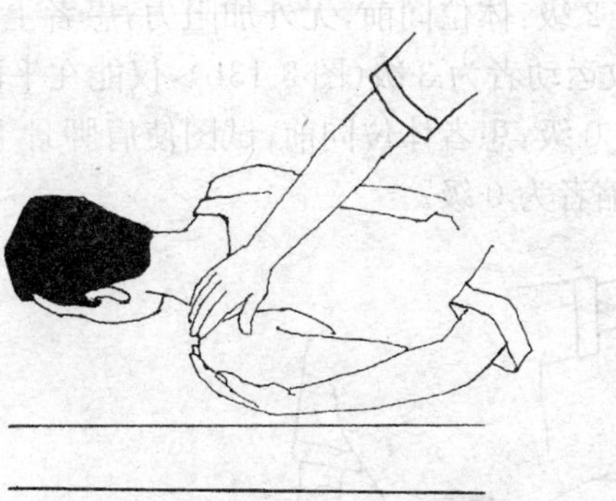

a　　　　　　　　　　　　　　b

图 3-11　肩胛骨上提肌群肌力检查

3. *肩胛骨内收*　肩胛骨内收动作主要由斜方肌中部纤维、大菱形肌（受副神经、肩胛背神经 $C_{4\sim6}$ 的支配）共同收缩完成，小菱形肌、背阔肌收缩辅助动作完成。评定分级如下。

5 级与 4 级：患者俯卧位，上肢外展 90°并外旋，肘关节屈曲 90°。评定者固定其胸廓，并在肩胛骨外角施加阻力，令其完成肩胛骨的内收运动，能克服充分阻力完成肩胛骨全关节活动范围内收运动者为 5 级；能对抗一定阻力完成以上运动者为 4 级（图 3-12a）。

3 级：体位与固定方法同前，无外加阻力，能克服肢体重力影响完成以上运动者为 3 级（图 3-12b）。

2 级：患者坐位，上肢外展 90°置于桌面上。评定者固定其胸廓，能完成肩胛骨全关节活动范围内收运动者为 2 级。

1 级与 0 级：患者坐位或俯卧位，试图完成肩胛骨内收动作时，触诊肩峰与脊柱之间肩胛冈上方斜方肌中部纤维，有收缩者为 1 级；无收缩者为 0 级。

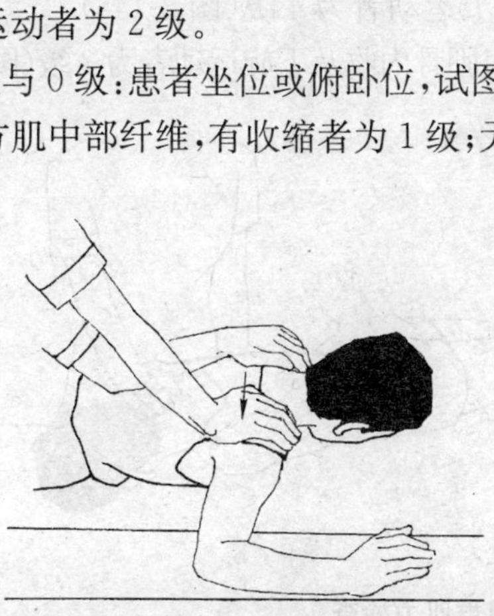

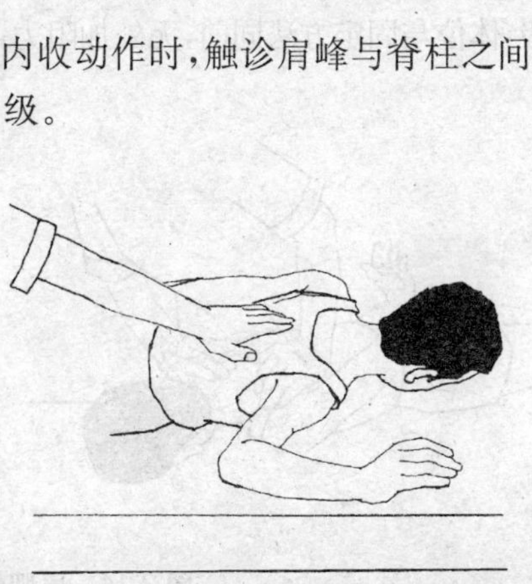

a　　　　　　　　　　　　　　b

图 3-12　肩胛骨内收肌群肌力检查

4. *肩胛骨下掣与内收*　肩胛骨下掣与内收动作主要由斜方肌下部纤维(受副神经的支配)收缩完成,背阔肌、胸大肌、胸小肌收缩辅助动作完成。评定分级如下。

5级与4级:患者俯卧位,头转向对侧,肩关节外展约145°。评定者于肩胛骨外上角施加阻力,嘱患者上肢抬起离开台面,能克服充分阻力完成肩胛骨全关节活动范围下掣与内收运动者为5级;能对抗一定阻力完成以上运动者为4级(图3-13a)。

3级与2级:体位同前,无外加阻力,患者上肢能抬起离开台面完成肩胛骨全关节活动范围下掣与内收运动者为3级(图3-13b),仅能在平面上向下滑动不能抬起者为2级。

1级与0级:患者体位同前,试图使肩胛骨下掣、内收时,触诊斜方肌下部纤维,有收缩者为1级;无收缩者为0级。

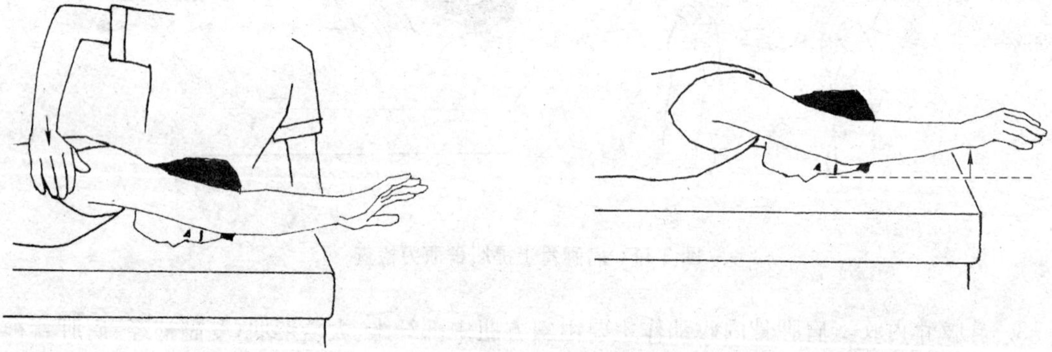

a　　b

图3-13　肩胛骨下掣与内收肌群肌力检查

5. *肩胛骨内收及下旋*　肩胛骨内收及下旋动作主要由大菱形肌、小菱形肌(受肩胛背神经$C_{4\sim6}$的支配)共同收缩完成,背阔肌、肩胛提肌、胸大肌、胸小肌收缩辅助动作完成。评定分级如下。

5级与4级:患者俯卧位,头转向对侧。评定者一手固定胸廓,另一手于肩胛骨内缘上部施加阻力。嘱患者被检侧上肢内收、内旋置于背后,能克服充分阻力完成肩胛骨全关节活动范围内收及下旋运动者为5级;能对抗一定阻力充分完成以上运动者为4级(图3-14a)。

3级:体位与固定方法同前,无外加阻力,能充分完成肩胛骨内收及下旋运动者为3级(图3-14b)。

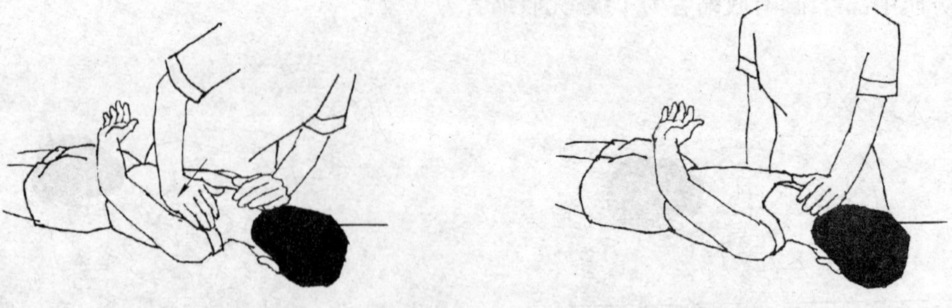

a　　b

图3-14　肩胛骨内收及下旋肌群肌力检查

2级:患者坐位,上肢内收、内旋置于背后。评定者固定其躯干,被检上肢尽力内收肩胛骨,能充分完成内收运动者为 2 级。

1 级与 0 级：患者俯卧位，试图做内收肩胛骨时，在肩胛骨脊柱缘斜方肌下部纤维处触诊，有收缩者为 1 级；无收缩者为 0 级。

6. *肩关节屈曲*　肩关节屈曲动作主要由三角肌（前部纤维）、喙肱肌（受腋神经 $C_{5\sim7}$、肌皮神经 $C_{5\sim7}$ 的支配）共同收缩完成，三角肌（中部纤维）、胸大肌（锁骨部纤维）、肱二头肌收缩辅助动作完成。评定分级如下。

5 级与 4 级：患者坐位，上肢自然下垂，肘关节轻度屈曲，前臂旋前。评定者一手固定其肩胛骨，另一手在肘关节处施加阻力，嘱其完成肩关节屈曲动作，能克服充分阻力完成全关节活动范围屈曲运动者为 5 级；能对抗一定阻力完成以上运动者为 4 级（图 3-15a）。

3 级：体位与固定方法同前，无外加阻力，能克服肢体重力的影响，完成全关节活动范围屈曲运动者为 3 级（图 3-15b）。

2 级：患者侧卧位，腋下置一光滑平板，在解除重力下完成全关节活动范围屈曲运动者为 2 级。

1 级与 0 级：患者仰卧位，试图做肩关节屈曲时，触诊上肢近端 1/3 处三角肌前部纤维及喙肱肌，有收缩者为 1 级；无收缩者为 0 级。

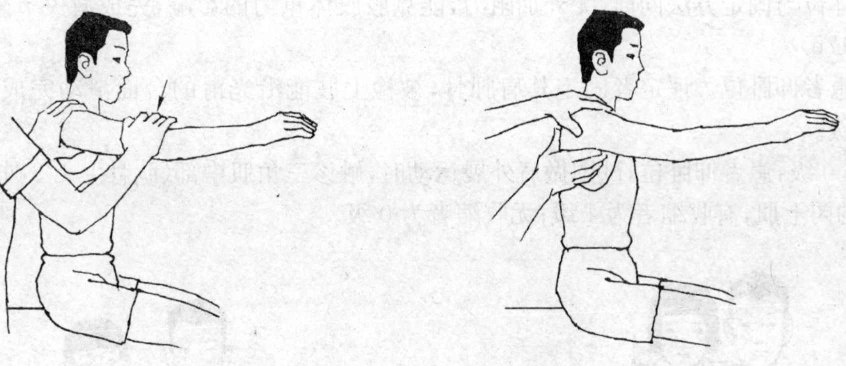

a　　b

图 3-15　肩关节屈曲肌群肌力检查

7. *肩关节伸展*　肩关节伸展动作主要由背阔肌、大圆肌、三角肌后部纤维（受胸背神经 $C_{6\sim8}$、肩胛下神经 $C_{5\sim6}$ 的支配）共同收缩完成，小圆肌，肱三头肌收缩辅助动作完成。评定分级如下。

5 级与 4 级：患者俯卧位，上肢置于体侧，前臂旋前。评定者一手固定其肩胛骨，另一手于肘关节处施加阻力，令其完成肩关节伸展动作，能对抗充分阻力完成全关节活动范围伸展运动者为 5 级；能对抗一定阻力完成以上运动者为 4 级（图 3-16a）。

3 级：体位和固定方法同前，无外加阻力，能克服肢体重力的影响，完成全关节活动范围伸展运动者为 3 级（图 3-16b）。

2 级：患者侧卧位，腋下置一光滑平板，在解除肢体重力的影响下，可完成全关节活动范围伸展运动者为 2 级。

1 级与 0 级：患者俯卧位，试图做肩关节伸展运动时，触诊肩胛骨下缘的大圆肌、稍下方的背阔肌及上臂后方的三角肌后部纤维，有收缩者为 1 级；无收缩者为 0 级。

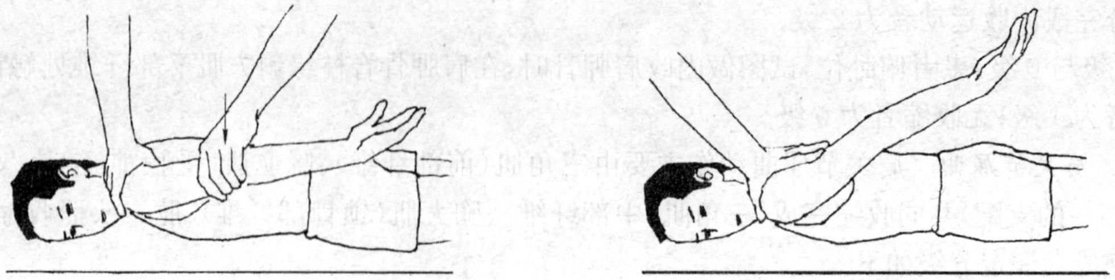

a　　b

图 3-16　肩关节伸展肌群肌力检查

8. *肩关节外展*　肩关节外展动作主要由三角肌(中部纤维)、冈上肌(受腋神经 $C_{5\sim7}$、肩胛上神经 $C_{5\sim6}$ 的支配)共同收缩完成，三角肌(前、后部纤维)、前锯肌收缩辅助动作完成。评定分级如下。

5 级与 4 级：患者坐位，上肢于体侧自然下垂。评定者一手固定其肩胛骨，另一手于肘关节处施加阻力，嘱其完成肩关节外展运动，能对抗充分阻力完成肩关节外展 90°者为 5 级；能对抗一定阻力完成以上运动者为 4 级(图 3-17a)。

3 级：体位与固定方法同前，无外加阻力，能克服肢体重力的影响，完成肩关节外展 90°者为 3 级(图 3-17b)。

2 级：患者仰卧位。评定者固定其肩胛骨，被检上肢能沿光滑的台面滑动完成肩关节外展 90°者为 2 级。

1 级与 0 级：患者仰卧位，试图做肩外展运动时，触诊三角肌中部(肱骨上 1/3 外侧面)、肩胛冈上窝处的冈上肌，有收缩者为 1 级；无收缩者为 0 级。

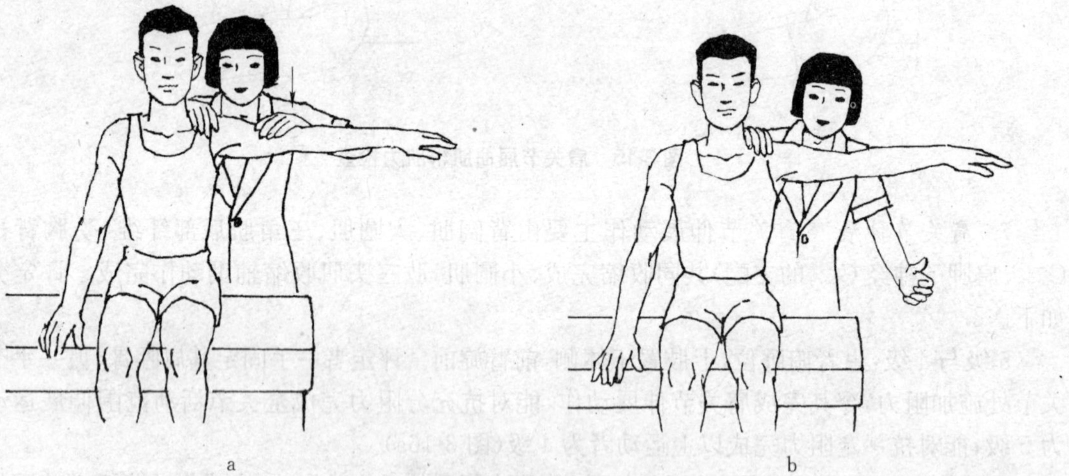

a　　b

图 3-17　肩关节外展肌群肌力检查

9. *肩关节水平外展*　肩关节水平外展动作主要由三角肌后部(受腋神经 $C_{5\sim7}$ 的支配)收缩完成，冈下肌、小圆肌收缩辅助动作完成。评定分级如下。

5 级与 4 级：患者俯卧位，肩关节外展 90°，上臂置于评定台面，前臂于台面边缘处下垂。评定者一手固定肩胛骨，另一手于肘关节近端施加阻力，嘱其上臂尽力上抬做水平外展，能对抗充分阻力完成肩关节全关节活动范围水平外展运动者为 5 级;能对抗一定阻力完成以上运动者为 4 级(图 3-18a)。

3 级:体位与固定方法同前,无外加阻力,能克服肢体重力的影响,完成肩关节全关节活动范围水平外展运动者为 3 级(图 3-18b)。

2 级:患者坐位,上肢外展 90°置于水平台面,肘关节轻度屈曲。评定者固定其肩胛骨,嘱其完成沿台面滑动的肩关节水平外展运动,可达全关节活动范围者为 2 级。

1 级与 0 级:患者坐位,试图做肩关节水平外展运动时,触诊三角肌后部纤维,有收缩者为 1 级;无收缩者为 0 级。

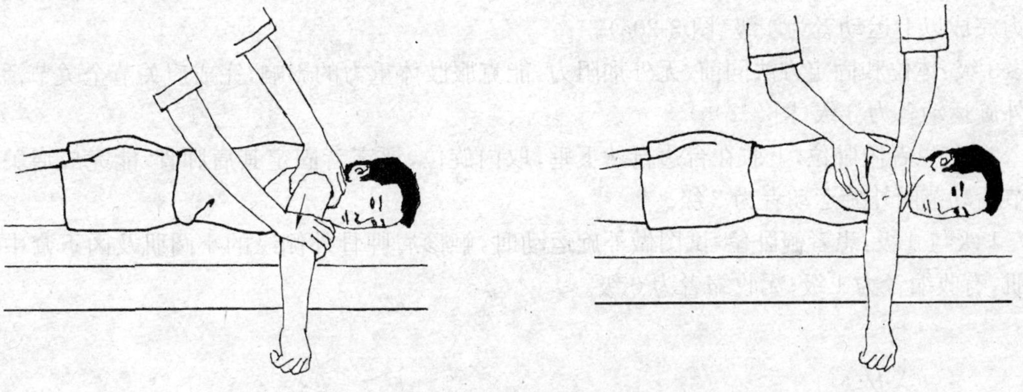

a　　b

图 3-18　肩关节水平外展肌群肌力检查

10. 肩关节水平内收　肩关节水平内收动作主要由胸大肌(受胸外侧神经 $C_5 \sim T_1$、胸内侧神经 $C_7 \sim T_1$ 的支配)收缩完成,三角肌、大圆肌、肩胛下肌收缩辅助动作完成。评定分级如下。

5 级与 4 级:患者仰卧位,肩关节外展 90°,肘关节屈曲 90°。评定者一手固定其肩胛骨,另一手于肘关节内侧施加阻力,嘱被测上肢尽力水平内收,能对抗充分阻力完成肩关节全关节活动范围水平内收运动者为 5 级;能对抗一定阻力完成以上运动者为 4 级(图 3-19a)。

3 级:体位与固定方法同前,无外加阻力,能克服肢体重力的影响完成肩关节全关节活动范围水平内收运动者为 3 级(图 3-19b)。

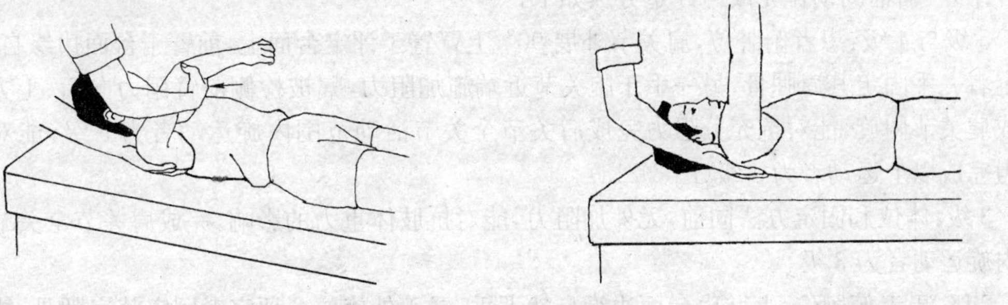

a　　b

图 3-19　肩关节水平内收肌群肌力检查

2 级:患者坐位,肩关节外展 90°置于水平台面上(台面与腋窝同高),肘关节轻度屈曲。评定者固定其肩胛骨，患者上肢能在台面上滑动完成肩关节全关节活动范围水平内收运动者为 2 级。

1 级与 0 级：患者坐位，试图做肩关节水平内收运动时，评定者触诊胸大肌起止点附着部，有收缩者为 1 级；无收缩者为 0 级。

11. *肩关节外旋* 肩关节外旋动作主要由冈下肌、小圆肌（受肩胛上神经 $C_{5\sim6}$、腋神经 $C_{5\sim7}$ 的支配）共同收缩完成，三角肌（后部纤维）收缩辅助动作完成。评定分级如下。

5 级与 4 级：患者俯卧位，肩关节外展 90°，上臂置于评定台面，前臂于台面边缘自然下垂。评定者一手固定其肩胛骨，另一手于腕关节近端施加阻力，嘱被检侧前臂用力向前、上方抬起以完成肩关节外旋，能对抗充分阻力完成肩关节全关节活动范围外旋运动者为 5 级；能对抗一定阻力完成以上运动者为 4 级（图 3-20a）。

3 级：体位和固定方法同前，无外加阻力，能克服肢体重力的影响，完成肩关节全关节活动范围外旋运动者为 3 级（图 3-20b）。

2 级：患者俯卧位，上肢在台边自然下垂，取内旋位，评定者固定其肩胛骨，能完成肩关节全关节活动范围外旋运动者为 2 级。

1 级与 0 级：患者俯卧位，试图做外旋运动时，触诊肩胛骨外侧缘的小圆肌及冈下窝中的冈下肌，有收缩者为 1 级；无收缩者为 0 级。

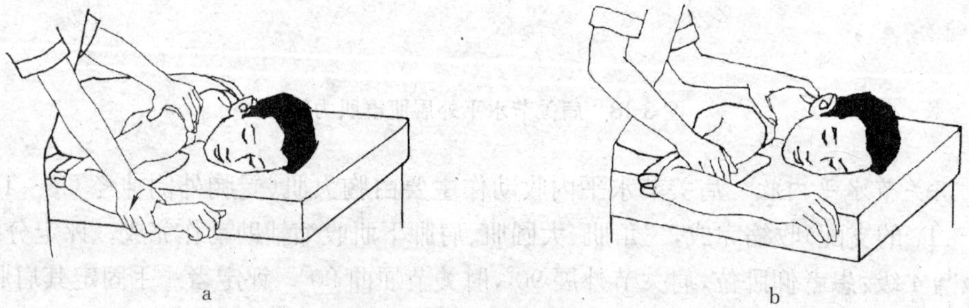

a　　　　　　　　　　b

图 3-20　肩关节外旋肌群肌力检查

12. *肩关节内旋* 肩关节内旋动作主要由肩胛下肌、胸大肌、背阔肌、大圆肌（受肩胛下神经 $C_{5\sim6}$、胸外侧神经 $C_7 \sim T_1$、胸内侧神经 $C_7 \sim T_1$、胸背神经 $C_{6\sim8}$ 的支配）共同收缩完成，三角肌（前部纤维）收缩辅助动作完成。评定分级如下。

5 级与 4 级：患者俯卧位，肩关节外展 90°，上臂置于评定台面上，前臂于台面边缘自然下垂。评定者一手固定其肩胛骨，另一手于腕关节近端施加阻力，嘱被检侧前臂用力向后、上方摆动以完成肩关节内旋，能对抗充分阻力完成肩关节全关节活动范围内旋运动者为 5 级；能对抗一定阻力完成以上运动者为 4 级（图 3-21a）。

3 级：体位和固定方法同前，无外加阻力，能对抗肢体重力的影响，完成肩关节全关节活动范围内旋运动者为 3 级。

2 级：患者俯卧位，上肢由台面边缘自然下垂，置于外旋位。评定者固定其肩胛骨，能完成肩关节全关节活动范围内旋运动者为 2 级（图 3-21b）。

1 级与 0 级：患者俯卧位，试图做肩关节内旋运动时，触诊腋窝深部的肩胛下肌或胸大肌，可触及收缩者为 1 级；无收缩者为 0 级。

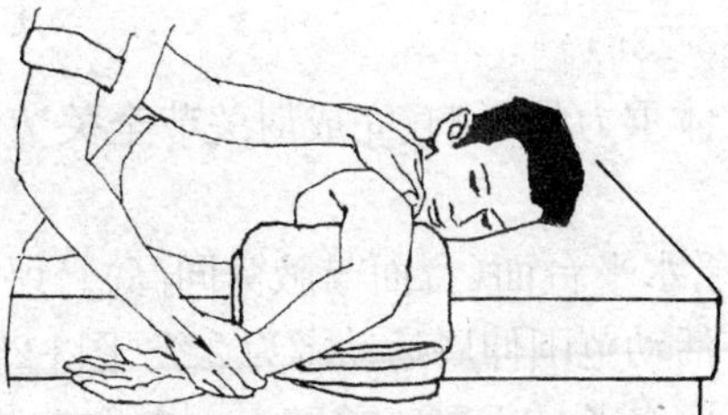

a

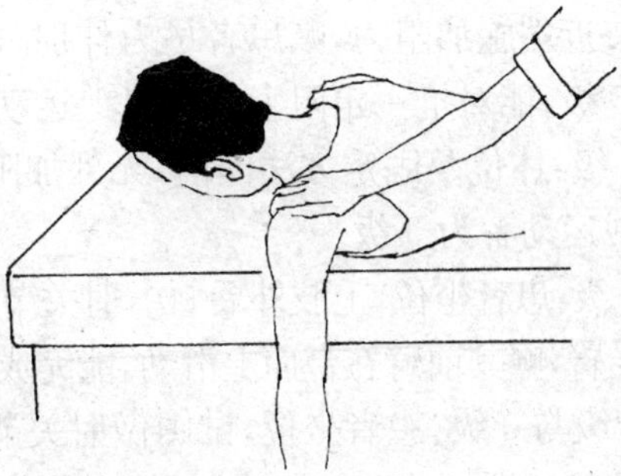

b

图 3-21　肩关节内旋肌群肌力检查

13. 肘关节屈曲　肘关节屈曲动作主要由肱二头肌、肱肌、肱桡肌、旋前圆肌（受肌皮神经 $C_{5\sim7}$、桡神经 $C_5\sim T_1$、正中神经 $C_{6\sim7}$ 的支配）共同收缩完成，桡侧腕长伸肌、尺侧腕屈肌、其他前臂的屈肌群收缩辅助动作完成。评定分级如下。

5 级与 4 级：患者坐位，上肢自然下垂于体侧，检查肱二头肌时前臂旋后，检查肱肌时前臂旋前，检查肱桡肌时前臂于中立位。评定者一手固定其上臂，另一手于腕关节近端施加阻力，能对抗充分阻力完成肘关节全关节活动范围屈曲运动者为 5 级；能对抗一定阻力完成以上运动者为 4 级（图 3-22a）。

3 级：体位与固定方法同前，无外加阻力，能克服肢体重力的影响，完成肘关节全关节活动范围屈曲运动者为 3 级。

2 级：患者仰卧位，肩关节外展 90°并外旋。评定者固定其上臂，嘱其前臂在评定台面上滑动，能完成肘关节全关节活动范围屈曲运动者为 2 级（图 3-22b）。

1 级与 0 级：患者仰卧位，试图做肘关节屈曲运动时，于肘关节上方触诊肱二头肌腱，于肱二头肌下方内侧触诊肱肌，于肘下方前臂前外侧触诊肱桡肌，有收缩者为 1 级；无收缩者为 0 级。

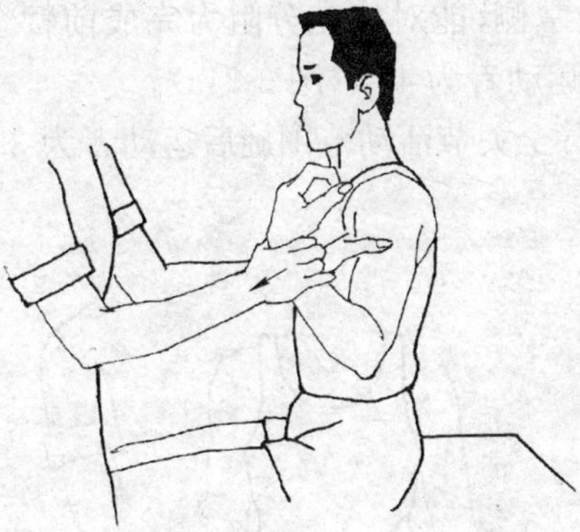

a

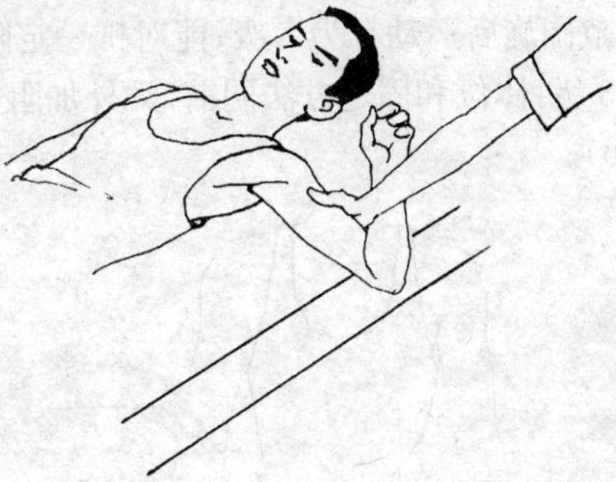

b

图 3-22　肘关节屈曲肌群肌力检查

14. 肘关节伸展　肘关节伸展动作主要由肱三头肌（受桡神经 $C_5\sim T_1$ 的支配）收缩完成，肘肌、前臂伸肌群收缩辅助动作完成。评定分级如下。

5 级与 4 级：患者仰卧位，肩关节屈曲 90°，肘关节屈曲。评定者一手固定其上臂，另一手于腕关节近端施加阻力，嘱患者尽力伸肘，能对抗充分阻力完成肘关节全关节活动范围伸展运动者为 5 级；能对抗一定阻力完成以上运动者为 4 级(图 3-23a)。

3 级：体位及固定方法同前，无外加阻力，能克服肢体重力的影响，完成肘关节全关节活动范围伸展运动者为 3 级。

2 级：患者坐位，上肢外展 90°，肘关节屈曲约 45°置于水平台面(台面与腋窝同高)。评定者固定其上臂，嘱其前臂在台面上滑动，能完成肘关节全关节活动范围伸展运动者为 2 级(图3-23b)。

1 级与 0 级：患者坐位，试图做肘关节伸展运动时，评定者一手置于前臂下方支撑上肢，另一手在鹰嘴近端触诊肱三头肌肌腱，有收缩者为 1 级；无收缩者为 0 级。

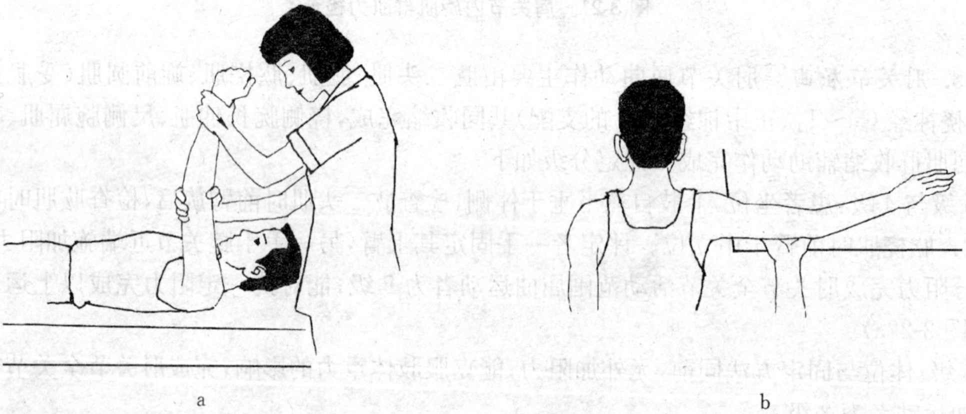

图 3-23　肘关节伸展肌群肌力检查

15. *前臂旋后*　前臂旋后动作主要由肱二头肌、旋后肌(受肌皮神经 $C_{5\sim7}$、桡神经 $C_5\sim T_1$ 的支配)共同收缩完成，肱桡肌、尺侧腕屈肌收缩辅助动作完成。评定分级如下。

5 级与 4 级：患者坐位，肩关节中立位，肘关节屈曲 90°，前臂置于旋前位。评定者一手固定其上臂，另一手施加阻力于其前臂远端桡骨背侧及尺骨掌侧，能对抗充分阻力完成前臂全关节活动范围旋后运动者为 5 级；能对抗一定阻力完成以上运动者为 4 级(图 3-24a)。

3 级：体位和固定方法同前，无外加阻力，能完成前臂全关节活动范围旋后运动者为 3 级(图 3-24b)。

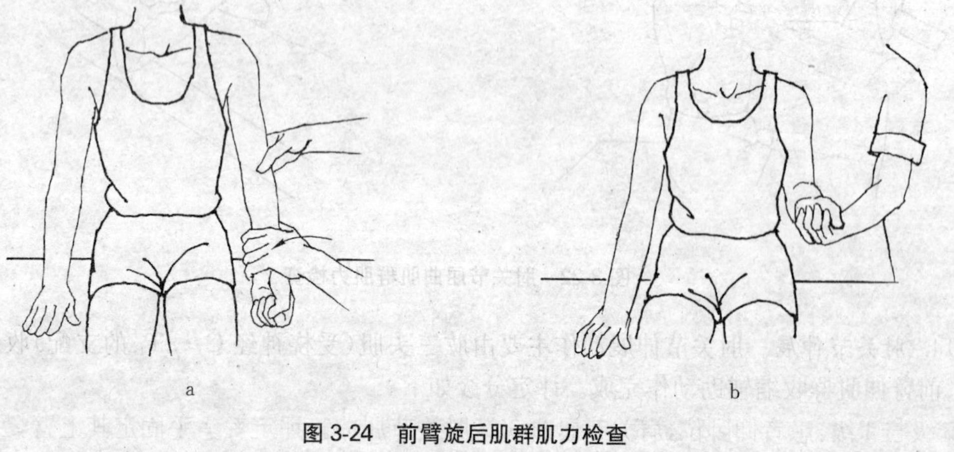

图 3-24　前臂旋后肌群肌力检查

2级：患者坐位，上肢自然下垂于体侧，肘关节伸直，前臂旋前。评定者固定其上臂，能完成前臂全关节活动范围旋后运动者为2级。

1级与0级：患者坐位，试图做前臂旋后运动时，在前臂背侧的桡骨头下方触诊旋后肌，在肘关节前下方触诊肱二头肌肌腱，有收缩者为1级；无收缩者为0级。

16. *前臂旋前*　前臂旋前动作主要由旋前圆肌、旋前方肌（受正中神经 $C_5 \sim T_1$ 的支配）共同收缩完成，桡侧腕屈肌、掌长肌收缩辅助动作完成。评定分级如下。

5级与4级：患者坐位，肩关节中立位，肘关节屈曲90°，前臂置于旋后位。评定者一手固定其上臂，另一手对其桡骨远端掌侧及尺骨背侧施加阻力，能对抗充分阻力完成前臂全关节活动范围旋前运动者为5级；能对抗一定阻力完成以上运动者为4级（图3-25a）。

3级：体位和固定方法同前，无外加阻力，能完成前臂全关节活动范围旋前运动者为3级（图3-25b）。

2级：患者坐位，上肢自然下垂于体侧，肘关节伸直，前臂旋后。评定者固定其上臂，能完成前臂全关节活动范围旋前运动者为2级。

1级与0级：患者坐位，试图做前臂旋前动作时，于前臂掌侧远端1/3处肱骨内上髁至桡骨外缘触诊旋前圆肌，有收缩者为1级；无收缩者为0级。

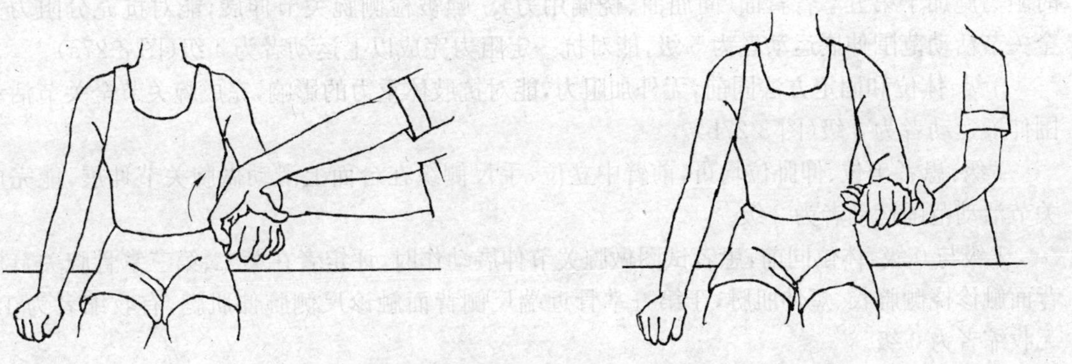

a　　　　b

图3-25　前臂旋前肌群肌力检查

17. *腕关节屈曲*　腕关节屈曲动作主要由桡侧腕屈肌、尺侧腕屈肌（受正中神经 $C_5 \sim T_1$、尺神经 $C_8 \sim T_1$ 的支配）共同收缩完成，掌长肌、指浅屈肌、指深屈肌、拇长屈肌收缩辅助动作完成。评定分级如下。

5级与4级：患者坐位、仰卧位均可，前臂置于旋后位，手指放松。评定者一手固定前臂，另一手检查桡侧腕屈肌时阻力施加于第二掌骨底部（向背侧、尺侧用力），检查尺侧腕屈肌时阻力施加于第五掌骨底部（向背侧、桡侧用力），嘱其屈曲腕关节，能对抗充分阻力完成腕关节全关节活动范围屈曲运动者为5级；能对抗一定阻力完成以上运动者为4级（图3-26a）。

3级：体位和固定方法同前，无外加阻力，能克服肢体重力的影响，完成腕关节全关节活动范围屈曲运动者为3级（图3-26b）。

2级：患者坐位、仰卧位均可，前臂中立位，手尺侧缘置于评定台上，嘱其在台面上滑动完成腕关节屈曲运动，能完成全关节活动范围屈曲运动者为2级。

1级与0级：体位同前，试图做屈腕动作时，触诊腕关节掌面桡侧的桡侧腕屈肌腱或关节掌面尺侧的尺侧腕屈肌腱，有收缩者为1级；无收缩者为0级。

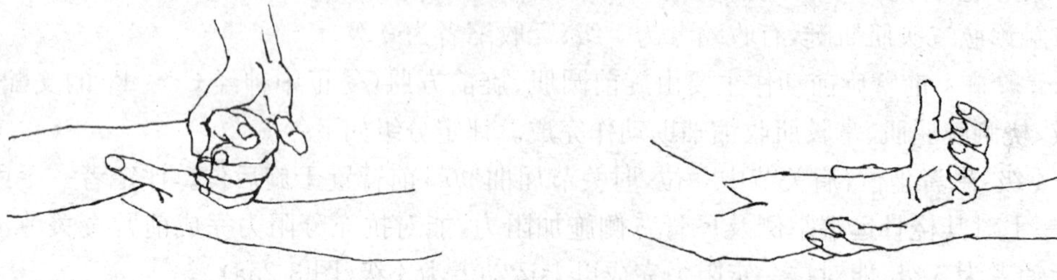

a　　b

图 3-26　腕关节屈曲肌群肌力检查

18. 腕关节伸展　腕关节伸展动作主要由桡侧腕长伸肌、桡侧腕短伸肌、尺侧腕伸肌、指伸肌（受桡神经 C_5～T_1 的支配）共同收缩完成。评定分级如下。

5级与4级：患者坐位、仰卧位均可，前臂旋前，手指放松。评定者一手固定其前臂，另一手检查桡侧腕长、短伸肌时阻力施加于第二、第三掌骨背侧（向屈曲、尺偏用力），检查尺侧腕伸肌时阻力施加于第五掌骨背面（向屈曲、桡偏用力）。嘱被检侧腕关节伸展，能对抗充分阻力完成全关节活动范围伸展运动者为5级；能对抗一定阻力完成以上运动者为4级（图 3-27a）。

3级：体位和固定方法同前，无外加阻力，能对抗肢体重力的影响，完成腕关节全关节活动范围伸展运动者为3级（图 3-27b）。

2级：患者坐位、仰卧位均可，前臂中立位，手尺侧缘在台面上滑动做腕关节伸展，能完成全关节活动范围运动者为2级。

1级与0级：体位同前，患者试图做腕关节伸展动作时，评定者在第二、第三掌骨腕关节桡侧背面触诊桡侧腕长、短伸肌腱，于第五掌骨近端尺侧背面触诊尺侧腕伸肌腱，有收缩者为1级；无收缩者为0级。

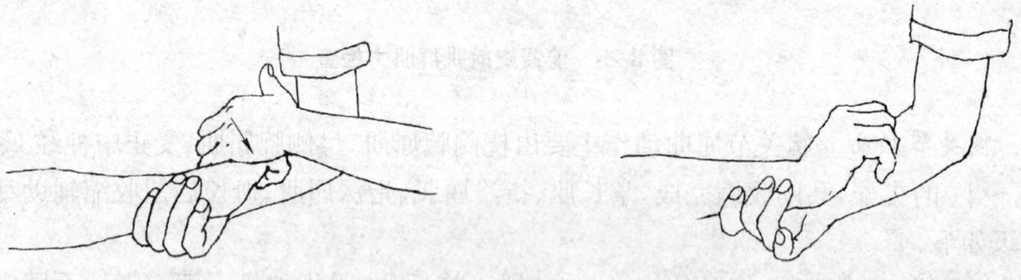

a　　b

图 3-27　腕关节伸展肌群肌力检查

（三）手指肌

1. 手指掌指关节屈曲　手指掌指关节屈曲动作主要由蚓状肌、骨间背侧肌、骨间掌侧肌（受正中神经 C_5～T_1、尺神经 C_8～T_1 的支配）共同收缩完成，小指短屈肌、指浅屈肌、指深屈肌收缩辅助动作完成。评定分级如下。

5级与4级：患者坐位、仰卧位均可，前臂旋后，指骨间关节呈伸展位。评定者一手固定其掌骨，另一手于其近节指骨掌面施加阻力，嘱其掌指关节做屈曲运动，能对抗充分阻力完成掌指关节全关节活动范围屈曲运动者为5级；能对抗一定阻力完成以上运动者为4级(图3-28a)。

3级：体位和固定方法同前，无外加阻力，能完成掌指关节全关节活动范围屈曲运动者为3级。

2级：患者坐位、仰卧位均可，前臂、腕关节呈中立位置于评定台面上。评定者固定其掌骨，可完成掌指关节全关节活动范围屈曲运动者为2级(图3-28b)。

1级与0级：体位同前，患者试图做掌指关节屈曲动作时，在近节指骨掌侧触诊，有收缩者为1级；无收缩者为0级。

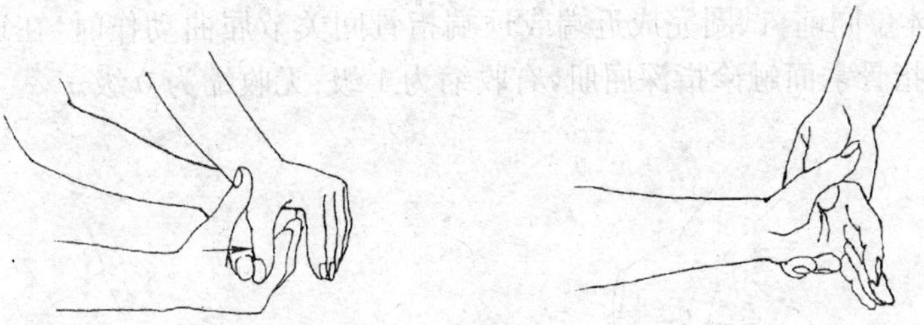

a　　　　　　b

图3-28　手指掌指关节屈曲肌群肌力检查

2. 手指掌指关节伸展　手指掌指关节伸展动作由指伸肌、示指伸肌、小指伸肌、蚓状肌(受桡神经 C_5～T_1、尺神经、桡神经的支配)共同收缩完成。评定分级如下。

5级与4级：患者坐位、仰卧位均可，前臂旋前，腕关节中立位，手指自然屈曲。评定者一手固定掌骨，另一手于近节指骨背侧施加阻力，嘱其掌指关节伸展，能对抗充分阻力完成全关节活动范围伸展运动者为5级；能对抗一定阻力完成以上运动者为4级(图3-29a)。

3级：体位和固定方法同前，无外加阻力，能抗重力完成全关节活动范围伸展运动者为3级。

2级：患者坐位、仰卧位均可，前臂、腕关节中立位。评定者固定其掌骨，可完成掌指关节全关节活动范围伸展者为2级(图3-29b)。

1级与0级：体位同前，患者试图做掌指关节伸展动作时，于手背肌腱所通过的掌骨处触诊，有收缩者为1级；无收缩者为0级。

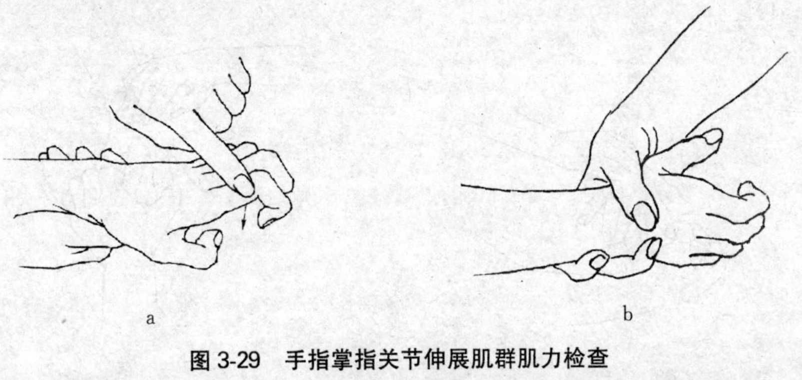

a　　　　　　b

图3-29　手指掌指关节伸展肌群肌力检查

3. 手指近端和远端指骨间关节屈曲　近端和远端指骨间关节屈曲动作由指浅屈肌、指深屈肌(受正中神经 C_5～T_1、尺神经 C_8～T_1 的支配)共同收缩完成。评定分级如下。

5 级与 4 级：患者坐位、仰卧位均可，前臂旋后，腕关节呈中立位，手指呈伸展位。检查指浅屈肌时评定者固定患者近节指骨，阻力施加于中节指骨掌侧，嘱其完成近端指骨间关节屈曲（图 3-30a）。检查指深屈肌时固定中节指骨，阻力施加于远节指骨掌侧，嘱其完成远端指骨间关节屈曲（图 3-30b），能对抗充分阻力完成全关节活动范围屈曲运动者为 5 级；能对抗一定阻力完成以上运动者为 4 级。

3 级：体位和固定方法同前，无外加阻力，能对抗重力完成全关节活动范围屈曲运动者为3级。

2 级：患者坐位、仰卧位均可。前臂、腕关节呈中立位，消除重力的影响，能完成全关节活动范围屈曲运动者为 2 级。

1 级与 0 级：体位同前，试图完成近端或远端指骨间关节屈曲动作时，在近节指骨掌面触诊指浅屈肌，在中节指骨掌面触诊指深屈肌，有收缩为 1 级；无收缩为 0 级。

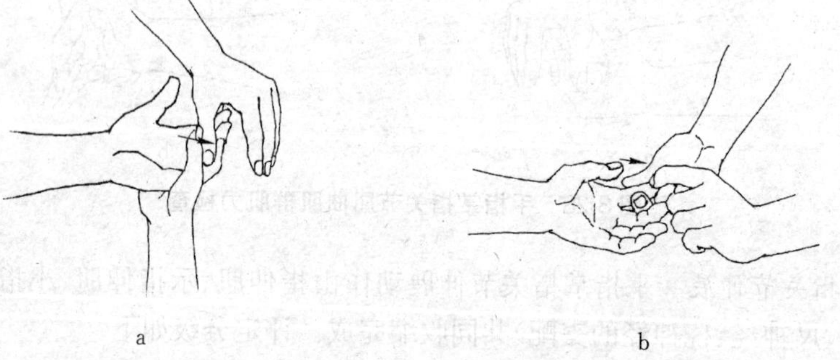

图 3-30　手指近端和远端指骨间关节屈曲肌群肌力检查

4. 手指外展　手指外展动作由骨间背侧肌、小指展肌（受尺神经 $C_8 \sim T_1$ 的支配）共同收缩完成。评定分级如下。

5 级与 4 级：患者坐位、仰卧位均可，前臂旋前，手置于评定台面，手指伸展、内收。评定者一手固定其掌骨，另一手施加阻力（检查第一和第三骨间背侧肌时，阻力施加于示指桡侧及中指尺侧；检查第二和第四背侧骨间肌及小指外展肌时，阻力施加于环指及小指的尺侧、中指的桡侧），能对抗充分阻力完成全关节活动范围手指外展运动者为 5 级；能对抗一定阻力完成以上运动者为 4 级（图 3-31）。

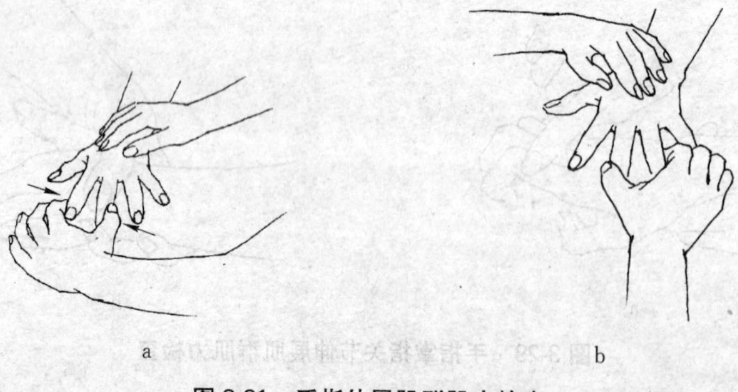

图 3-31　手指外展肌群肌力检查

3 级与 2 级：体位和固定方法同前，不施加阻力，能充分外展者为 3 级；仅完成部分外展者为

2 级。

1 级与 0 级：体位同前，手指做外展动作时，触诊手背面掌骨间的骨间背侧肌和第五掌骨外缘的小指展肌，有收缩者为 1 级；无收缩者为 0 级。

5. 手指内收　手指内收动作由骨间掌侧肌（受尺神经 $C_8 \sim T_1$ 的支配）收缩完成。评定分级如下。

5 级与 4 级：患者坐位、仰卧位均可，前臂旋前，手置于评定台面，手指伸展、外展。评定者在第二、第四、第五指近节施加阻力，嘱患者并拢手指（手指内收），能对抗充分阻力完成全关节活动范围内收运动者为 5 级；能对抗一定阻力完成以上运动者为 4 级（图 3-32a）。

3 级与 2 级：体位和固定方法同前，无外加阻力，能完成充分内收运动者为 3 级（图 3-32b）；仅能完成部分内收运动者为 2 级。

1 级与 0 级：体位同前，第二、第四、第五指置于外展位，被检手指试图做内收运动时触诊骨间肌，有收缩者为 1 级；无收缩者为 0 级。

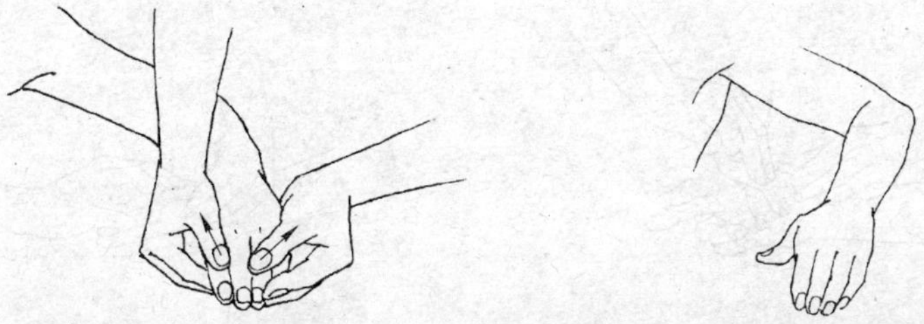

a　　b

图 3-32　手指内收肌群肌力检查

6. 拇指掌指关节和指骨间关节屈曲　拇指掌指关节和指骨间关节屈曲动作由拇短屈肌、拇长屈肌（受正中神经、尺神经的支配）共同收缩完成。评定分级如下。

5 级与 4 级：患者坐位、仰卧位均可，前臂旋后，掌指关节中立位，拇指末节放松。检查拇短屈肌时，评定者一手固定其第一掌骨，另一手于其近节指骨掌侧施加阻力（图 3-33a）。检查拇长屈肌时，固定拇指近节指骨，在拇指远节指骨掌侧施加阻力（图 3-33b）。能对抗充分阻力完成拇指掌指关节和拇指指骨间关节全关节活动范围屈曲运动者为 5 级；能对抗一定阻力完成以上运动者为 4 级。

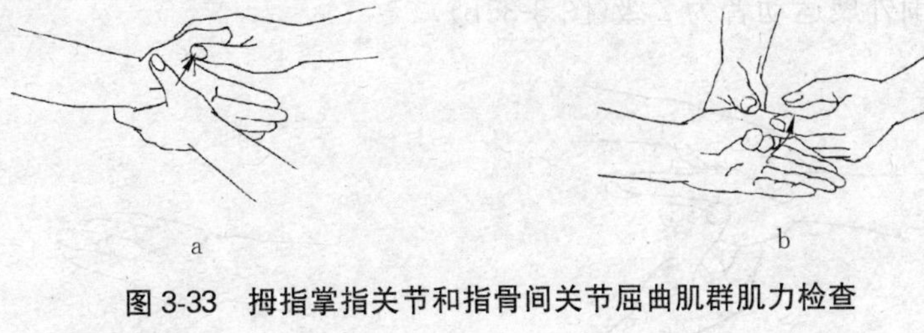

a　　b

图 3-33　拇指掌指关节和指骨间关节屈曲肌群肌力检查

3 级与 2 级：体位和固定方法同前，不施加阻力，能完成全关节活动范围屈曲运动者为 3 级；仅能完成部分活动范围屈曲运动者为 2 级。

1 级与 0 级：体位同前，患者试图做拇指掌指关节（或拇指指骨间关节）屈曲动作时，在第一掌骨掌侧触诊拇短屈肌、拇指近节指骨的掌面触诊拇长屈肌，有收缩者为1级；无收缩者为0级。

7. 拇指掌指关节和指骨间关节伸展　拇指掌指关节和指骨间关节伸展动作由拇长伸肌、拇短伸肌（受桡神经 $C_5\sim T_1$ 的支配）共同收缩完成。评定分级如下。

5级与4级：患者坐位、仰卧位均可，前臂、腕关节中立位。检查拇短伸肌时，评定者一手固定第一掌骨，另一手于拇指近节指骨背侧施加阻力，嘱其近节指骨完成伸展运动（图3-34a）。检查拇长伸肌时，固定拇指近节指骨，在拇指远节指骨背侧施加阻力，嘱其远节指骨完成伸展运动（图3-34b），能对抗充分阻力完成全关节活动范围伸展运动者为5级；能对抗一定阻力完成以上运动者为4级。

3级与2级：体位和固定方法同前，不施加阻力，能完成全关节活动范围伸展运动者为3级；仅能完成部分关节活动范围伸展运动者为2级。

1级与0级：体位同前，患者试图做拇指掌指关节伸展动作时于第一掌骨基底处触诊拇短伸肌腱，做拇指指骨间关节伸展动作时于拇指近节指骨背侧触诊拇长伸肌腱，有收缩者为1级；无收缩者为0级。

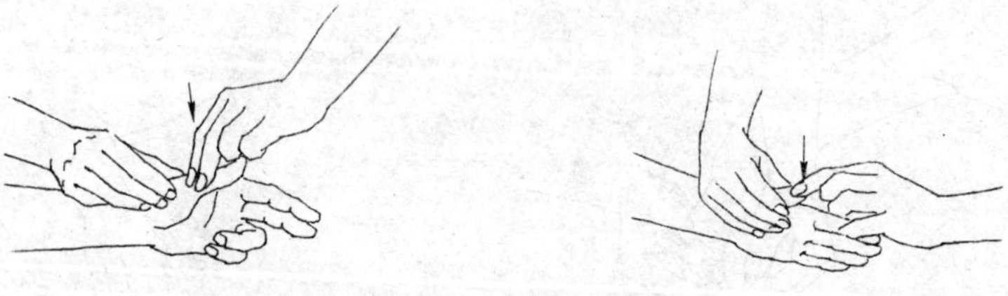

a　　　　b

图3-34　拇指掌骨关节和指骨间关节伸展肌群肌力检查

8. 拇指外展　拇指外展动作由拇长展肌、拇短展肌（受正中神经 $C_{6\sim7}$、桡神经 $C_5\sim T_1$ 的支配）共同收缩完成，掌长肌收缩辅助动作完成。评定分级如下。

5级与4级：患者坐位、仰卧位均可，前臂、腕关节中立位，手指放松。评定者一手固定其腕关节及第二至第五掌骨，另一手在第一掌骨末端施加阻力，嘱患者拇指做外展运动，能对抗充分阻力完成拇指全关节活动范围外展运动者为5级；能对抗一定阻力完成以上运动者为4级（图3-35a）。

3级：体位和固定方法同前，不施加阻力，拇指能完成全关节活动范围外展运动者为3级。

2级：患者坐位、仰卧位均可，前臂旋前，腕关节中立位，手置于评定台面，拇指能在台面滑动完成全关节活动范围外展运动者为2级（图3-35b）。

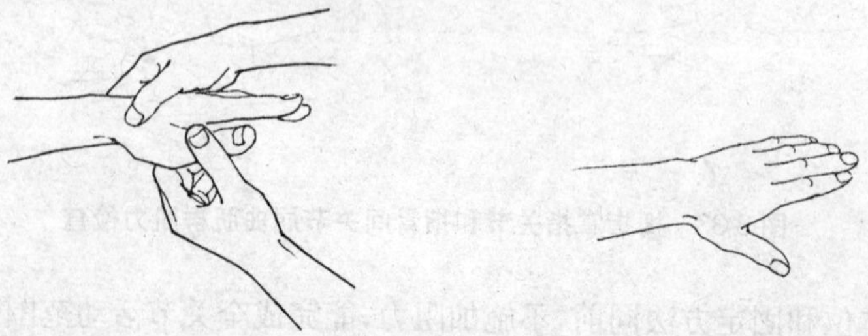

a　　　　b

图3-35　拇指外展肌群肌力检查

1 级与 0 级：体位同前，试图做拇指外展动作时，触诊第一掌骨桡侧的拇短展肌、拇长展肌肌腱，有收缩者为 1 级；无收缩者为 0 级。

9. 拇指内收　拇指内收动作主要由拇收肌（受尺神经 $C_8 \sim T_1$ 的支配）收缩完成，拇短屈肌收缩辅助动作完成。评定分级如下。

5 级与 4 级：患者坐位、仰卧位均可，前臂旋前，腕关节中立位，拇指外展，手指伸展。评定者一手固定其第二至第五掌骨，另一手于其拇指近节指骨内缘施加阻力，嘱其拇指完成内收动作，能对抗充分阻力完成拇指全关节活动范围内收运动者为 5 级；能对抗一定阻力完成以上运动者为 4 级（图 3-36a）。

3 级与 2 级：体位同前，不施加阻力，拇指能完成全关节活动范围内收运动者为 3 级；仅能完成部分范围内收运动者为 2 级（图 3-36b）。

1 级与 0 级：体位同前，试图做拇指内收运动时触诊拇收肌，有收缩者为 1 级；无收缩者为 0 级。

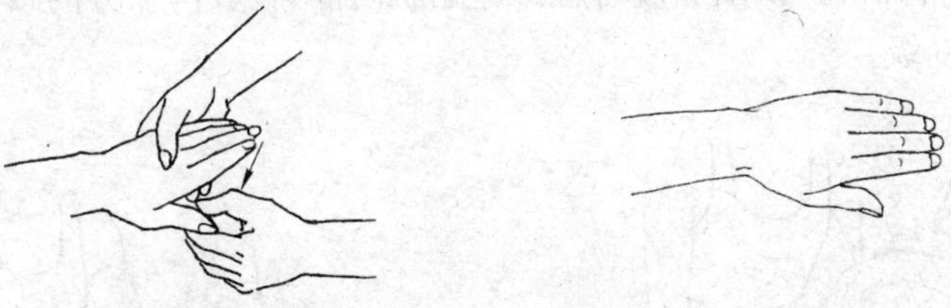

a　　　　b

图 3-36　拇指内收肌群肌力检查

10. 拇指和小指对掌　拇指和小指对掌动作主要由拇指对掌肌、小指对掌肌（受正中神经 $C_{6\sim7}$ 的支配）共同收缩完成，拇长展肌、拇短展肌、拇短屈肌收缩辅助动作完成。评定分级如下。

5 级与 4 级：患者坐位、仰卧位均可，前臂旋后，腕关节中立位。评定者于第一及第五掌骨掌面末端施加阻力，令患者拇指末端与小指末端接触，能对抗充分阻力完成对掌运动者为 5 级；能对抗一定阻力完成以上运动者为 4 级（图 3-37a）。

3 级与 2 级：体位同前，不施加阻力，能完成对掌运动者为 3 级；仅能完成部分运动而不能接触者为 2 级（图 3-37b）。

1 级与 0 级：体位同前，令其拇指和小指做对掌运动时，于拇短展肌外侧触诊拇指对掌肌，于第五掌骨桡侧触诊小指对掌肌，有收缩者为 1 级；无收缩者为 0 级。

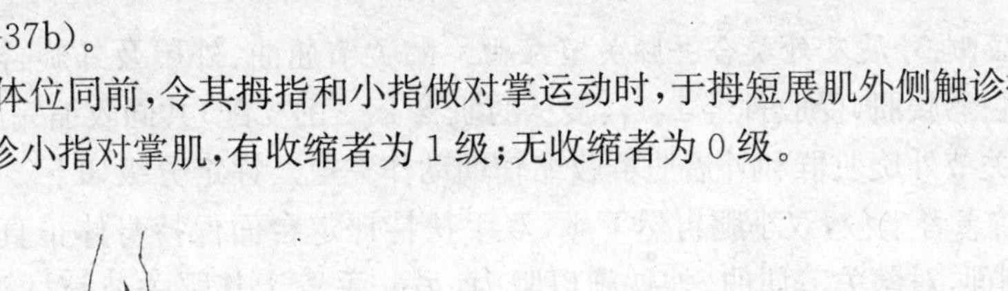

a　　　　b

图 3-37　拇指和小指对掌肌群肌力检查

（四）下肢肌

1. 髋关节屈曲　髋关节屈曲动作主要由腰大肌、髂肌（受腰丛神经分支 $L_{1\sim4}$ 的支配）共同收缩完成，股直肌、缝匠肌、阔筋膜张肌、耻骨肌、短收肌、长收肌收缩辅助动作完成。评定分级如下。

5级与4级：患者坐位，双侧小腿自然下垂，两手把持评定台边缘以固定躯干。评定者一手固定患者骨盆，另一手于膝关节上方施加阻力，令患者最大限度地屈曲髋关节，能对抗充分阻力完成髋关节全关节活动范围屈曲运动者为5级；能对抗一定阻力完成全关节活动范围屈曲运动者为4级(图3-38a)。

3级：体位和固定方法同前，不施加阻力，患者能对抗肢体重力的影响，完成髋关节全范围屈曲运动者为3级(图3-38b)。

2级：患者侧卧位，双下肢间放一光滑平板，被检下肢置于平板上并伸直，位于下方的下肢呈屈曲位。评定者令被检下肢完成屈髋屈膝运动。在解除肢体重力影响下，能完成髋关节全活动范围屈曲运动者为2级。

1级与0级：患者仰卧位，试图屈髋时触诊缝匠肌内侧、腹股沟下方的腰大肌，能触及收缩者为1级；无收缩者为0级。

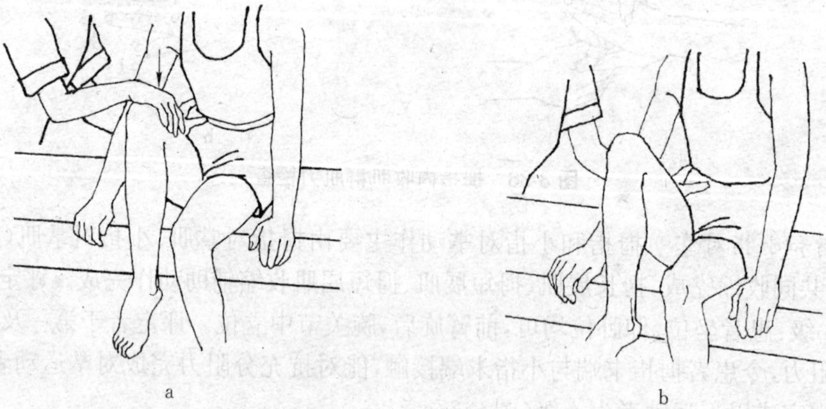

a　　　　　　　　　　　　　　b

图3-38　髋关节屈曲肌力检查

2. 髋关节屈曲、外展及外旋合并膝关节屈曲　髋关节屈曲、外展及外旋合并膝关节屈曲动作主要由缝匠肌、髂腰肌(受股神经$L_{2\sim4}$、腰丛的肌支$L_{1\sim4}$的支配)共同收缩完成，髋关节和膝关节的屈肌群、髋关节外旋肌群和外展肌群收缩辅助动作完成。评定分级如下。

5级与4级：患者坐位，双小腿自然下垂，双手扶持评定台面保持身体正直。评定者一手置于其膝关节外侧面，对髋关节屈曲、外展施以阻力，另一手置于其踝关节，对髋关节外旋及膝关节屈曲施以阻力，嘱患者屈曲髋关节、膝关节，同时髋关节外展、外旋，能对抗充分阻力完成髋关节屈曲、外展、外旋运动的最大范围者为5级；能对抗一定阻力完成以上运动者为4级(图3-39a)。

3级：体位和固定方法同前，不施加阻力，能克服肢体重力的影响，完成以上运动者为3级。

2级：患者仰卧位，被检侧足跟置于另一侧胫骨上方，完成髋关节屈曲、外展、外旋，同时膝关节屈曲，足跟能沿胫骨前缘滑动至膝关节者为2级(图3-39b)。

1级与0级：体位同前，试图完成以上运动时，仅在髂前上棘下方触及缝匠肌收缩者为1级；无收缩者为0级。

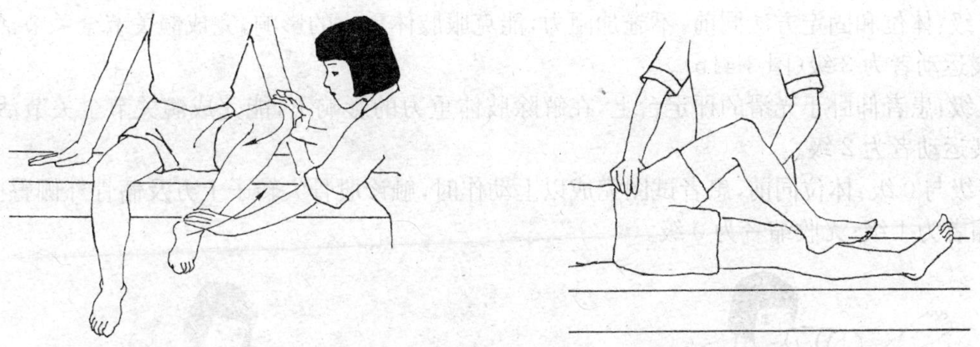

a　　b

图 3-39　髋关节屈曲、外展及外旋合并膝关节屈曲肌群肌力检查

3. 髋关节伸展　髋关节伸展动作主要由臀大肌、半腱肌、半膜肌、股二头肌长头(受臀下神经 L_5～S_2、胫神经 L_4～S_3 的支配)共同收缩完成。评定分级如下。

5 级与 4 级:患者俯卧位。评定者一手固定骨盆,另一手在患者膝关节后方施加阻力,嘱患者尽力伸展髋关节(单独检查臀大肌肌力时应保持膝关节屈曲位),能对抗充分阻力完成髋关节全关节活动范围伸展运动者为 5 级;能对抗一定阻力完成以上运动者为 4 级(图 3-40a)。

3 级:体位和固定方法同前,不施加阻力,能克服肢体重力的影响,完成髋关节全关节活动范围伸展运动者为 3 级(图 3-40b)。

2 级:患者侧卧位,双下肢间放一光滑平板,被检下肢膝关节伸展置于平板上,位于下方的下肢膝关节屈曲。评定者令被检下肢完成髋关节伸展,在解除重力的影响下可以完成髋关节全关节活动范围伸展运动者为 2 级。

1 级与 0 级:患者俯卧位,试图做伸展髋关节时触诊臀大肌,有收缩者为 1 级;无收缩者为 0 级。

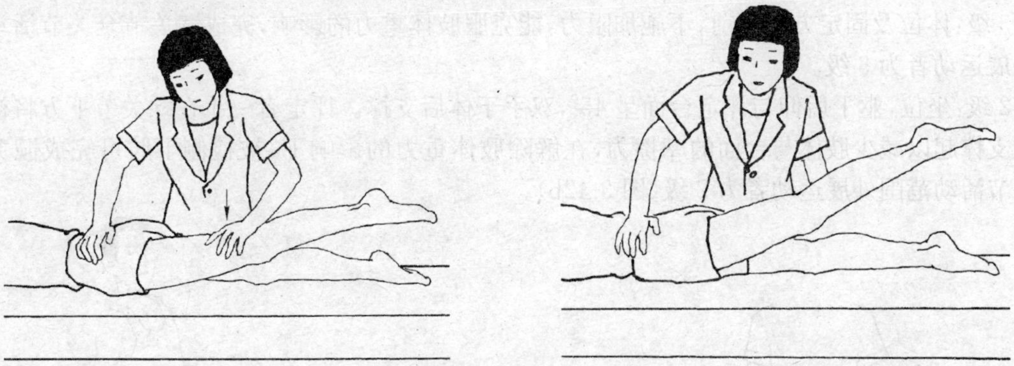

a　　b

图 3-40　髋关节伸展肌群肌力检查

4. 髋关节外展　髋关节外展动作主要由臀中肌(受臀上神经 L_4～S_1 的支配)收缩完成,臀小肌收缩辅助动作完成。评定分级如下。

5 级与 4 级:患者侧卧位,被检侧下肢在上方,髋关节轻度伸展,下方下肢膝关节呈屈曲位。评定者一手固定骨盆,另一手在膝关节施加阻力,令被检侧下肢外展,能对抗充分阻力完成髋关节全关节活动范围外展运动者为 5 级;能对抗一定阻力完成以上运动者为 4 级(图 3-41a)。

3 级：体位和固定方法同前，不施加阻力，能克服肢体重力的影响，完成髋关节全关节活动范围外展运动者为 3 级(图 3-41b)。

2 级：患者仰卧于光滑的评定台上，在解除肢体重力的影响下，能完成髋关节全关节活动范围外展运动者为 2 级。

1 级与 0 级：体位同前，患者试图完成以上动作时，触诊股骨大转子上方及髂骨外侧臀中肌，有收缩者为 1 级；无收缩者为 0 级。

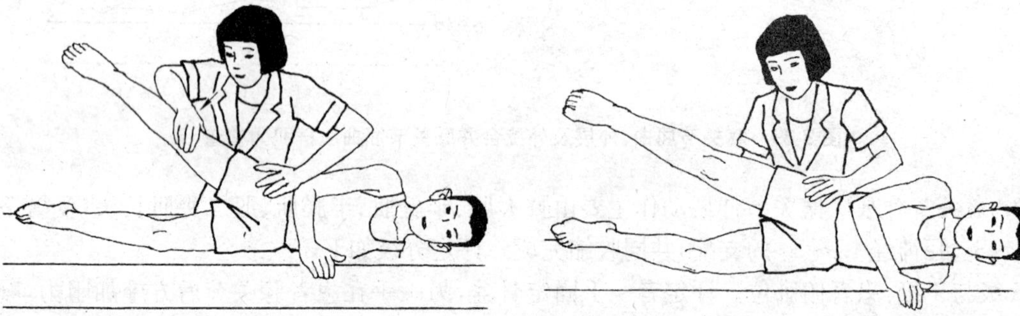

a　　b

图 3-41　髋关节外展肌群肌力检查

5. *髋关节屈曲位外展*　髋关节屈曲位外展动作主要由阔筋膜张肌(受臀上神经 $L_4 \sim S_1$ 的支配)收缩完成，臀中肌、臀小肌收缩辅助动作完成。评定分级如下。

5 级与 4 级：患者侧卧位，被检侧下肢位于上方，髋关节屈曲 45°，另一侧下肢膝关节稍屈曲。评定者一手固定患者骨盆，另一手在其膝关节处施加阻力。嘱被检下肢完成髋关节外展运动，能对抗充分阻力完成髋关节全关节活动范围外展运动者为 5 级；能对抗一定阻力完成以上运动者 4 级(图 3-42a)。

3 级：体位及固定方法同前，不施加阻力，能克服肢体重力的影响，完成髋关节全关节活动范围外展运动者为 3 级。

2 级：坐位，躯干后仰与评定台面呈 45°，双手于体后支撑。评定者一手在踝关节下方将被检下肢支撑起以减少肢体与台面的摩擦力，在解除肢体重力的影响下，被检侧下肢可完成髋关节全关节活动范围外展运动者为 2 级(图 3-42b)。

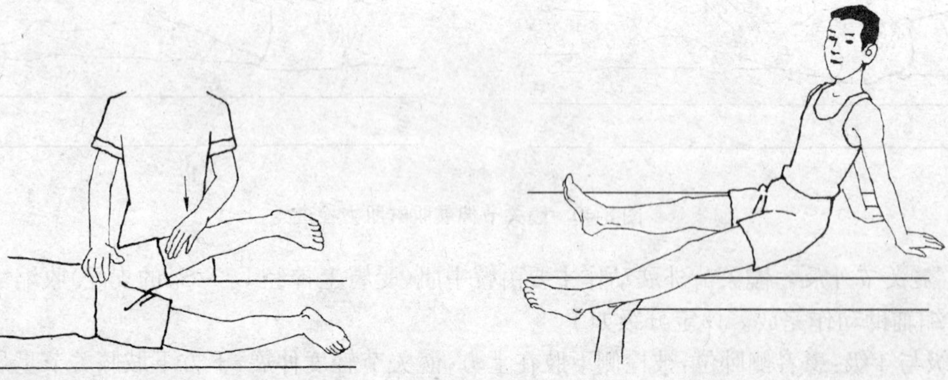

a　　b

图 3-42　髋关节屈曲位外展肌群肌力检查

1 级与 0 级：体位同 2 级，试图髋外展时触诊大腿前外侧的阔筋膜张肌起止部，有收缩者为 1 级；无收缩者为 0 级。

6. 髋关节内收　髋关节内收动作主要由大收肌、短收肌、长收肌、耻骨肌、股薄肌（受闭孔神经 $L_{2\sim4}$、坐骨神经的分支 $L_{4\sim5}$ 的支配）共同收缩完成。评定分级如下。

5 级与 4 级：患者侧卧位，被检侧肢体位于下方。评定者抬起非检侧下肢约呈 25°外展，另一手在受检下肢膝关节内侧施加阻力，嘱被检下肢内收与对侧下肢靠拢，能对抗充分阻力完成髋关节全关节活动范围内收运动者为 5 级；能对抗一定阻力完成以上运动者为 4 级（图 3-43a）。

3 级：体位及固定方法同前，不施加阻力，能克服肢体重力的影响，完成髋关节全关节活动范围内收运动者为 3 级（图 3-43b）。

2 级：患者仰卧于光滑的评定台上，被检下肢外展约 45°，在解除肢体重力的影响下，髋关节能完成全关节活动范围内收运动、髋关节不出现旋转者为 2 级。

1 级与 0 级：患者仰卧位，髋关节试图做内收运动时，评定者于大腿内侧及耻骨附近触诊，肌肉有收缩者为 1 级；无收缩者为 0 级。

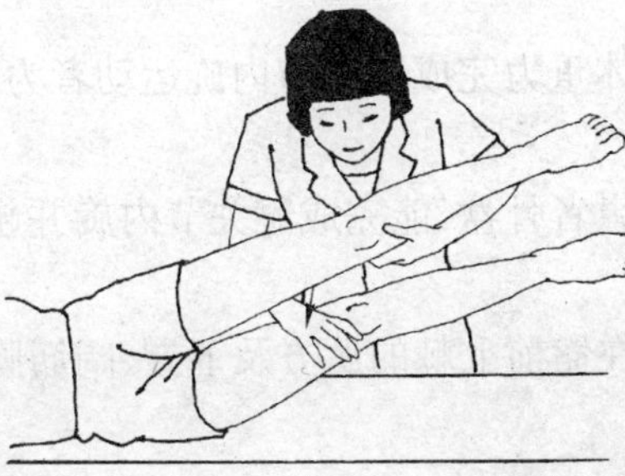
a

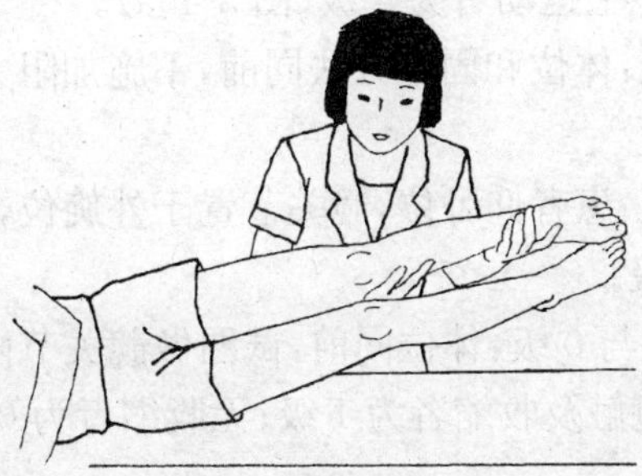
b

图 3-43　髋关节内收肌群肌力检查

7. 髋关节外旋　髋关节外旋动作主要由闭孔外肌、闭孔内肌、股方肌、梨状肌、上孖肌、下孖肌、臀大肌（受闭孔神经后支 $L_2 \sim S_4$、骶丛分支的支配）共同收缩完成，缝匠肌、股二头肌长头收缩辅助动作完成。评定分级如下。

5 级与 4 级：患者坐位，双小腿自然下垂，双手握住评定台面边缘以固定骨盆。评定者一手固定膝关节上方外侧，并向内侧施加阻力，另一手握住踝关节上方内侧面，向外侧施加阻力。嘱患者被检侧大腿外旋，能对抗充分阻力完成髋关节全关节活动范围外旋运动者为 5 级；能对抗一定阻力完成以上运动者为 4 级（图 3-44a）。

3 级：体位和固定方法同前，不施加阻力，能完成髋关节全关节活动范围外旋运动者为 3 级（图 3-44b）。

2 级：患者仰卧位，髋、膝关节伸展，解除肢体重力的影响，能完成髋关节外旋者为 2 级。

1 级与 0 级：患者仰卧位，髋关节试图做外旋动作时，触诊股骨大转子后方皮下深部，肌肉有收缩者为 1 级；无收缩者为 0 级。

8. 髋关节内旋　髋关节内旋动作主要由臀小肌、阔筋膜张肌（受臀上神经 $L_4 \sim S_1$ 的支配）共同收缩完成，臀中肌、半腱肌、半膜肌收缩辅助动作完成。评定分级如下。

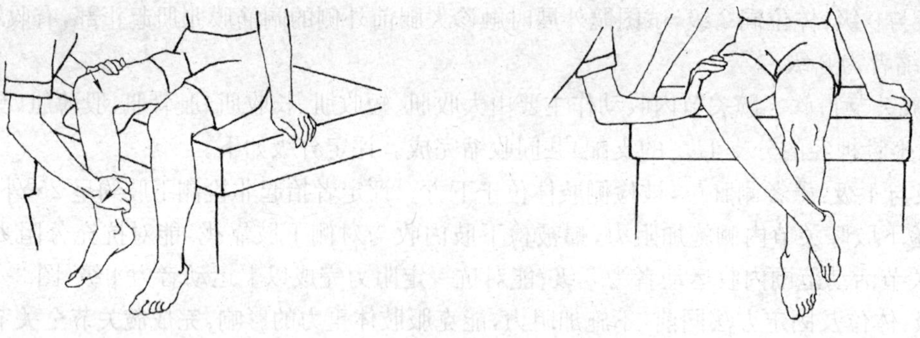

a　　　　b

图 3-44　髋关节外旋肌群肌力检查

5 级与 4 级：患者坐位，双小腿自然下垂，双手握住评定台面边缘以固定骨盆。评定者一手固定膝关节上方并向外侧施加阻力，另一手握住踝关节上方外侧面并向内侧施加阻力。嘱被检侧髋关节内旋，能对抗充分阻力完成髋关节全关节活动范围内旋运动者为 5 级；能对抗一定阻力完成以上运动者为 4 级(图 3-45a)。

3 级：体位和固定方法同前，不施加阻力，能对抗肢体重力完成髋关节内旋运动者为 3 级(图 3-45b)。

2 级：患者仰卧位，髋关节置于外旋位，评定者固定患者骨盆，能完成髋关节内旋并超过中线者为 2 级。

1 级与 0 级：体位同前，试图做髋关节内旋运动时，在髂前上棘的后方及下方、阔筋膜张肌起始部附近触及收缩者为 1 级；无收缩者为 0 级。

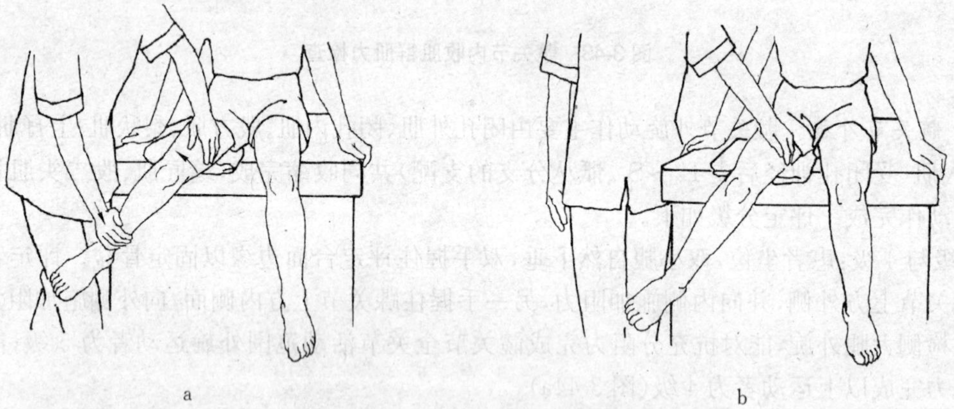

a　　　　b

图 3-45　髋关节内旋肌力检查

9. 膝关节屈曲　膝关节屈曲动作主要由股二头肌、半腱肌、半膜肌、腘肌(受胫神经 L_4～S_3、腓总神经 L_4～S_2 的支配)共同收缩完成，缝匠肌、股薄肌、腓肠肌收缩辅助动作完成。评定分级如下。

5 级与 4 级：患者俯卧位，双下肢伸展，足伸出评定台外。评定者一手固定患者骨盆，另一手于踝关节处施加阻力，检查股二头肌时应使小腿外旋，检查半腱肌、半膜肌时应使小腿内旋。嘱患者完成膝关节屈曲运动，能对抗充分阻力完成膝关节全关节活动范围屈曲运动者为5级；能对抗一定阻力完成以上运动者为4级（图3-46a）。

3级：体位及固定方法同前，不施加阻力，能克服肢体重力的影响，完成膝关节屈曲运动者为3级（图3-46b）。

2级：患者侧卧位，双下肢间放一光滑平板，被检下肢膝关节伸直置于平板上，位于下方的下肢膝关节屈曲。评定者令被检下肢完成膝关节屈曲动作，在解除肢体重力影响下，可完成膝关节全关节活动范围屈曲运动者为2级。

1级与0级：患者俯卧位，试图屈膝时，评定者在大腿后侧膝关节附近触及肌腱收缩者为1级；无收缩者为0级。

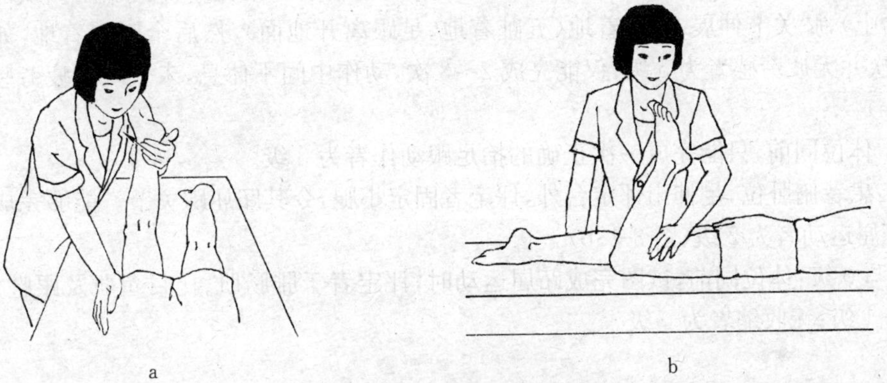

图3-46 膝关节屈曲肌群肌力检查

10. 膝关节伸展 膝关节伸展动作主要由股四头肌（受股神经$L_{2\sim4}$的支配）收缩完成。评定分级如下。

5级与4级：患者坐位，双小腿自然下垂，双手握住评定台面边缘以固定躯干，身体稍后倾。评定者一手固定患者大腿，另一手在踝关节上方向下施加阻力。嘱其完成伸展膝关节的运动，能对抗充分阻力完成膝关节全关节活动范围伸展运动者为5级；能对抗一定阻力完成以上运动者为4级（图3-47a）。

3级：体位及固定方法同前，不施加阻力，能克服肢体重力的影响，完成膝关节全关节活动范围伸展运动者为3级（图3-47b）。

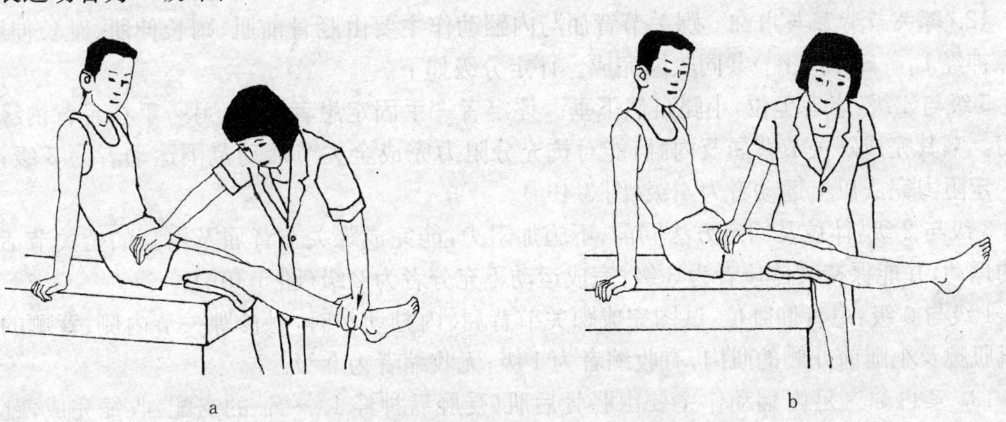

图3-47 膝关节伸展肌群肌力检查

2 级：患者侧卧位，双下肢间放一光滑平板，被检下肢膝关节屈曲置于平板上，位于下方的膝关节亦屈曲。评定者令被检下肢完成膝关节伸展动作，在解除肢体重力影响下可完成膝关节全关节范围伸膝动作者为 2 级。

1 级与 0 级：患者仰卧位，试图伸展膝关节时，在髌韧带上方触诊股四头肌，有收缩者为 1 级；无收缩者为 0 级。

11. *踝关节跖屈*　踝关节跖屈动作主要由腓肠肌、比目鱼肌（受胫神经 $L_5 \sim S_2$ 的支配）共同收缩完成，胫骨后肌、腓骨长肌、腓骨短肌、踇长屈肌、趾长屈肌、跖肌收缩辅助动作完成。评定分级如下。

5 级与 4 级：患者立位，被检下肢单腿站立（如需要辅助以维持平衡可以用一或两个手指按在评定台上），膝关节伸展，足尖着地（五趾着地，足跟离开地面），然后全脚掌着地，如此连续完成 4～5 次并无疲劳感者为 5 级；仅能完成 2～3 次，动作中间不休息，未表现出疲劳感者为 4 级（图 3-48a）。

3 级：体位同前，只能完成一次正确的抬足跟动作者为 3 级。

2 级：患者俯卧位，足伸出评定台外，评定者固定小腿，令其跖屈踝关节。能够完成全关节活动范围跖屈运动者为 2 级（图 3-48b）。

1 级与 0 级：体位同前，试图完成跖屈运动时，评定者于腓肠肌、比目鱼肌及跟腱处触诊，有收缩者为 1 级；无收缩者为 0 级。

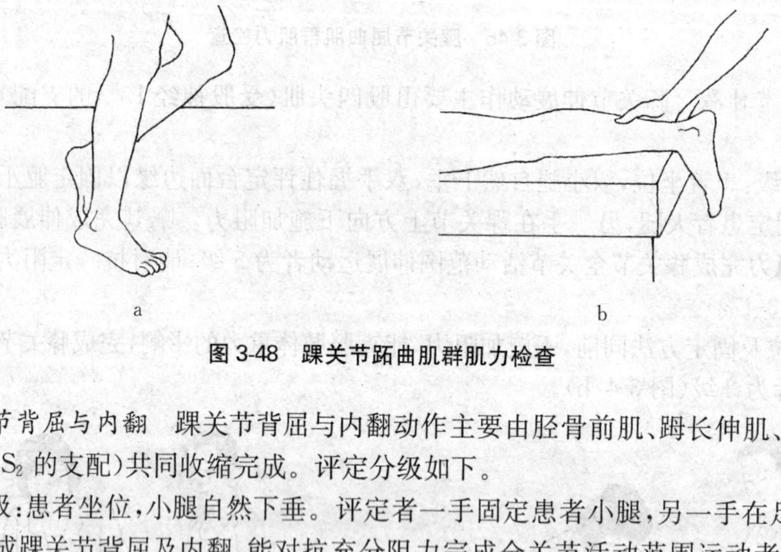

图 3-48　踝关节跖曲肌群肌力检查

12. *踝关节背屈与内翻*　踝关节背屈与内翻动作主要由胫骨前肌、踇长伸肌、趾长伸肌（受腓深神经 $L_4 \sim S_2$ 的支配）共同收缩完成。评定分级如下。

5 级与 4 级：患者坐位，小腿自然下垂。评定者一手固定患者小腿，另一手在足背内缘施加阻力。嘱其完成踝关节背屈及内翻，能对抗充分阻力完成全关节活动范围运动者为 5 级；能对抗一定阻力完成以上运动者为 4 级（图 3-49a）。

3 级与 2 级：体位及固定方法同前，不施加阻力，能完成踝关节背屈及内翻的全关节活动范围的运动，并能保持其体位者为 3 级；完成运动不充分者为 2 级（图 3-49b）。

1 级与 0 级：患者仰卧位，试图完成踝关节背屈、内翻动作时，触诊踝关节内侧、背侧的胫骨前肌肌腱及小腿前外侧的肌肉，有收缩者为 1 级；无收缩者为 0 级。

13. *足内翻*　足内翻动作主要由胫骨后肌（受胫后神经 $L_5 \sim S_1$ 的支配）收缩完成，趾长屈肌、踇长屈肌、腓肠肌（内侧头）、胫骨前肌、踇长伸肌收缩辅助动作完成。评定分级如下。

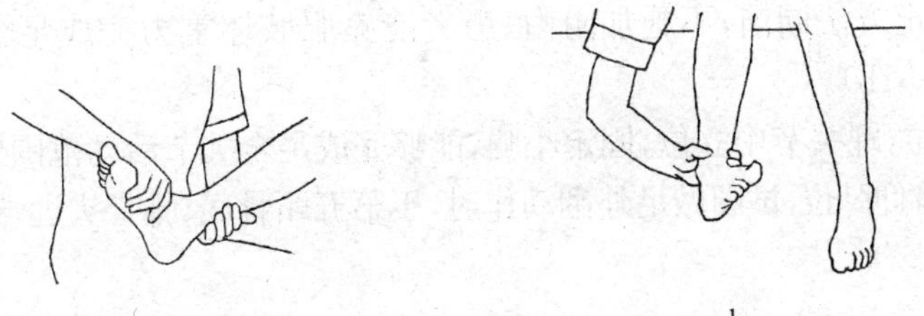

a　　　　b

图 3-49　踝关节背屈并内翻肌群肌力检查

5 级与 4 级：患者侧卧位，踝关节轻度跖屈。评定者一手固定小腿，另一手在足背内侧施加阻力。嘱患者足内翻，能对抗充分阻力完成踝关节全关节活动范围内翻运动者为 5 级；能对抗一定阻力完成以上运动者为 4 级（图 3-50a）。

3 级：体位及固定方法同前，不施加阻力，患者能克服肢体重力完成足全关节活动范围内翻运动者为 3 级（图 3-50b）。

2 级：患者仰卧位，踝关节轻度跖屈，固定小腿，能完成足内翻全关节活动范围运动者为2 级。

1 级与 0 级：患者仰卧位，试图足内翻时，在内踝与足舟骨之间胫骨后肌腱处可触及收缩者为 1 级；无收缩者为 0 级。

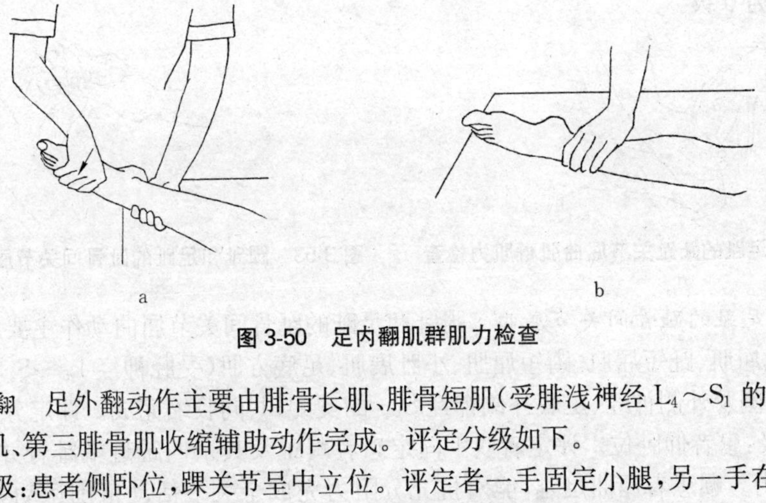

a　　　　b

图 3-50　足内翻肌群肌力检查

14. 足外翻　足外翻动作主要由腓骨长肌、腓骨短肌（受腓浅神经 $L_4 \sim S_1$ 的支配）共同收缩完成，趾长伸肌、第三腓骨肌收缩辅助动作完成。评定分级如下。

5 级与 4 级：患者侧卧位，踝关节呈中立位。评定者一手固定小腿，另一手在足外缘和第一跖骨头跖面施加阻力。嘱患者足外翻，能对抗充分阻力完成足外翻全关节活动范围运动者为 5 级；能对抗一定阻力完成以上运动者为 4 级（图 3-51a）。

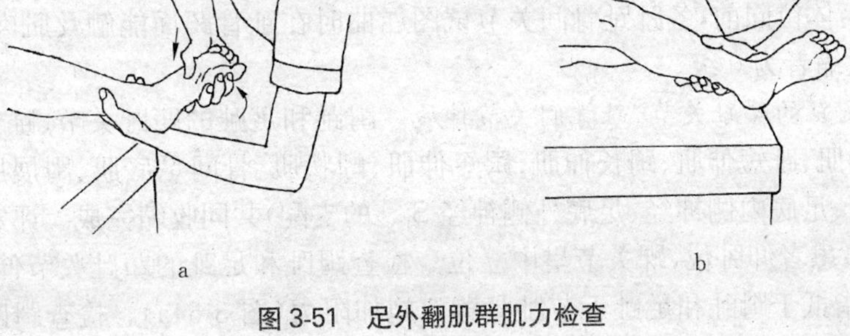

a　　　　b

图 3-51　足外翻肌群肌力检查

3级：体位及固定方法同前，不施加阻力，患者能克服肢体重力完成足全关节活动范围外翻运动者为3级(图3-51b)。

2级：患者仰卧位，踝关节中立位，固定小腿，能够完成足全关节活动范围外翻运动者为2级。

1级与0级：患者仰卧位，试图做足外翻动作时，于第五跖骨底、腓骨头远端触及肌肉收缩者为1级；无收缩者为0级。

（五）足趾肌

1. *踇趾和足趾的跖趾关节屈曲* 踇趾和足趾的跖趾关节屈曲动作主要由踇短屈肌(受足底内侧神经 $L_5 \sim S_1$ 支配)、蚓状肌(第一、第二蚓状肌由足底内侧神经支配，第三、第四蚓状肌由足底外侧神经 $S_{1\sim2}$ 支配)、踇收肌共同收缩完成，骨间背侧肌、骨间足底肌、小趾短屈肌、趾长屈肌、趾短屈肌收缩辅助动作完成。评定分级如下。

5级与4级：患者仰卧位，踝关节呈中立位。评定者一手固定各趾跖骨，另一手在近节趾骨跖面施加阻力。能对抗充分阻力完成踇趾与其余四趾的跖趾关节全关节活动范围运动者为5级；能对抗一定阻力完成以上运动者为4级(图3-52)。

3级与2级：体位及固定方法同前，无外加阻力，能完成踇趾和足趾的跖趾关节全关节活动范围屈曲运动者为3级；只能完成部分运动者为2级。

1级与0级：体位同前，踇趾和足趾的跖趾关节试图屈曲时能触及肌肉收缩为1级；不能触及肌肉收缩者为0级。

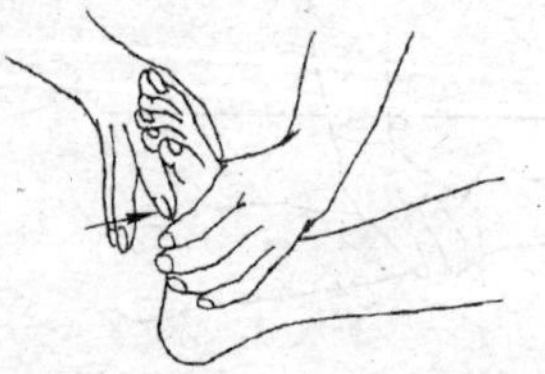

图3-52 踇趾和足趾的跖趾关节屈曲肌群肌力检查

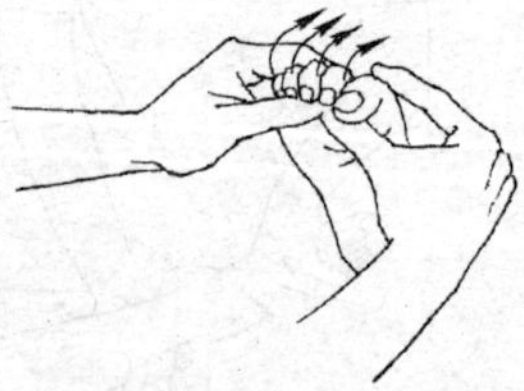

图3-53 踇趾和足趾的趾骨间关节屈曲肌群肌力检查

2. *踇趾和足趾的趾骨间关节屈曲* 踇趾和足趾的趾骨间关节屈曲动作主要由趾长屈肌、踇长屈肌、小趾短屈肌、趾短屈肌、踇短屈肌、小趾展肌、足底方肌(受胫神经 $L_5 \sim S_2$、内侧足底神经 $S_1 \sim S_2$、足底内侧及外侧神经、足底外侧神经 $S_{1\sim2}$ 的支配)共同收缩完成。评定分级如下。

5级与4级：患者仰卧位。评定者双手固定患者踇趾及其余四趾近端趾骨并在各趾远节趾骨跖面施加阻力。嘱患者屈曲足趾，能对抗充分阻力完成全关节活动范围运动者为5级；能对抗一定阻力完成以上运动者为4级(图3-53)。

3级与2级：体位及固定方法同前，不施加阻力，能完成全关节活动范围屈曲运动者为3级；只能完成部分运动者为2级。

1级与0级：体位同前，各趾趾骨间关节试图屈曲时在趾骨跖面能触及肌肉收缩者为1级；不能触及肌肉收缩者为0级。

3. *踇趾和足趾的跖趾关节、趾骨间关节伸展* 踇趾和足趾的跖趾关节、趾骨间关节伸展动作主要由趾长伸肌、趾短伸肌、踇长伸肌、踇短伸肌、蚓状肌、骨间足底肌、踇展肌、小趾展肌(受腓深神经 $L_5 \sim S_1$、足底内侧神经、足底外侧神经 $S_{1\sim2}$ 的支配)共同收缩完成。评定分级如下。

5级与4级：患者仰卧位，踝关节呈中立位。检查踇趾和足趾的跖趾关节伸展时，评定者固定患者跖骨，拇指抵于踇趾和足趾近节趾骨背面施加阻力(图3-54a)。检查踇趾和足趾的趾骨间关节伸展时，评定者固定第一至第五趾近节趾骨，在末节趾骨背面施加阻力(图 3-54b)，能对抗充分阻力完成全关节活动范围运动者为 5 级；能对抗一定阻力完成以上运动者为 4 级。

3 级与 2 级：体位及固定方法同前，不施加阻力，可以完成全关节活动范围伸展运动者为 3 级；只能完成部分运动者为 2 级。

1 级与 0 级：体位同前，试图做伸展运动时在跖骨的背面触诊趾长伸肌腱、在踝关节前方背侧触诊趾短伸肌腱，有收缩者为 1 级；无收缩者为 0 级。

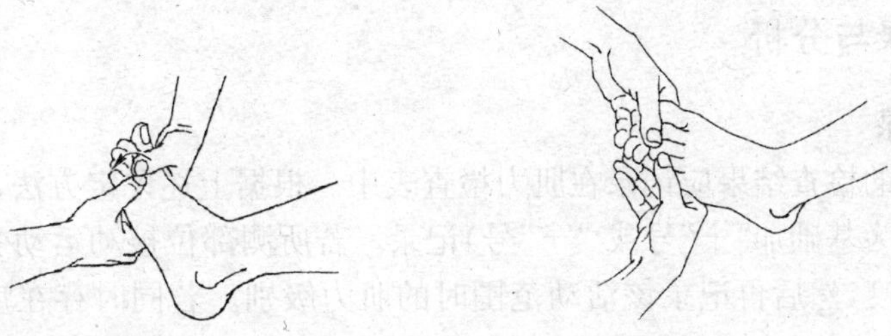

a　　　　　　　　　　b

图 3-54　踇趾和足趾的跖趾关节、趾骨间关节伸展肌群肌力检查

（六）脑神经支配肌肉

脑神经共有 12 对，所支配的肌肉主要分布在头部、面部和肩部。头面部的肌肉短小、形状多样，收缩的幅度、速度和方向不一，故对其评定的方式也有所不同。脑神经支配的肌肉以功能评定为主，通常分为四级：①F(functional)，功能正常或功能极其轻微的低下。②WF(weak functional)，能执行规定动作，但功能较正常低下。③NF(no functional)，不能独立完成功能性活动，功能显著低下。④0(zero)，不能完成任何活动。前额部、鼻部、眼部、口部肌肉的检查方法如下。

1. 前额和鼻部肌

枕额肌和额肌：请患者抬起眉毛，在前额部形成水平皱纹。

皱眉肌：请患者把眉毛向中央及下方牵拉，两眉间形成纵形皱纹。

鼻肌：请患者张大鼻孔，然后缩小鼻孔。

2. 眼肌

眼轮匝肌：请患者做闭眼动作。

上睑提肌：请患者做睁眼动作。

右上直肌和左下斜肌：请患者双眼球向右上方运动。

右上斜肌和左下直肌：请患者双眼球向左下方运动。

内直肌和外直肌：请患者眼球水平向内、向外转动。

3. 口肌

口轮匝肌：请患者闭紧口唇并向前努出。

提上唇肌和颧小肌：请患者上抬并前突上唇。

提口角肌：请患者向一侧抬起口唇上缘，但不抬口角外侧。

颧大肌：请患者向上、向外抬起口角外侧。

笑肌：请患者并拢口唇并向外牵拉口角。

颊肌：请患者并拢口唇并缩两颊部。

降口角肌与降下唇肌：请患者抬颏顶部，并向外突下唇。

降口角肌与颈阔肌：请患者用力向下拉口角。

4. 咀嚼肌

舌骨上肌群：请患者下拉下颌。

颞肌、咬肌与翼内肌：请患者紧紧闭合上、下颌。

翼外肌：请患者将下颌向前、向左右两侧运动。

四、结果记录与分析

（一）结果记录

徒手肌力评定的检查结果应记录在肌力检查表中。根据上述评定方法，可将所获得的肌力按 0～5 级(或以此为基础加“＋”号或“－”号)记录。若所测部位被动运动受限，应首先准确地记录可动范围的角度，然后再记录该活动范围时的肌力级别。若同时存在痉挛、挛缩或疼痛等情况，应在记录中注明，可分别用“S(spasm)”、“C(contracture)”、“P(pain)”表示。因疾病或损伤导致检查不能按规定体位进行时，应将改变情况予以记录。

（二）结果分析

肌力异常表现为肌力低下，导致肌力低下的原因包括周围神经和中枢神经损伤、肌肉骨骼病变等。不同原因导致的肌力低下表现形式有所不同，如长期制动、卧床、格林-巴利综合征导致全身肌力普遍下降，脊髓损伤表现为损伤平面及其以下所支配的肌肉肌力低下，周围神经损伤则表现为该神经支配肌的肌力低下。

对徒手肌力评定的检查结果进行分析时，应注意检查结果可能受到来自患者和评定者因素的影响，其结果的准确性是相对的，存在一定的局限性。

第三节　器械肌力评定

当患者局部肌肉或肌群的徒手肌力评定达 3 级以上时，可借助一定的仪器进行肌力评定，从而直接获得肌力的定量指标。本节简单介绍等长收缩肌力评定和等速收缩肌力评定的方法。

一、等长收缩肌力评定

采用等长肌肉收缩形式对局部肌肉或肌群进行肌力测试的方法，称为等长肌力测试方法。

（一）握力测试

用握力计(图 3-55)测定。测试时上肢在体侧下垂，握力计表面向外，将把手调节到适宜的宽度。测试 2～3 次，取最大值。最后，以握力指数评定：握力指数 ＝ 握力(kg) ÷ 体重(kg) × 100，正常参考值应大于 50。

（二）捏力测试

用拇指和其他手指的指腹捏压握力计或捏力计可测得捏力，其正常参考值为握力的 30%左右。

（三）背肌力测试

用拉力计(图 3-56)测定。测试时两膝伸直，将把手调至膝关节高度，两手抓住把手，然后用力伸直躯干上拉把手。以拉力指数评定：拉力指数＝拉力(kg)÷体重(kg)×100，正常参考值：

男性 150～200，女性 100～150。进行背肌力测试时，易引起腰痛患者症状加重或复发，一般不用于腰痛患者及老年人。

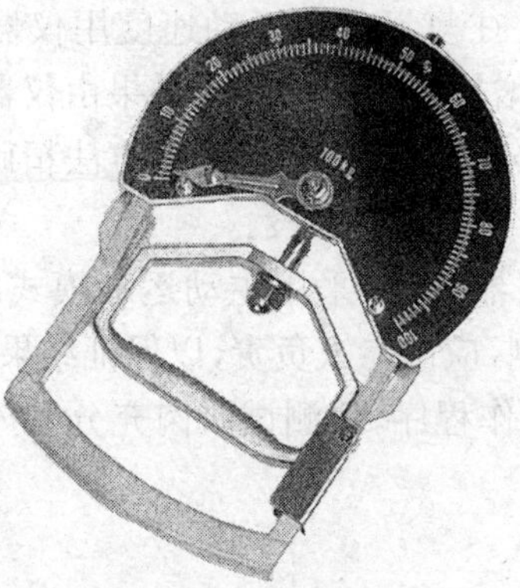

图 3-55　握力计

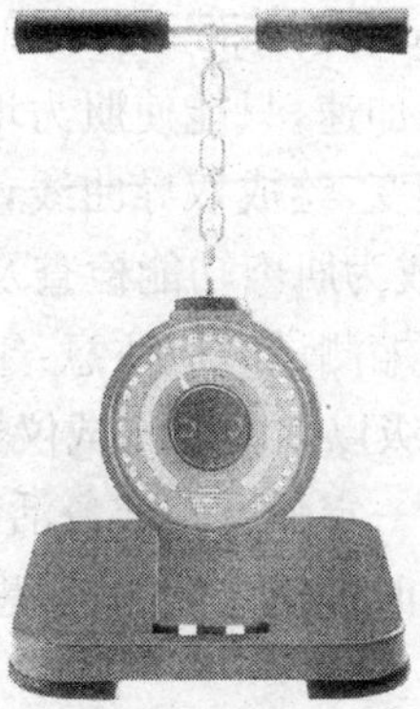

图 3-56　背肌拉力计

（四）四肢肌力测试

一般多为测定肌群力量。在标准姿势下通过钢丝绳与滑车装置牵拉固定的测力计进行肌力测试(图 3-57)。

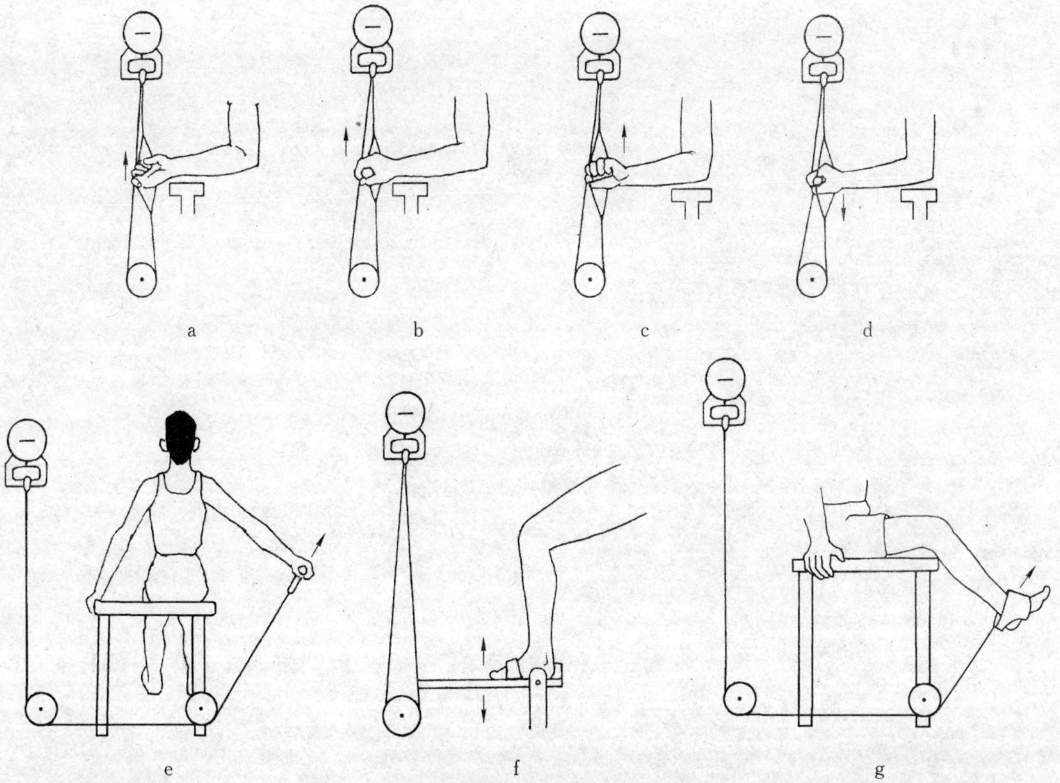

图 3-57　四肢等长收缩肌力测定

a. 腕关节屈曲　b. 腕关节伸展　c. 肘关节屈曲　d. 肘关节伸展　e. 肩关节外展　f. 踝关节屈伸　g. 膝关节伸展

二、等速收缩肌力评定

等速收缩肌力评定是通过等速测力装置进行的，目前常用的有 Biodex 和 Cybex 等多种等速测力装置，测试时肢体带动仪器的杠杆做大幅度往复运动。运动速度用仪器预先设定，肌肉用力不能使运动加速，只能使肌力增高、力矩输出增加。力矩的变化结果由仪器记录，并同步记录关节角度的改变，绘成双导曲线，并自动做数据分析。这种等速测试方法精确合理，能提供多方面的数据，已成为肌肉功能检查及其力学特性研究的良好手段。

进行等速收缩测试时应注意：①测试前进行仪器校准，采用主动运动模式应要求被测肌肉肌力在 MMT 3 级以上。②测试仪器为计算机控制，应由专人负责，以保证结果的准确。③测试前受试者应进行一定强度的准备活动，熟悉测试操作程序，使测试肌肉充分发挥作用，保证结果的准确。④测试时遵循先健侧、后患侧的原则。

第四章 肌张力评定

导学

肌张力是维持身体各种姿势和正常活动的基础，肌张力的正常与否主要取决于外周和中枢神经系统的支配情况，而外周和中枢神经系统疾病及损伤常导致肌张力异常。因此，肌张力的评定是神经系统疾病及损伤后运动功能评定的重要组成部分。

学习本章应掌握肌张力的概念、肌张力异常的类型和主要表现；熟悉肌张力产生的生理机制及作用、分类，肌张力评定的注意事项，以及肌张力的徒手检查方法、痉挛的评定标准；了解肌张力评定的目的、肌张力的器械检查和肌张力低下的评定标准。

第一节 概 述

肌张力是指肌肉在静息状态下的紧张度，表现为肌肉组织微小而持续的不随意收缩。临床上以被动活动肢体或按压肌肉时所感到的阻力来判断肌张力。肌张力的产生有赖于完整的中枢神经系统和外周神经系统的调节机制，以及肌肉本身的收缩能力、弹性、延展性等。

一、肌张力产生的生理机制及作用

1. 生理机制　正常人体的骨骼肌被动拉长或牵伸时，产生一定的肌张力，本质是紧张性牵张反射。外周和中枢神经系统调节机制以及肌肉本身的收缩能力、弹性、延展性等，都可引起肌张力的变化。正常肌张力的产生与以下两方面有关：①正常人体骨骼肌受重力的作用，发生牵拉，刺激其梭内肌的螺旋感受器反射性地引起梭外肌轻度收缩，形成一定的肌张力。②γ运动神经元在高位中枢的影响下，有少量的冲动传到梭内肌，梭内肌收缩，刺激螺旋感受器，把冲动传到脊髓，通过α神经元及传出纤维使梭外肌收缩，产生一定肌张力。

2. 生理作用　在生理状态下，肌张力对维持正常的运动功能具有重要作用。肌张力能够维持主动肌和拮抗肌之间的平衡，通过关节周围主动肌与拮抗肌的同时收缩，从而使关节固定。肌张力具有抵抗肢体重力和外来阻力的运动能力，由于肌张力的作用，将肢体被动地置于空间某一位置，突然松手时，肢体有保持该姿势不变的能力。肌张力还具有随意使肢体在固定状态和运动状态之间进行变换的能力。肌张力具有选择性完成某一肌群协同运动或某一肌肉独立运动的能力。由于肌张力的存在，肢体被动运动时具有一定的弹性和轻度的抵抗感。

二、肌张力的分类

肌张力是维持身体各种姿势和正常活动的基础。根据身体所处的状态将正常肌张力分为静止性肌张力、姿势性肌张力和运动性肌张力。

1. *静止性肌张力* 静止性肌张力是肢体静息状态下，表现出来的肌张力特征，可通过触摸肌肉的硬度、观察肌肉外观、感觉被动牵伸运动时肢体活动受限的程度及其阻力来判断。

2. *姿势性肌张力* 姿势性肌张力是在变换各种姿势的过程中，表现出来的肌张力特征，可通过观察肌肉的阻力和肌肉的调整状态来判断。

3. *运动性肌张力* 运动性肌张力是在完成某一动作的过程中，所感觉出来的一定弹性和轻度的抵抗感等肌张力特征，可通过检查相应关节在被动运动中的阻力来判断。

三、肌张力评定的目的

肌张力的评定对物理疗法治疗师和作业疗法治疗师了解病变部位、制定治疗计划、选择治疗方法具有重要作用。

1. *依据评定结果确定病变部位，预测康复疗效* 通过对肌张力的评定可鉴别是中枢神经系统还是周围神经系统的病变以及肌张力异常的分布，并依此预测康复疗效。

2. *根据肌张力的表现特点制订康复计划* 不同疾病或疾病的不同时期，其肌张力表现各异。例如，脑卒中急性期患者肌张力低下，关节的伸展性增强，被动活动时能感觉肌肉松弛。此时康复治疗以适当活动、适度提高肌张力为主。在脑卒中上、下肢联带运动达到高峰时，可有上肢屈肌、下肢伸肌的肌张力增高，肌肉僵硬，被动活动感觉阻力增大，训练时应避免快速的活动，防止肌张力增高。物理疗法治疗师和作业疗法治疗师可根据各自专业的特点选择适合的疗法，并进行治疗前后的对比。

3. *及时治疗，避免并发症的发生* 脑梗死患者可有肌张力持续增高的表现，若未及时进行康复训练可造成关节僵硬，引起废用和误用综合征等并发症。

四、肌张力评定的注意事项

1. *选择恰当的评定时间和评定环境* 肌张力评定应避免在运动后或是疲劳、情绪激动时进行。由于肌张力在不同的时间段有明显差异，故治疗前后的肌张力评定最好在同一个时间段进行，以保证可比性，正确判断康复疗效。肌张力与环境温度有密切关系，检查室的室温应保持22～24 ℃。

2. *取得充分的医患合作* 检查前应向患者说明检查目的、步骤、方法和检查中将出现的感觉，使患者了解检查全过程，以消除紧张情绪，配合检查。

3. *实施正确的检查方法* 检查时，患者采取舒适体位，充分暴露检查部位，完全放松受检肢体。在进行被动运动时，评定者用力不可过大，以免造成伤害，同时要注意保护患者以免发生意外。对于难以放松的患者，可通过改变被动运动速度的方法来帮助做出正确判断。检查时应先检查健侧同名肌，再检查患侧肌肉，并进行双侧对比。

4. 进行全面的结果分析 肌张力受到多种生理、病理因素的影响，在进行分析时应全面考虑。如发热、感染、膀胱充盈、静脉血栓、压疮、疼痛、局部肢体受压及挛缩等，可使肌张力增高。而紧张和焦虑等心理因素，或不良的心理状态也可使肌张力增高。

第二节 肌张力异常的类型

神经系统或肌肉本身的损害常使患者肌张力出现异常，根据肌张力异常的表现特点，可将异常肌张力分为肌张力增高、肌张力低下和肌张力紊乱三种类型。

一、肌张力增高

肌张力增高，即肌张力高于正常水平，被动运动相关肢体时抵抗明显增强。肌张力增高可分为痉挛和僵硬。

（一）痉挛

痉挛是由牵张反射高兴奋性所致的，是以速度依赖的紧张性牵张反射增强伴腱反射亢进为特征的运动障碍。痉挛的速度依赖是指随着肌肉牵伸速度的增加，痉挛肌的阻力（痉挛的程度）也增高。在快速被动活动痉挛患者的相关肢体时能够明显感受到肌肉的抵抗。

1. 表现

（1）巴彬斯基反射阳性：巴彬斯基反射为痉挛性肌张力过强的特征性伴随表现。

（2）折刀样反射阳性：当被动牵伸痉挛肌时，初始产生的较高阻力随之被突然的抑制发动而中断，造成痉挛肢体的阻力突然下降，产生类似折刀样的现象。

（3）阵挛阳性：即以固定频率发生的拮抗肌周期性痉挛亢进。在持续牵伸痉挛肌时发生，踝阵挛是最常见的表现，身体的其他部位也可发生。

（4）去脑强直和去皮质强直阳性：两者均由于牵张反射弧的改变所致，是痉挛严重的形式。去脑强直表现为持续的收缩，躯干和四肢处于完全伸展的姿势。去皮质强直表现为持续的收缩，躯干和下肢处于伸展姿势，上肢处于屈曲姿势。

2. 原因 痉挛是上运动神经元病变（锥体系障碍）引起脑干和脊髓反射亢进而产生的。

（二）僵硬

僵硬亦称强直，是主动肌和拮抗肌阻力一致性增加，使得身体相应部位活动不便和固定不动的现象。僵硬相对持续，且不依赖牵张刺激的速度。

1. 表现 僵硬多表现为铅管样僵硬或齿轮样僵硬。在关节活动范围内存在持续的、始终如一的阻力感被称为铅管样僵硬。例如，肘关节被动屈曲时，或是肘关节被动伸展时，起始和终末的抵抗是一样的，它与弯曲铅管的感觉类似，故称为铅管样僵硬。被动运动时表现出有阻力和无阻力反复交替出现的情况，被称为齿轮样僵硬。

2. 原因 常为锥体外系的损害所致，帕金森病是僵硬最常见的病因，表现为齿轮样僵硬或铅管样僵硬。由于僵硬，动作常表现为始动困难、缓慢或无动状态，僵硬最早出现在手腕，其次累及肘关节、肩关节等肢体近端关节。

二、肌张力低下

肌张力低下又称为肌张力弛缓，是指肌张力低于正常水平，被动运动相关肢体时抵抗明显减弱甚至消失。

1. *表现* 肌张力低下表现为肌肉松弛软弱，牵张反射减弱，触诊见肌腹柔软、弹性减小，被动关节活动时肌肉的抵抗减弱甚至消失，活动范围增大。肢体的整体运动功能受损，伴有肢体肌力减弱或瘫痪，腱反射减弱或消失等。根据肌张力降低的程度，可分为轻度肌张力低下、中度和重度肌张力低下。

轻度肌张力低下的特征：主动肌和拮抗肌的同时收缩较弱；将肢体放在可下垂的位置并放下，肢体仅有短暂抗重力的能力，随即落下；能完成功能性动作。

中度到重度肌张力低下的特征：不能完成主动肌和拮抗肌的同时收缩；将肢体放在抗重力肢位，肢体迅速落下，不能维持规定肢位；不能完成功能性动作。

2. *原因* 肌张力低下多由小脑或锥体束的上运动神经元损害所致，也可由末梢神经损伤及原发性肌病造成。上运动神经元损害所致的肌张力低下可见于脊髓损伤早期脊髓休克阶段，或颅脑外伤、脑血管意外早期。末梢神经损伤所致的肌张力低下，除了低肌张力表现外，还可伴有肌力减弱、反射减弱和肌肉萎缩等表现。

三、肌张力紊乱

肌张力紊乱是一种以肌张力损害、持续和扭曲的不自主运动为特征的运动功能亢进性障碍。

1. *表现* 肌肉收缩快或慢，且表现为重复、模式化（扭曲），肌张力以不可预料的形式由低到高变动。其中肌张力紊乱性姿态为持续扭曲畸形，可持续数分钟或更久。

2. *原因* 肌张力紊乱可由中枢神经系统缺陷所致，也可由遗传因素所致，与其他神经退行性疾患（如肝豆状核变性）或代谢性疾患（如氨基酸或脂质代谢障碍）也有一定关系。此外，也可见于张力性肌肉变形或痉挛性斜颈。

第三节　肌张力的常用检查方法

肌张力评定是肌肉功能评定的重要内容之一，在康复临床实践中有着十分重要的意义。临床常用的肌张力评定方法包括手法检查和器械检查，手法检查可进行定性、半定量评定，器械检查可进行定量评定，临床上应根据设备条件进行选择。肌张力的评定，要从临床病史、视诊、触诊、反射检查、被动运动检查、功能等方面全面地了解肌张力异常的情况。

一、肌张力的手法检查

（一）采集病史

通过采集患者的发病史，了解肌张力异常发生的频率与程度、受累的肌肉与数目、现在发作的程度与以往的比较情况、引发的原因等。肌张力异常频率的增加可能是尿路结石、便秘、膀胱感染及急腹症或其他疾病导致的早期表现，患者的病史在一定程度上可以帮助判断肌张力异常的原因、发展规律。

（二）视诊检查

视诊检查是最初的临床检查项目，是评定者通过观察患者肢体或躯体异常的姿态而做出的初步判断。如刻板样运动常表明患者有肌张力异常，不自主的波动运动表明患者有肌张力紊乱，而主动运动的减弱或完全丧失则表明患者有肌张力低下。

（三）触诊检查

在患者完全静止、放松相关肢体的情况下触摸受检肌群，有助于判断肌张力情况。肌张力增高时肌腹丰满，弹性增高，触之较硬或坚硬。肌张力低下时肌肉松弛，肌腹塌陷，弹性减弱，触之软弱。

（四）反射检查

反射检查应特别注意检查患者腱反射是否正常，有无亢进或减弱现象，如肱二头肌反射、肱三头肌反射等。肌张力增高常伴见腱反射亢进，肌张力低下常伴见腱反射减弱或消失。

（五）被动运动检查

被动运动检查是肌张力手法检查的主要内容，是通过评定者的手感觉肌肉的抵抗，从而发现肌肉对牵张刺激的反应。检查中评定者通过体会患者肢体被动运动过程中的运动范围和对运动的抵抗来判断肌张力情况。

被动运动检查时要求患者尽量放松，由评定者支持和移动肢体。通常情况下，肢体容易被移动，评定者可很好地改变运动方向和速度而不感到异常阻力，运动范围正常，同时肢体的反应和感觉较轻，这是肌张力正常的表现。运动时有明显抵抗，评定者感觉僵硬，运动范围减小，可判断为肌张力增高。评定者感到肢体沉重，且运动时没有抵抗，运动范围增大，可判断为肌张力低下。被动运动检查的具体方法如下。

1. 上肢被动运动检查

(1) 肩关节外展：患者肘关节屈曲 90°，使上肢置于身体侧面。评定者把持患者手腕和肘关节做肩关节外展动作（图 4-1）。

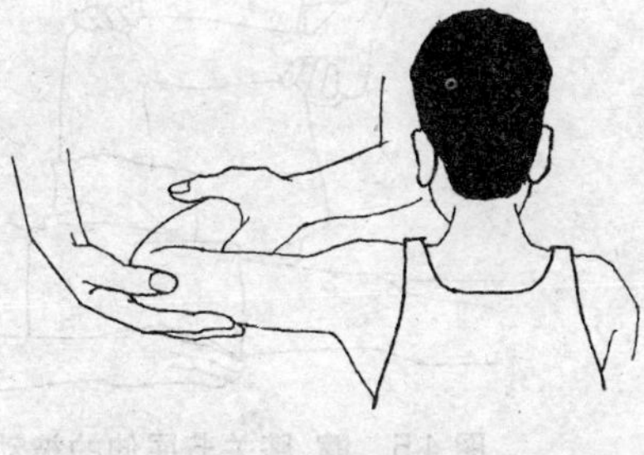

图 4-1 肩关节外展的被动活动检查

(2) 肘关节屈伸：患者仰卧位，上肢伸展放置于身体侧面。评定者一手固定患者上臂，另一手握住前臂，做肘关节屈伸动作（图 4-2）。

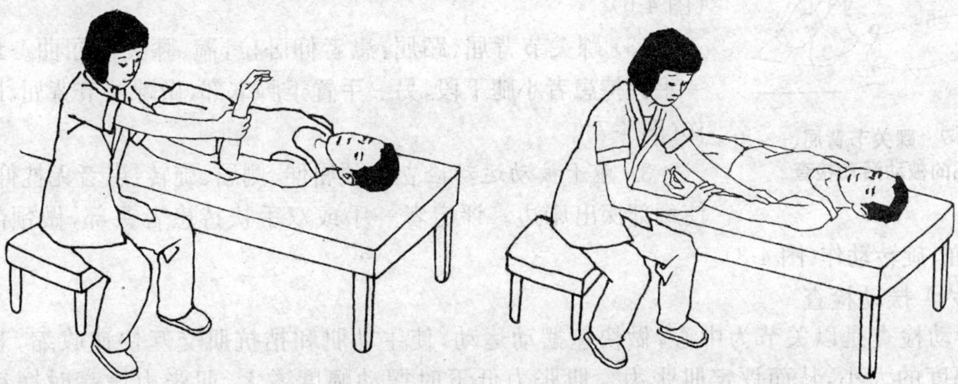

图 4-2 肘关节屈伸的被动活动检查

(3) 前臂旋前、旋后:患者屈肘,上肢放置于身体侧面。评定者一手固定患者肘部,另一手握住腕关节,做前臂旋前、旋后动作(图 4-3)。

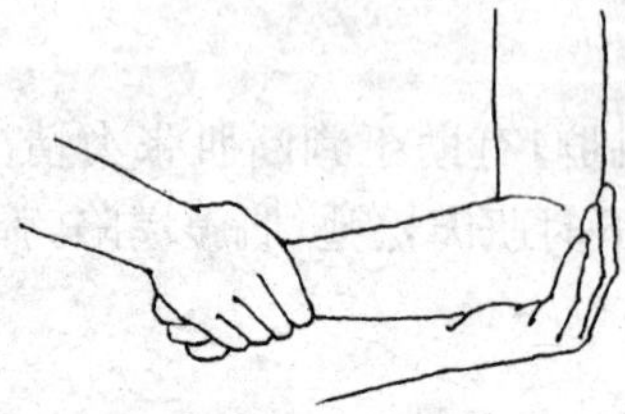
图 4-3 前臂旋前、旋后的被动活动检查

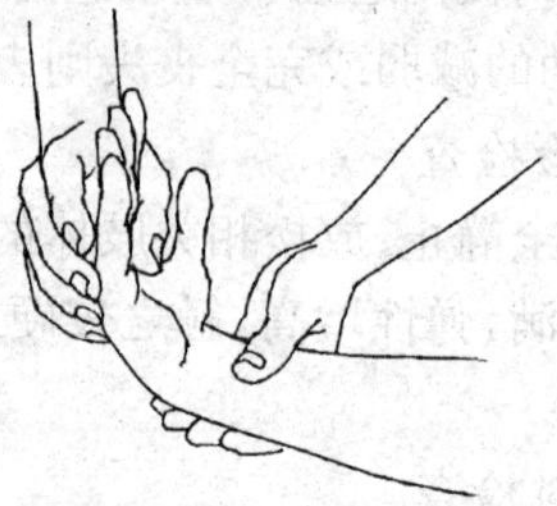
图 4-4 腕关节掌屈、背屈的被动活动检查

(4) 腕关节掌屈、背屈:患者屈肘,上肢放置于身体侧面。评定者一手固定患者前臂,另一手握住其手掌,做腕关节的掌屈、背屈动作(图 4-4)。

2. 下肢被动运动检查

(1) 髋、膝关节屈伸:患者仰卧位,下肢呈伸展位。评定者一手握持患者踝关节,另一手放在患者髌骨部,做髋、膝关节屈伸动作(图 4-5)。

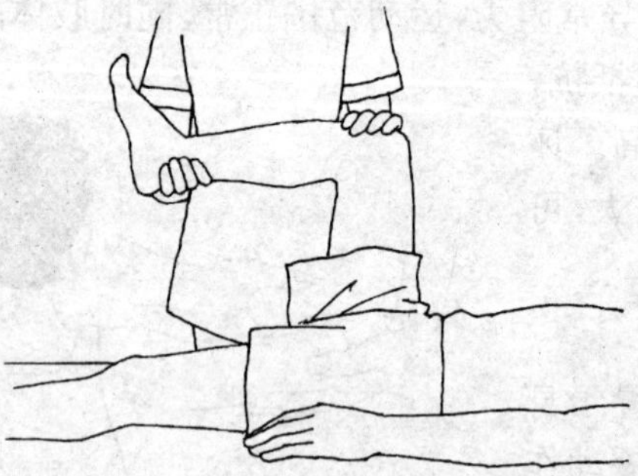
图 4-5 髋、膝关节屈伸的被动活动检查

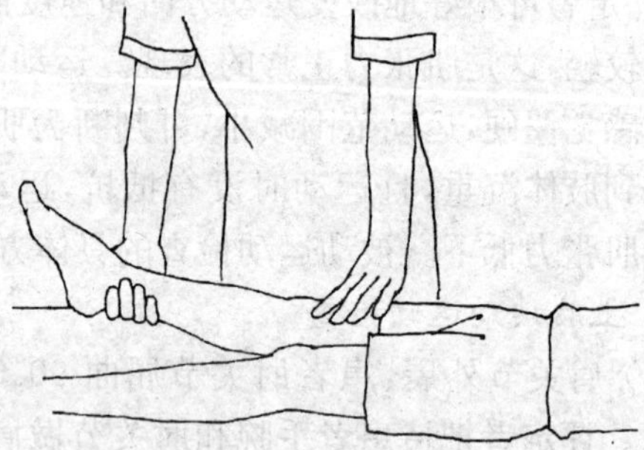
图 4-6 髋关节内收、外展的被动活动检查

(2) 髋关节内收、外展:患者仰卧位,下肢伸展。评定者一手握持患者踝关节,另一手放在患者的膝部,做髋关节内收、外展动作(图 4-6)。

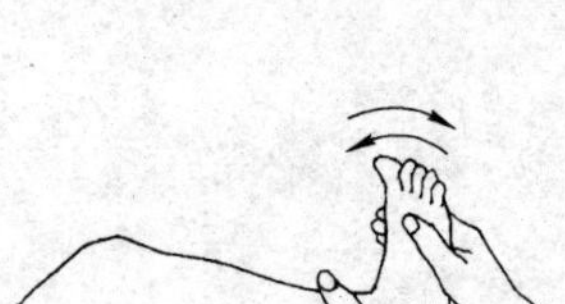
图 4-7 踝关节背屈、跖屈的被动活动检查

(3) 踝关节背屈、跖屈:患者仰卧位,髋、膝关节屈曲。评定者一手握持患者小腿下段,另一手置于脚掌部,做踝关节背屈、跖屈动作(图 4-7)。

3. 躯干被动运动检查　颈屈伸、侧屈、旋转:患者无枕仰卧位,使颈部探出床边。评定者一手或双手扶持患者头部,做颈部的屈伸、侧屈、旋转动作(图 4-8)。

(六) 摆动检查

摆动检查是以关节为中心,做快速摆动运动,使主动肌和拮抗肌交互快速收缩,观察其摆动幅度的大小,从而评定肌张力。肌张力低下时摆动幅度增大,肌张力增高时摆动幅度减小。

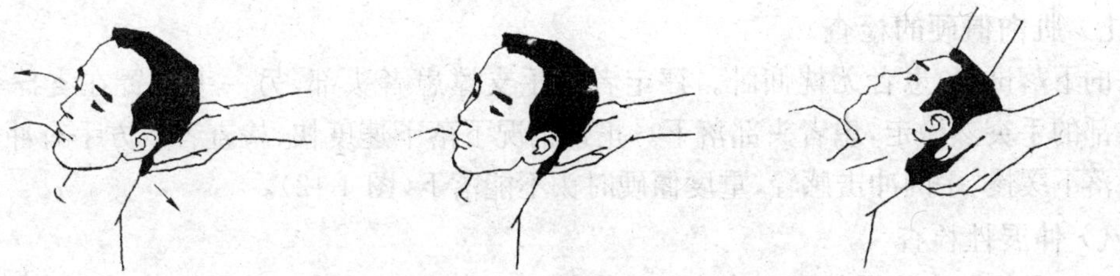

图 4-8　颈屈伸、侧屈、旋转的被动活动检查

1. 上肢的摆动检查

(1) 手的摆动检查:患者肘屈曲,上肢置于身体侧面。评定者一手固定患者上臂,另一手把持患者的前臂,急速地摆动前臂,观察手的摆动过程。肌张力低下时,腕和手指屈、伸过度。肌张力增高时,腕关节振幅变小,手指屈、伸度变小(图 4-9)。

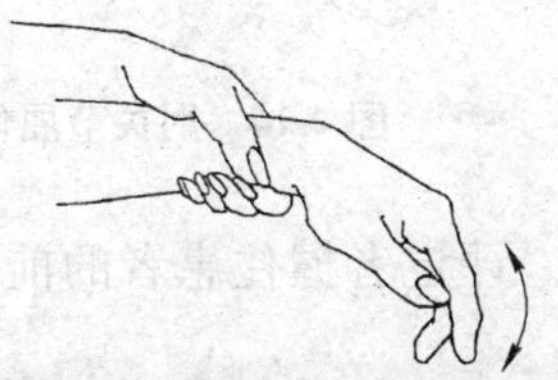

图 4-9　手的摆动检查

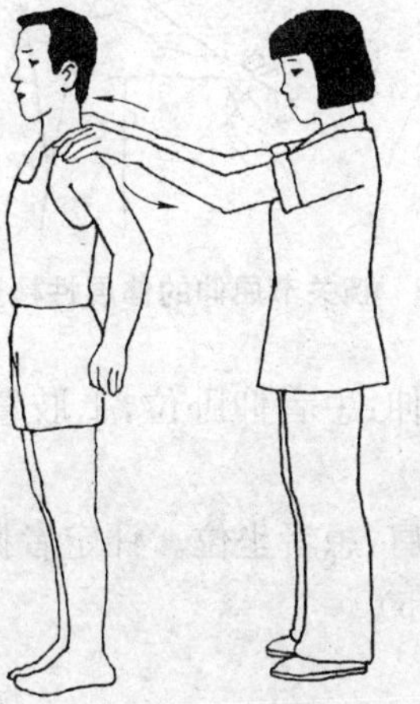

图 4-10　前臂、上臂的摆动检查

(2) 前臂、上臂的摆动检查:患者自然站立,上肢垂于身体侧面。评定者双手分别置于患者双肩,让躯干左、右交替旋转,与此对应上肢前、后摆动,观察上肢的摆动过程。肌张力低下时上肢处于大幅度摇摆状态,肌张力增高时摆动幅度减小并快速停止(图 4-10)。

2. 下肢的摆动检查　患者坐位,使足离开地面。评定者握住患者的足抬起小腿做伸膝动作,然后放下,使小腿摆动。观察下肢摆动至停止的过程,肌张力低下时摆动持续延长,肌张力增高时摆动幅度减小并快速停止(图 4-11)。

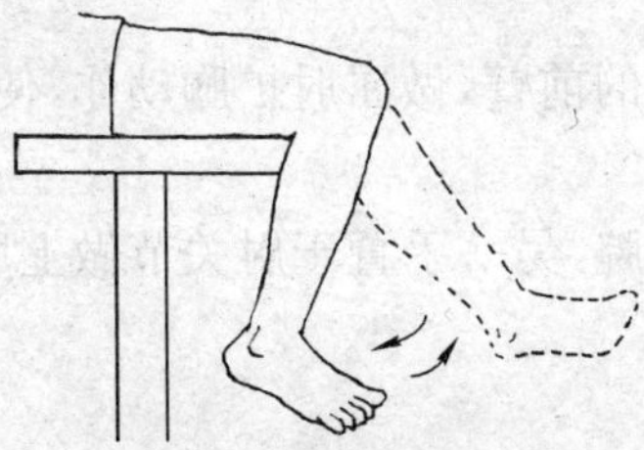

图 4-11　下肢的摆动检查

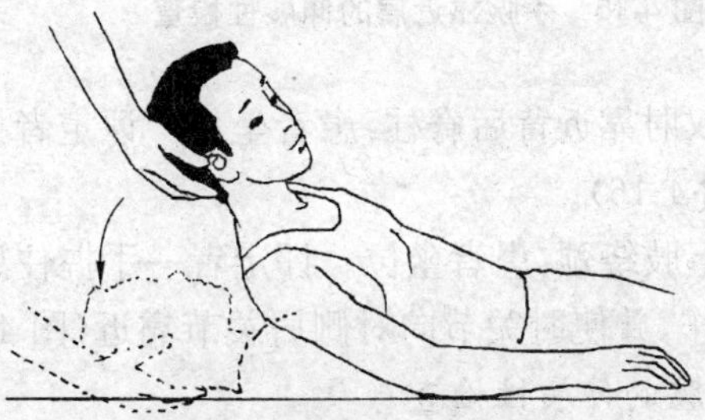

图 4-12　头的下落试验

（七）肌肉僵硬的检查

头的下落试验：患者无枕仰卧。评定者一手支撑患者头部，另一手放置在支撑手的下方。支撑头部的手突然撤走，患者头部落下。正常情况下落下速度快、检查者下方手有冲击的感觉。僵硬时落下缓慢、手的冲击感轻，重度僵硬时头不能落下（图 4-12）。

（八）伸展性检查

伸展性是指肌肉缓慢伸展而达到的最大伸展度。评定时需双侧进行对比，如果一侧肢体伸展与另一侧相同部位伸展程度相比出现过伸展，提示肌张力低下。

1. 上肢的伸展性检查

（1）腕关节屈伸：患者仰卧位，屈肘，前臂垂直于床面。评定者握住患者的手指远端使腕关节和手指同时做屈、伸动作（图 4-13）。

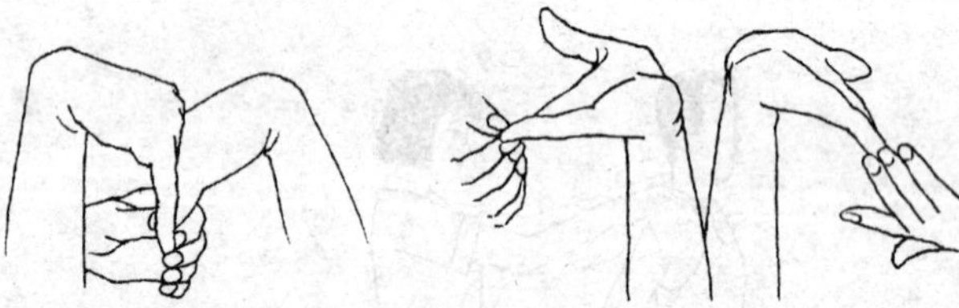

图 4-13　腕关节屈伸的伸展性检查

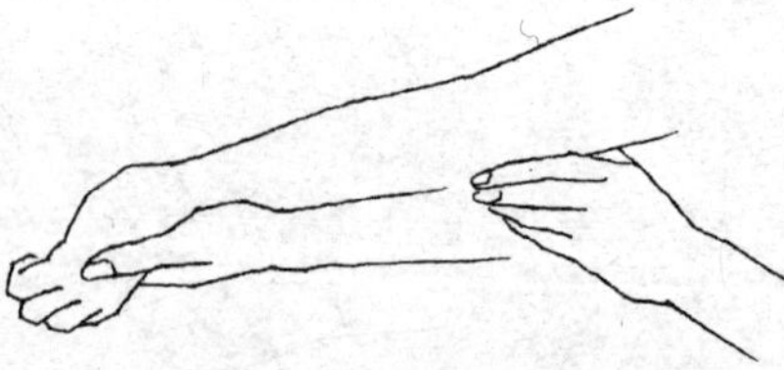

图 4-14　肘关节屈伸的伸展性检查

（2）肘关节屈伸：患者仰卧位，上肢置于身体侧面。评定者握住患者的前臂远端做肘关节屈、伸动作（图 4-14）。

（3）手腕靠近肩：患者坐位。评定者握住患者的手腕做肘关节屈曲、腕关节掌屈动作，并向肩关节靠近（图 4-15）。

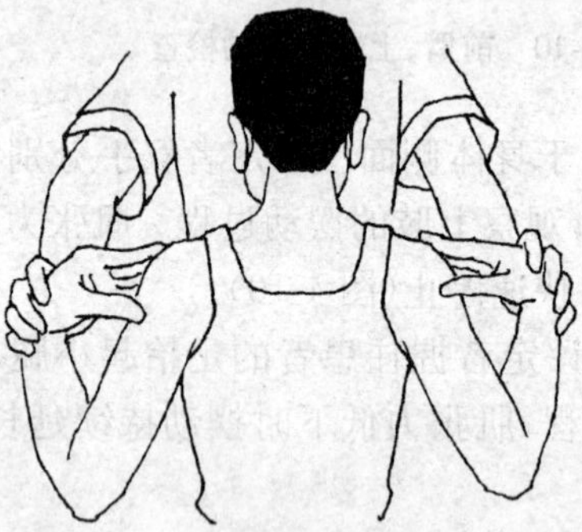

图 4-15　手腕靠近肩的伸展性检查

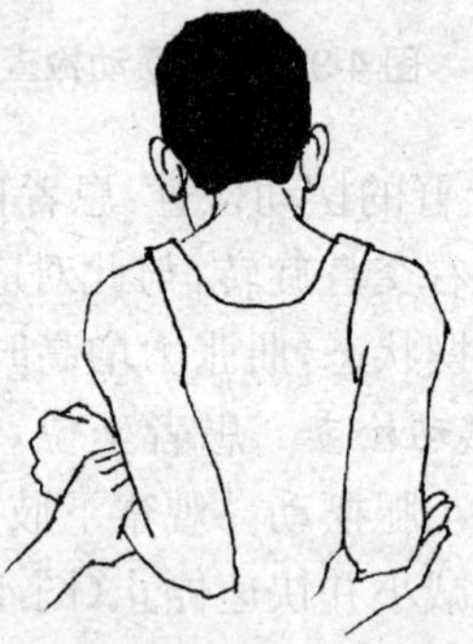

图 4-16　双肘靠近背后脊柱的伸展性检查

（4）双肘靠近背后脊柱：患者坐位。评定者握住患者的前臂，做屈肘扩胸动作，使双肘向脊柱靠近（图 4-16）。

（5）上肢绕颈：患者坐位。评定者一手握住患者的手腕，另一手置于肘关节做上肢内收、前臂绕颈动作，并使肘关节向对侧肩关节靠近（图 4-17）。

2. 下肢的伸展性检查

（1）踝关节背屈、跖屈：患者仰卧位，下肢伸展。评定者握住患者脚掌远端，做踝关节强力背屈、跖屈动作(图 4-18)。

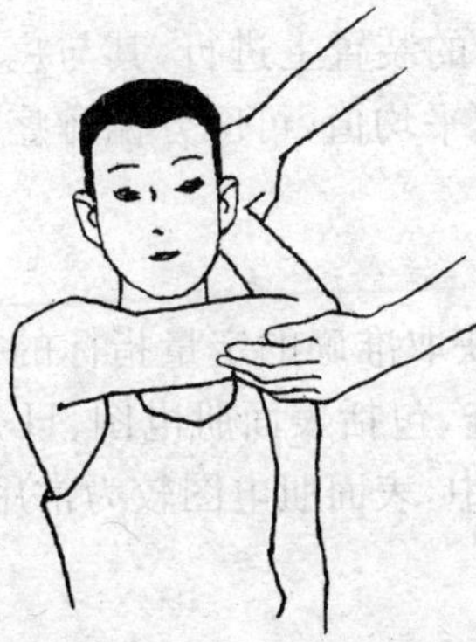

图 4-17　上肢绕颈的伸展性检查

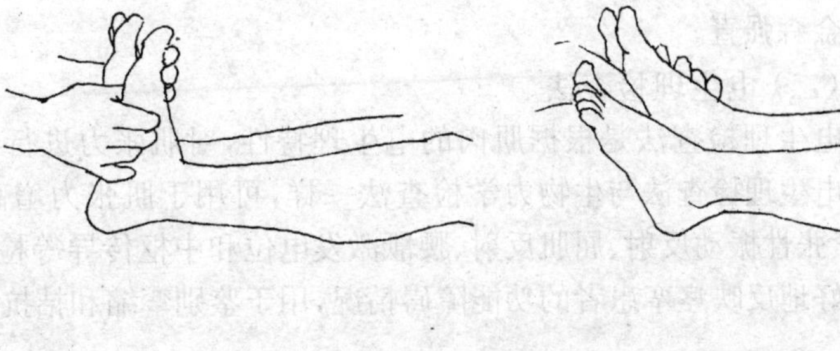

图 4-18　踝关节背屈、跖屈的伸展性检查

(2) 膝关节屈曲:患者俯卧位。评定者握住患者的足背,做屈曲膝关节同时足跖屈动作(图 4-19)。

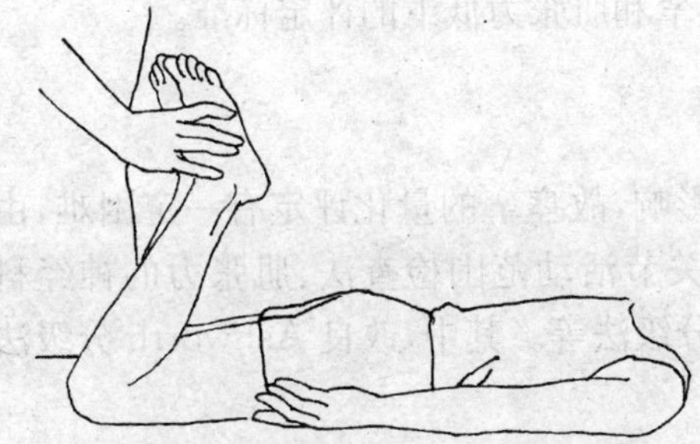

图 4-19　膝关节屈曲的伸展性检查

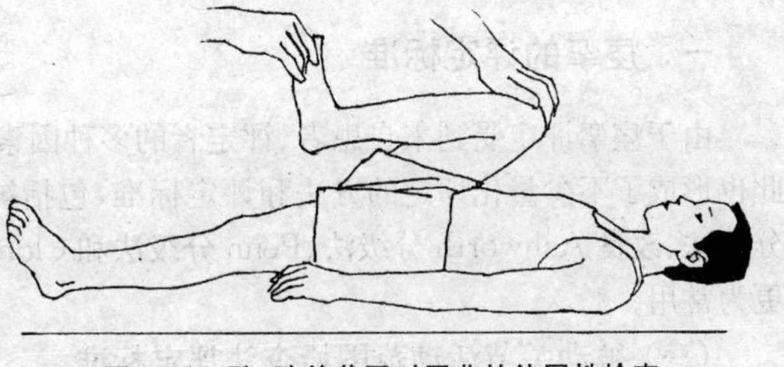

图 4-20　髋、膝关节同时屈曲的伸展性检查

(3) 髋、膝关节同时屈曲:患者仰卧位。评定者一手握患者足部,另一手扶住髌骨部做髋、膝关节同时屈曲动作,并使足跟接近臀部(图 4-20)。

(九) 姿势性肌张力检查

令患者变换姿势或体位,根据抵抗情况来判断肌张力状况。

1. 正常姿势肌张力　反应迅速,姿势调整立即完成。
2. 痉挛或僵硬　过度抵抗,姿势调整迟缓。
3. 肌张力低下　关节过伸展。
4. 肌张力紊乱　过度抵抗和抵抗消失交替出现。

二、肌张力的器械检查

在手法检查的基础上进一步进行器械检查可对肌张力进行更为准确的定量评定,常用的器械检查有生物力学检查法和电生理检查法。

(一) 生物力学检查法

肌张力的生物力学检查法是应用一定的仪器设备,根据生物力学原理对肌张力进行检查并获得量化指标的方法，主要用于痉挛的评定。痉挛的生物力学检查是通过测定痉挛肢体的位相性牵张反射和紧张性牵张反射对痉挛进行检查的方法，包括钟摆试验、屈曲维持试验、便携式测力计检查和等速装置检查等方法。其中钟摆试验较为常用，可在普通的装置上进行，其与痉挛的 Ashworth 分级法相关性好，重测信度较高。经多次检查，并计算其平均值，可区分偏瘫痉挛和帕金森强直。

（二）电生理检查法

电生理检查法是根据肌肉的电生理特性，对肌张力进行检查并获取准确的定量指标的方法。电生理检查法与生物力学检查法一样，可用于肌张力增高的检查，包括表面肌电图、H 反射、紧张性振动反射、屈肌反射、腰骶激发电位和中枢传导等检测。其中，表面肌电图较为常用，可较好地反映痉挛患者的功能障碍情况，用于鉴别挛缩和拮抗肌痉挛。

第四节　肌张力异常的评定标准

肌张力异常的评定是肌肉生理、病理学评定的重要内容之一，在康复临床实践中有着十分重要的意义。在肌张力异常情况中，由上位运动神经元损伤后所致的痉挛最为常见，评定方法较多，肌张力低下的评定相对较为简单，本节主要介绍痉挛和肌张力低下的评定标准。

一、痉挛的评定标准

由于痉挛评定受到来自患者、评定者的多种因素的影响，故痉挛的量化评定有一定困难，由此也形成了不少量化评定的方法和评定标准，包括被动关节活动范围检查法、肌张力的神经科分级法、改良 Ashworth 分级法、Penn 分级法和 Clonus 分级法等。其中，改良 Ashworth 分级法更为常用。

（一）被动关节活动范围检查法评定标准

评定者握持患者相关肢体做快速被动活动，根据阻力情况评定痉挛程度。具体评定标准见表 4-1。

表 4-1　痉挛的被动关节活动范围检查法评定标准

痉挛程度	评定标准
轻度	在被动关节活动范围的后 1/4 时出现阻力
中度	在被动关节活动范围的 1/2 时出现阻力
重度	在被动关节活动范围的前 1/4 时出现阻力，使被动关节活动难以完成

（二）肌张力的神经科分级法评定标准

肌张力的神经科分级法也是根据被动活动肢体的情况对肌张力进行评定，具体分级标准见表 4-2。

表 4-2　肌张力的神经科分级方法评定标准

肌张力级别	评定标准	肌张力级别	评定标准
0 级	肌张力降低	3 级	肌张力高，肢体活动受限
1 级	肌张力正常	4 级	肌肉僵硬，肢体被动活动困难或不能
2 级	肌张力稍高，但肢体活动未受限		

（三）改良Ashworth分级法评定标准

Ashworth 分级法的原理与被动关节活动范围检查法相似。1964 年确定的 Ashworth 分级法将肌张力分为 0～4 级，1987 年的改良 Ashworth 分级法在原有的 1 级和 2 级之间添加了一个中间等级（1^+级），从而使肌张力的分级更为准确。同时，改良的 Ashworth 分级法评定时还需要考虑阻力出现时肢体被动活动的角度，并要求将被动运动的速度控制在 1 s 内通过全关节活动范围。改良 Ashworth 分级法的具体评定标准见表 4-3。

表 4-3　改良Ashworth分级法评定标准

痉挛级别	肌张力程度	评　定　标　准
0 级	无肌痉挛	无肌张力的增高
1 级	轻微增加	受累部分被动屈伸时，在关节活动范围之末呈现最小的阻力或出现突然卡住和释放
1^+级	轻度增加	在关节活动范围后 50%范围内出现突然卡住，然后在关节活动范围的后 50%均呈现最小的阻力
2 级	明显增加	通过关节活动范围的大部分时，肌张力均较明显地增加，但受累部分仍能较容易地进行被动活动
3 级	严重增高	被动运动困难
4 级	僵直	僵直部分呈现屈曲或伸直状态，不能活动

（四）Penn 分级法和Clonus 分级法评定标准

Penn 分级法是以自发性肌痉挛发作频度来划分痉挛严重程度的评定方法，评分标准见表 4-4。Clonus 分级法是以踝阵挛持续时间进行评定分级的方法，评分标准见表 4-5。临床上这两种方法应用相对较少。

表 4-4　Penn 分级法评定标准

痉挛级别	评定标准
0 级	无痉挛
1 级	刺激肢体时，诱发轻度痉挛
2 级	痉挛偶有发作，<1 次/h
3 级	痉挛经常发作，>1 次/h
4 级	痉挛频繁发作，>10 次/h

表 4-5　Clonus 分级法评定标准

痉挛级别	评定标准
0 级	无踝阵挛
1 级	踝阵挛持续 1～4 s
2 级	踝阵挛持续 5～9 s
3 级	踝阵挛持续 10～14 s
4 级	踝阵挛持续≥15 s

二、肌张力低下的评定标准

根据严重程度，肌张力低下分为轻度、中到重度两级，可通过被动运动检查和徒手肌力检查进行评定，评定标准见表 4-6。对于上肢肌张力低下，还可采用上肢下落试验评定。评定者通过上肢突然下落时的“卡住”感，来评定患者自主本体感觉反应的强度。肌张力正常的上肢可表现为瞬间的下落，然后“卡住”并保持姿势。而肌张力低下的上肢则表现为下落迅速，肌张力增高的上肢表现为下落迟缓和抵抗。

表 4-6　肌张力低下评定标准

肌张力低下级别	评　定　标　准
轻度	肌张力降低，肌力下降，肢体放在可下垂的位置并放下，肢体只有短暂抗重力的能力，随即落下。能完成一定的功能性动作
中度到重度	肌张力明显下降或消失，手法肌力检查为 0 级或 1 级，将肢体放在抗重力肢位，肢体迅速落下，不能维持规定肢位。不能完成功能性动作

第五章
发育性反射评定

导学

发育性反射是随着神经系统的发育而表现出的对特定刺激的反应。各种中枢神经系统的损伤或疾病可能导致发育性反射异常，进而影响患者的运动功能。发育性反射意味着中枢神经系统反射的成熟度，也与运动发育和中枢神经系统疾病所致的运动功能障碍有着密切的联系。发育性反射的评定是中枢神经系统伤病的重要评定内容。

学习本章应掌握发育性反射的分类、不同水平的发育性反射的特点；熟悉发育性反射的评定注意事项，交叉伸展反射、抓握反射、非对称性紧张性颈反射、对称性紧张性颈反射、紧张性迷路反射、颈部调整反应、躯干调整反应、莫勒反射、降落伞反应、仰卧位平衡反应、俯卧位平衡反应、坐位平衡反应、迈步反应等主要发育性反射的检查方法及分析评定；了解发育性反射的出现、消失规律，发育性反射评定的目的，以及一般发育性反射的检查方法和分析评定。

第一节　概　述

一、发育性反射的出现与消失

发育性反射的出现和消失与人体的发育尤其是神经系统的发育关系密切。正常情况下，妊娠后期的胎儿以及出生时或出生后一段时间内的婴儿，会陆续出现一些脊髓、脑干、中脑和大脑皮质水平的反射。与深、浅反射不同，发育性反射与人体的运动发育过程密切相关，即只有在某一个水平的反射出现后才能完成与之相应的运动动作。随着神经系统的不断发育，脊髓和某些脑干水平的原始反射在婴幼儿时期由中枢神经系统进行整合而被抑制。一经整合，这些反射便不再以其原有的形式存在，正常情况下不能再被引出。因此，脊髓和脑干水平反射的出现与消失意味着中枢神经系统反射发育的成熟过程。

由于各种原因造成胎儿或新生儿脑损害，则发育性反射的出现和消失异常，表现为相应反射不能按时出现和消失，反射发育的迟缓或异常将导致患儿躯干和肢体运动功能发育异常。在成年期，中枢神经系统损伤又可使原始反射再现，导致正常的运动、姿势受到影响。发育性反射障碍对于运动功能的影响是多方面的，主要导致躯干的分节运动、分离运动减少，肌肉对于姿势变化的适应性下降，抗重力肌的功能下降，联带运动增加等。由此可见，发育性反射和运动发育与中枢神经系统疾病所致的运动功能障碍有着密切的关系。

二、发育性反射的分类

发育性反射可分为脊髓水平的反射、脑干水平的反射、中脑水平及大脑皮质水平的反应。

（一）脊髓水平的反射

脊髓水平的反射是脑桥下 1/3 的前庭外侧核传导的运动反射，它可协调肢体肌肉出现完全的屈曲或伸展动作模式。一般在妊娠 28 周至出生后 2 个月内出现并且存在，包括屈肌收缩反射、伸肌伸张反射及交叉性伸展反射、抓握反射等。

（二）脑干水平的反射

脑干水平的反射是通过从前庭外侧核到位于基底神经节下方的红核之间的区域传导的反射。它是静止的姿势反射，几乎不产生运动，表现为全身肌张力随着头部与身体的位置关系变化以及体位变化而发生变化。脑干水平的反射主要是通过调整肌张力对姿势产生影响，故又将脑干水平的反射称为调整反射。大部分脑干水平的反射在出生时出现并且维持至出生后 4 个月，包括非对称性紧张性颈反射、对称性紧张性颈反射、紧张性迷路反射、联合反应、阳性支持反应、阴性支持反应等。

（三）中脑水平的反应

中脑及大脑皮质水平的反射称为反应，是婴幼儿时期出现并终身存在的较高水平的反射，这些反应是正常姿势控制和运动的重要组成部分。中脑水平的反应是获得性运动发育成熟的标志，这些反应在中脑水平被整合并相互作用，以影响头与身体在空间的关系。大部分中脑水平的反应在出生时或出生后 4～6 个月出现并维持终身，包括各种调整反应和自动运动反应。

1. 调整反应　调整反应是在红核上方的中脑整合的，不包括大脑皮质。调整反应相互作用，使头和身体在空间保持正常位置。它们是出生后第一批发育的反射，到 10～12 个月时达到最大效应。当大脑皮质控制增加时，它们逐渐改变并受到抑制，到 5 岁末消失。它们的组合动作使得儿童能够翻身、起坐、手膝位起立和手足支撑俯卧。

2. 自动运动反应　严格地说，自动运动反应不是调整反应，但这些反射是随着头部的位置变化而变化的，自动运动反应涉及半规管、迷路、颈部的本体感觉。自动运动反应可在婴幼儿身上观察到，与调整反应一样，自动运动反应出现在发育的某个阶段，它的持续存在或缺乏也可见于某些疾病的患者。

（四）大脑皮质水平的反应

大脑皮质水平的反应是高水平、复杂的运动功能出现的基础。大脑皮质水平的反应在出生 6 个月后逐渐出现并终身存在，包括各种平衡反应。平衡反应是身体重心或支持面发生变化时，为了维持平衡所做出的应对反应。平衡反应是皮质水平的反应，它整合前庭、视觉和触觉的刺激输入，是大脑皮质、基底节和小脑相互作用的结果。肌张力正常并且能够适应身体重心的变化(即肌张力随身体重心的变化而及时调整)时,平衡反应出现。随着平衡反应的成熟,身体能够适应重心的变化而出现一系列的调整。因此,平衡反应成为人体站立和行走的重要条件之一。平衡反应状况可以通过活动的支持面和随意运动或破坏被检查者的体位而获得。

三、发育性反射评定的目的

1. *判断中枢神经系统的发育状况* 通过发育性反射的检查,可以对婴幼儿的发育状况做出判断。妊娠期的胎儿或婴儿出生时如果脑部受到损害,反射或反应的发育将会出现异常。发育性反射异常提示中枢神经系统成熟迟滞、神经反射发育迟滞。

2. *判断中枢神经系统的损伤情况* 检查评定原始反射有助于判断中枢神经系统损伤。成年人由于各种原因导致中枢神经系统损害时,低水平的原始反射将再现。如脑卒中偏瘫患者出现对称性或非对称性紧张性颈反射和联合反应等,这种病理性的表现正是由于脑损伤导致脊髓和脑干水平的反射失去高位中枢的抑制的结果。

3. *为制订康复治疗方案提供依据* 根据发育性反射的检查结果确定患儿的发育水平,从而制订出相应的康复训练方案。例如,头的控制是患儿维持坐位和进行各种运动的基础,正常婴儿在出生后 2 个月时,俯卧位的迷路调整反应和视觉调整反应即为阳性,此时小儿可在俯卧位的状态下抬头并在 45°维持,如患儿以上两种反应呈阴性,则应对其进行俯卧位视觉调整反应易化训练。

四、发育性反射评定的注意事项

(1) 采取正确的检查体位,检查时注意特异性感觉刺激的部位、强度和时间。

(2) 检查中仔细观察患者对刺激的反应。

(3) 在进行脑干水平反射的检查时,除了用肉眼观察外,还需触诊以发现和体会肉眼观察不到的肌张力变化。

(4) 注意反射和反应出现、消失的时间。

(5) 发育性反射的系统评定应当与功能性活动的评定相结合,并注意反射对运动功能的影响。

第二节 发育性反射的检查方法

发育性反射的功能状况可通过系统的检查获得,检查应根据发育过程按脊髓、脑干、中脑和大脑四个水平进行。

一、脊髓水平的反射

(一) 屈肌收缩反射

检查方法:患儿仰卧位,头部呈中立位,双下肢伸展。评定者刺激患儿一侧足底。

阴性反应:受到刺激的下肢仍维持伸展位,或因厌烦刺激而快速地退缩(图 5-1a)。

阳性反应:受到刺激的下肢出现失去控制的屈曲(图 5-1b)。

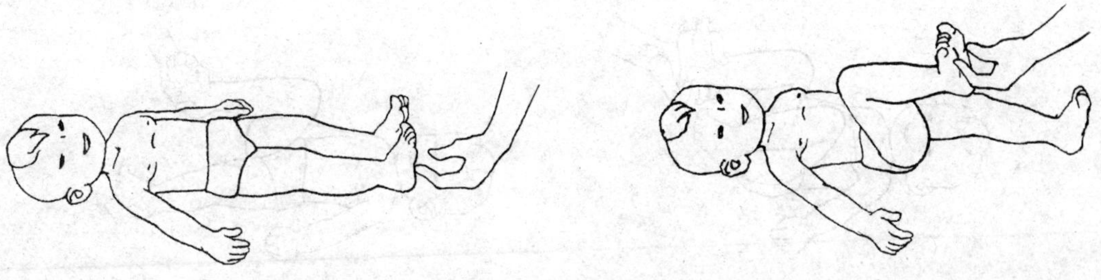

a　　　　　　　　　　　　　　　　b

图 5-1　屈肌收缩反射

（二）伸肌伸展反射

检查方法：患儿仰卧位，头部呈中立位，一侧下肢伸直，另一侧下肢屈曲。评定者刺激患儿屈曲侧下肢的足底。

阴性反应：被刺激的一侧仍维持屈曲位（图 5-2a）。

阳性反应：被刺激的下肢失去控制而伸直（图 5-2b）。

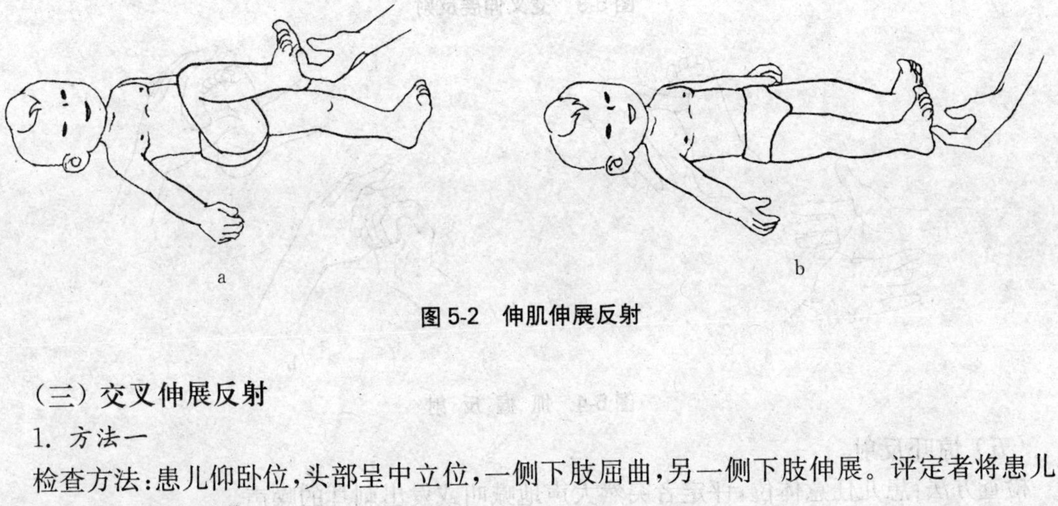

a　　　　　　　　　　　　　　　　b

图 5-2　伸肌伸展反射

（三）交叉伸展反射

1. 方法一

检查方法：患儿仰卧位，头部呈中立位，一侧下肢屈曲，另一侧下肢伸展。评定者将患儿伸展位的下肢做屈曲动作。

阴性反应：在伸直侧下肢屈曲时，对侧下肢仍保持屈曲（图 5-3a）。

阳性反应：在伸直侧下肢屈曲时，对侧屈曲的下肢变为伸直（图 5-3b）。

2. 方法二

检查方法：患儿仰卧位，头部呈中立位，双下肢伸展。评定者连续轻轻叩打患儿一侧大腿内侧。

阴性反应：刺激后双下肢无反应（图 5-3c）。

阳性反应：对侧下肢表现出内收、内旋和踝关节跖屈，呈典型的剪刀状体位（图 5-3d）。

（四）抓握反射

检查方法：患儿卧位，评定者对手掌或脚掌持续加压。

阴性反应：手指或足趾无反应（图 5-4a）。

阳性反应：手指或足趾屈曲（图 5-4b）。

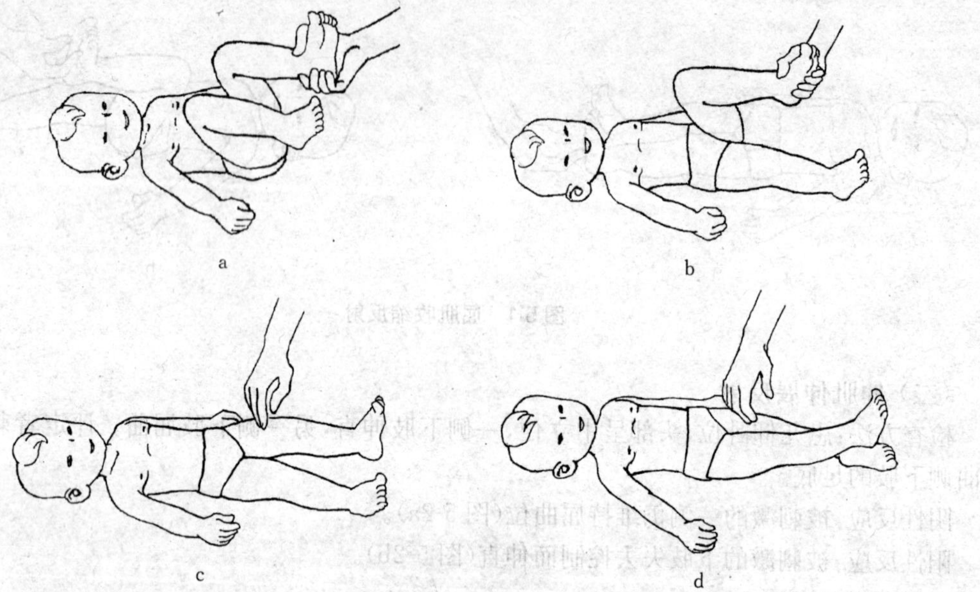

图 5-3　交叉伸展反射

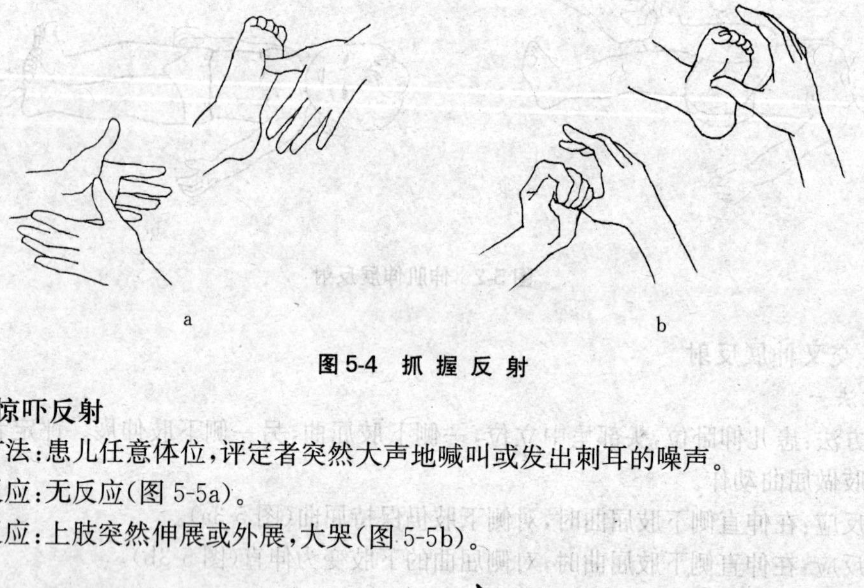

图 5-4　抓 握 反 射

（五）惊吓反射

检查方法：患儿任意体位，评定者突然大声地喊叫或发出刺耳的噪声。

阴性反应：无反应(图 5-5a)。

阳性反应：上肢突然伸展或外展，大哭(图 5-5b)。

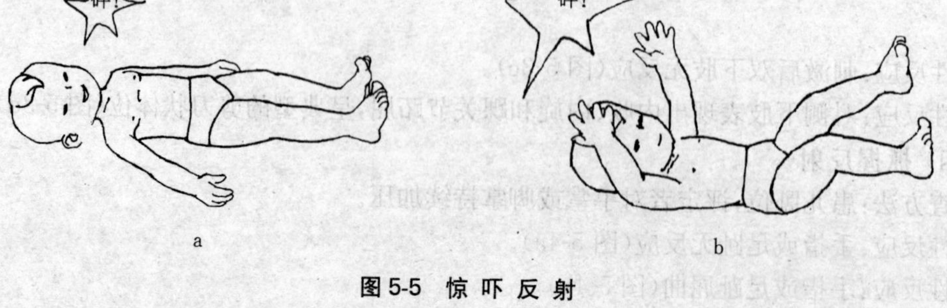

图 5-5　惊 吓 反 射

二、脑干水平的反射

（一）非对称性紧张性颈反射

检查方法：患儿仰卧位，头部呈中立位，上、下肢伸直。评定者将患儿头部转向一侧。

阴性反应：双侧肢体都无反应(图 5-6a)。

阳性反应：头部转向侧的上、下肢伸展，或伸肌的肌张力增高；对侧的上、下肢屈曲，或屈肌的肌张力增高(图 5-6b)。

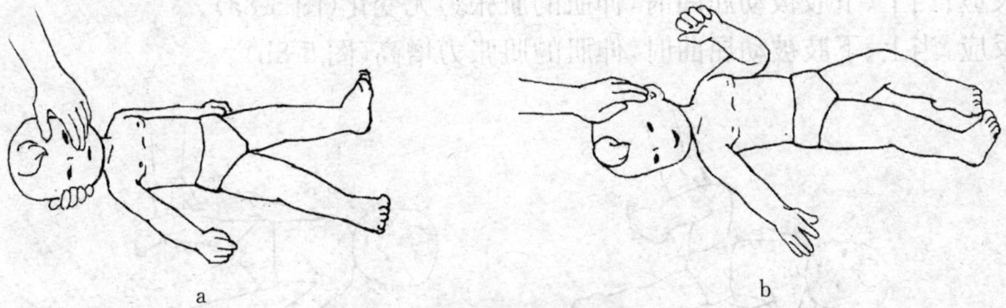

图 5-6　非对称性紧张性颈反射

（二）对称性紧张性颈反射

1. 方法一

检查方法：患儿膝手卧位，或趴在评定者(坐位)的腿上。评定者使患儿头部尽量前屈。

阴性反应：四肢肌张力无变化(图 5-7a)。

阳性反应：上肢屈曲或屈肌的肌张力增高，下肢伸展或伸肌的肌张力增高(图 5-7b)。

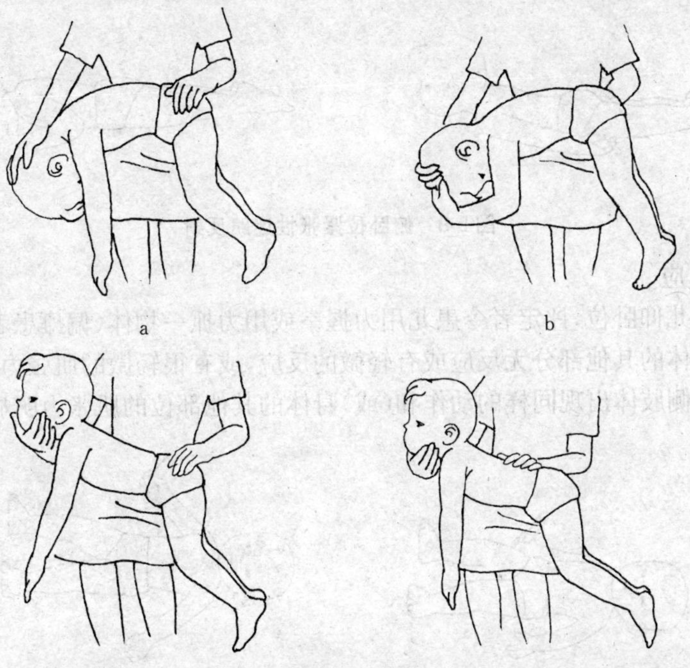

图 5-7　对称性紧张性颈反射

2. 方法二

检查方法：患儿膝手卧位，或趴在评定者（坐位）的腿上。评定者使患儿头部尽量后伸。

阴性反应：四肢肌张力无变化（图 5-7c）。

阳性反应：上肢伸展或伸肌的肌张力增高，下肢屈曲或屈肌的肌张力增高（图 5-7d）。

（三）仰卧位紧张性迷路反射

检查方法：患儿仰卧位，头部呈中立位，两侧上下肢伸直，患儿维持仰卧位。评定者屈曲患儿肘、膝关节。

阴性反应：当上、下肢被动屈曲时，伸肌的肌张力无变化（图 5-8a）。

阳性反应：当上、下肢被动屈曲时，伸肌的肌张力增高（图 5-8b）。

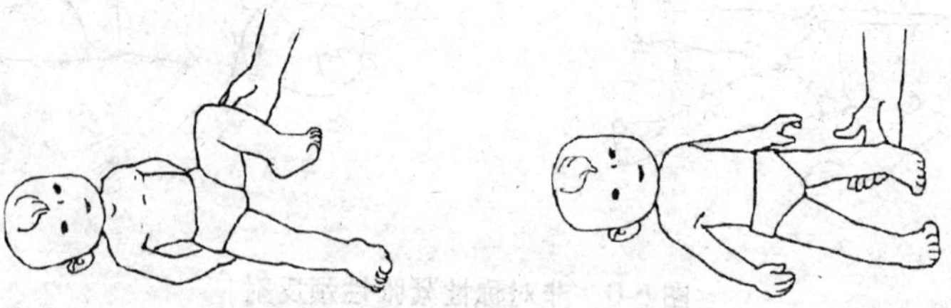

a　　b

图 5-8　仰卧位紧张性迷路反射

（四）俯卧位紧张性迷路反射

检查方法：患儿俯卧位，头部呈中立位，使患儿维持俯卧位。评定者观察患儿的姿势。

阴性反应：屈肌的肌张力无变化，头部、躯干、四肢伸直（图 5-9a）。

阳性反应：不能完成头部后仰、后缩肩及伸展躯干和四肢等动作（图 5-9b）。

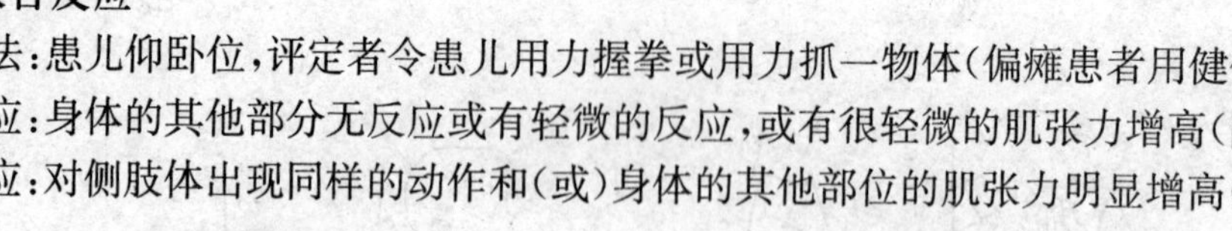

a　　b

图 5-9　俯卧位紧张性迷路反射

（五）联合反应

检查方法：患儿仰卧位，评定者令患儿用力握拳或用力抓一物体（偏瘫患者用健侧手）。

阴性反应：身体的其他部分无反应或有轻微的反应，或有很轻微的肌张力增高（图 5-10a）。

阳性反应：对侧肢体出现同样的动作和（或）身体的其他部位的肌张力明显增高（图 5-10b）。

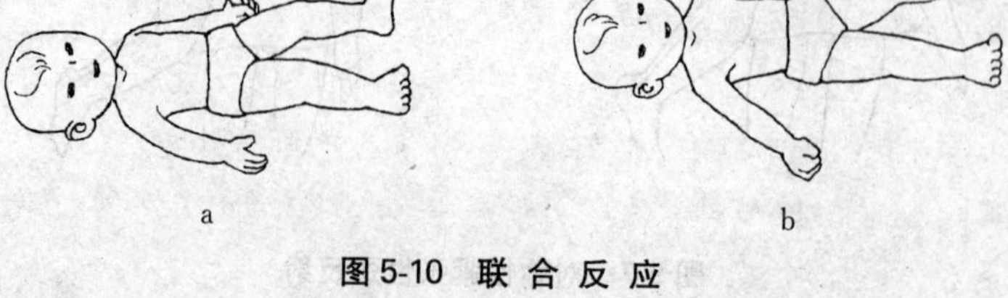

a　　b

图 5-10　联 合 反 应

（六）阳性支持反应

检查方法：评定者抱患儿使之保持立位，让患儿足底着地跳数次。

阴性反应：下肢自然屈曲，肌张力无变化（图 5-11a）。

阳性反应：下肢伸肌的肌张力增高，踝关节跖屈，甚至引起膝反张（图 5-11b）。

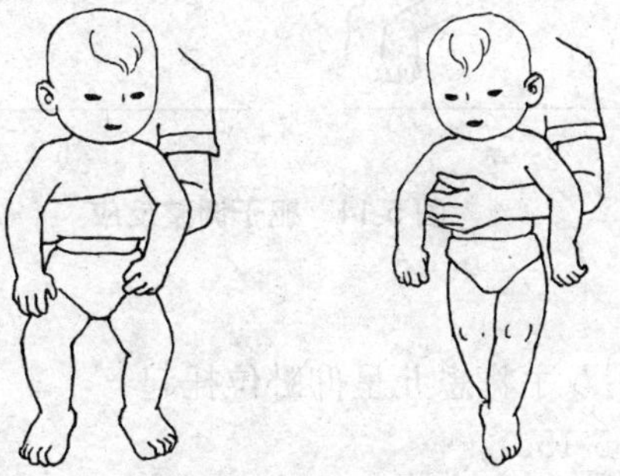

a　　b

图 5-11　阳性支持反应

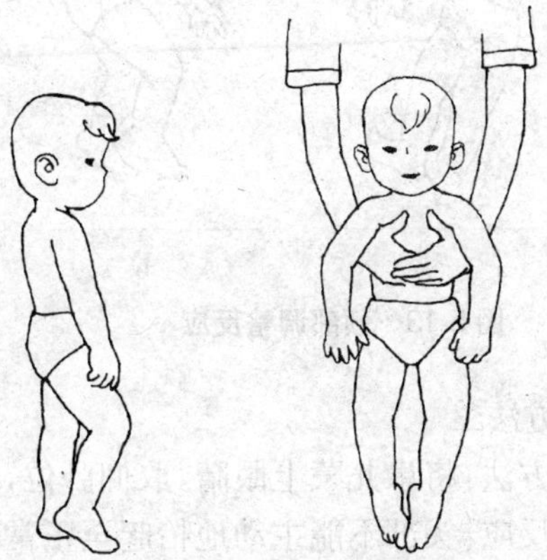

a　　b

图 5-12　阴性支持反应

（七）阴性支持反应

检查方法：评定者抱患儿使之保持立位，并减少扶持力量使患儿站立。

阴性反应：阳性支持反应诱发的伸肌张力增高有所缓解，踝关节呈 90°，下肢可屈曲（图5-12a）。

阳性反应：伸肌的肌张力增高不能缓解，阳性支持反应仍存在（图 5-12b）。

三、中脑水平的反应

（一）调整反应

1. 颈部调整反应

检查方法：患儿仰卧位，头部呈中立位，上下肢伸展，主动或被动地将头转向一侧。

阴性反应：身体不旋转（图 5-13a）。

阳性反应：整个身体随着头部的旋转向相同方向旋转（图 5-13b）。

2. 躯干调整反应

检查方法：患儿仰卧位，头部呈中立位，上下肢伸直，患儿主动或被动地将头转向一侧。

阴性反应：身体整个旋转（颈的调整反射），而不是分段旋转（图 5-14a）。

阳性反应：肩和骨盆之间身体分节旋转，即先头部旋转，接着两肩旋转，最后骨盆旋转（图 5-14b）。

3. 头部迷路调整反应

（1）方法一

检查方法：将患儿蒙上眼睛，取俯卧位，评定者用双手将患儿呈俯卧位托起。

阴性反应：头部不能主动地抬起至正常体位（图 5-15a）。

阳性反应：头部抬起至正常体位，面部呈垂直位，口呈水平位（图 5-15b）。

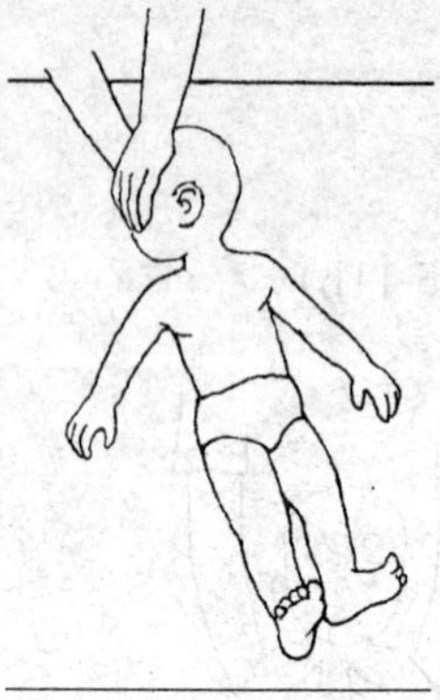

a　　b

图 5-13　颈部调整反应

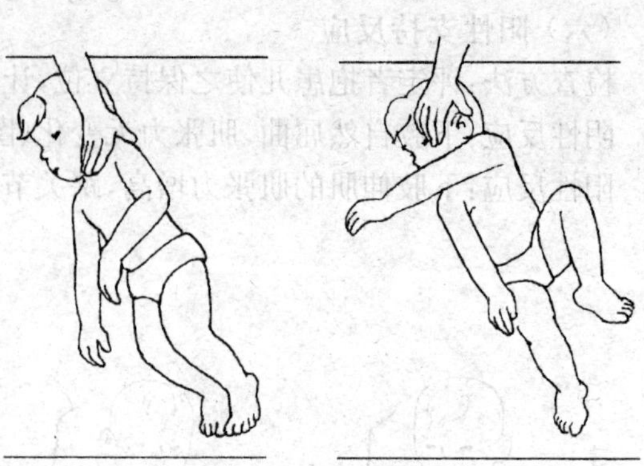

a　　b

图 5-14　躯干调整反应

（2）方法二

检查方法：将患儿蒙上眼睛，取仰卧位，评定者用双手将患儿呈仰卧位托起。

阴性反应：头部不能主动地抬起至正常体位（图 5-15c）。

阳性反应：头部抬起至正常体位，面部呈垂直位，口呈水平位（图 5-15d）。

（3）方法三

检查方法：将患儿蒙上眼睛，评定者抱住患儿的骨盆使患儿双脚悬空并向右侧及左侧倾斜。

阴性反应：头部不能自动调整至正常位置（图 5-15e）。

阳性反应：头部调整至正常体位，面部呈垂直位，口呈水平位（图 5-15f）。

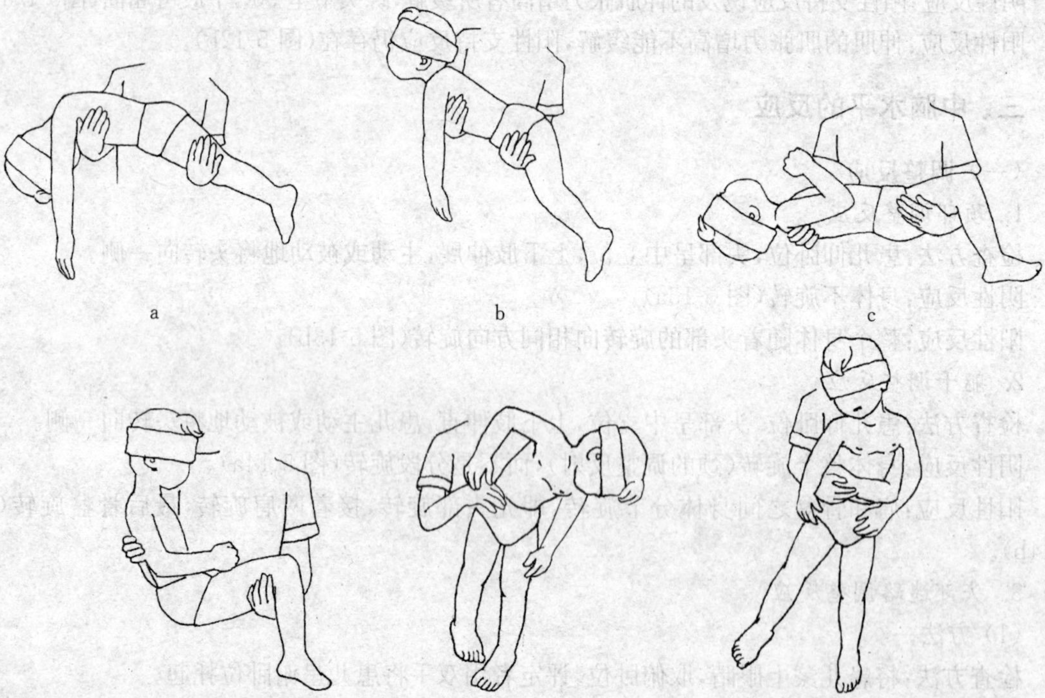

a　　b　　c

d　　e　　f

图 5-15　头部迷路调整反应

4. 视觉调整反应

(1) 方法一

检查方法：评定者双手抱患儿并使之在空中呈俯卧位，患儿维持俯卧位。

阴性反应：头部不能主动抬起至正常位置(图 5-16a)。

阳性反应：头部抬起至正常位置，面部垂直，口呈水平位(图 5-16b)。

(2) 方法二

检查方法：评定者双手抱患儿并使之在空中呈仰卧位，患儿维持仰卧位。

阴性反应：头部不能主动抬起至正常位置(图 5-16c)。

阳性反应：头部抬起至正常位置，面部垂直，口呈水平位(图 5-16d)。

(3) 方法三

检查方法：评定者抱住患儿的骨盆处于直立悬空位，并使患儿向右侧及左侧倾斜。

阴性反应：头部不能自动抬至正常位置(图 5-16e)。

阳性反应：头部抬起至正常位置，面部垂直，口呈水平位(图 5-16f)。

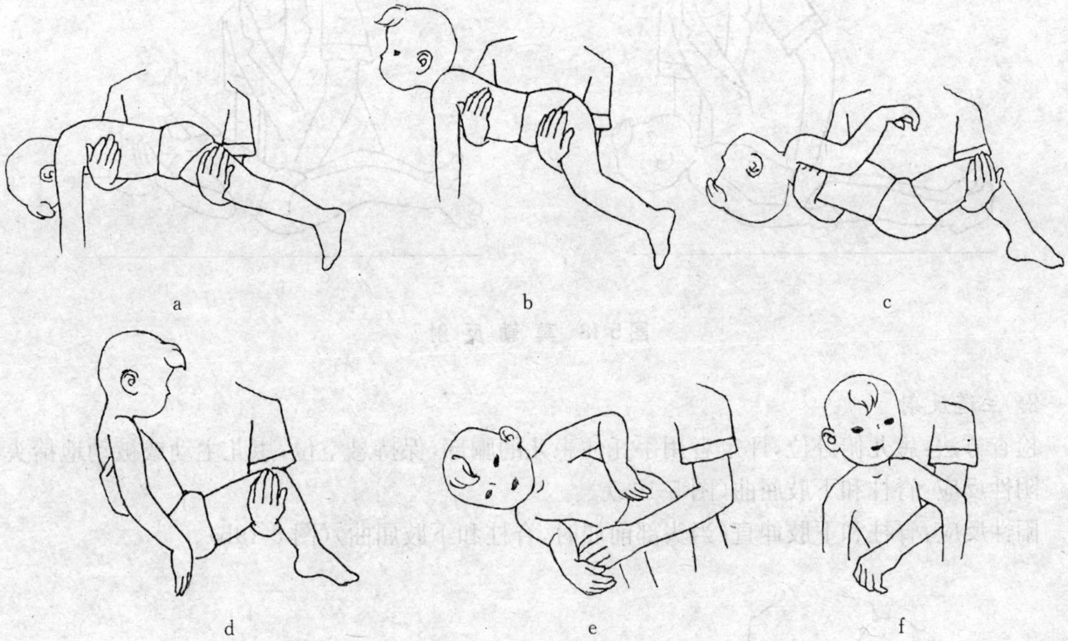

图 5-16　视觉调整反应

5. 两栖动物反应

检查方法：患儿俯卧位，头中立位，两下肢伸直，两上肢伸向头的方向。评定者将一侧骨盆抬起。

阴性反应：上肢和髋、膝关节不出现屈曲(图 5-17a)。

阳性反应：骨盆抬起侧的上肢和髋、膝关节屈曲(图 5-17b)。

(二) 自动运动反应

1. 莫勒反射

检查方法：患儿半卧位，评定者将其头部突然后仰。

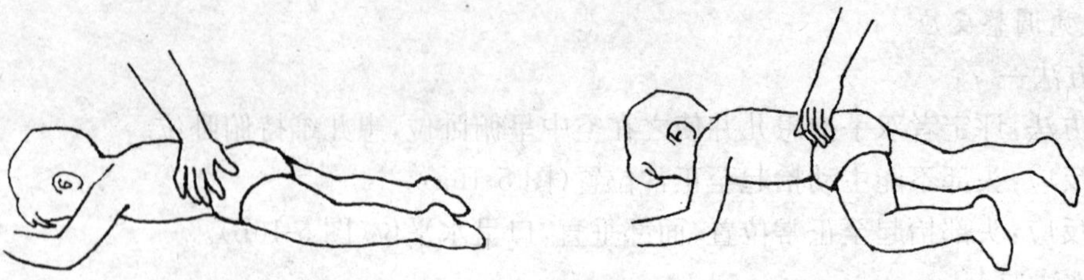

a　　　　b

图 5-17　两栖动物反应

阴性反应：无或出现轻微的惊愕反应(图 5-18a)。

阳性反应：上肢外展外旋、伸直(或屈曲)，各手指伸直和外展(图 5-18b)。

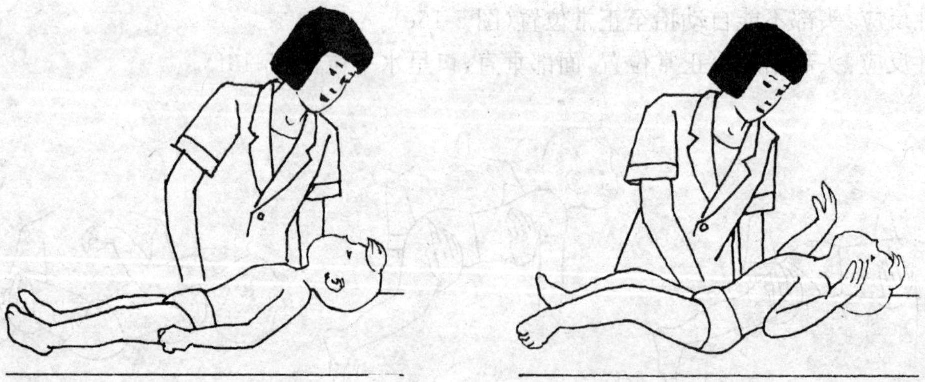

a　　　　b

图 5-18　莫 勒 反 射

2. 兰道反射

检查方法：患儿俯卧位，评定者用手托住患儿的胸部，保持悬空位，患儿主动或被动地抬头。

阴性反应：脊柱和下肢屈曲(图 5-19a)。

阳性反应：脊柱和下肢伸直(当头部前屈时，脊柱和下肢屈曲)(图 5-19b)。

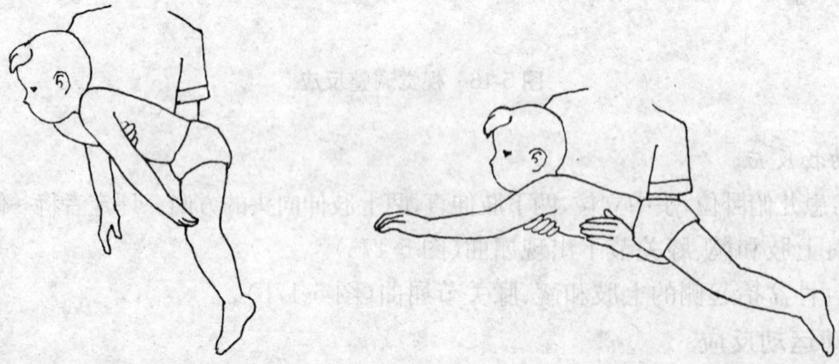

a　　　　b

图 5-19　兰 道 反 射

3. 保护性伸展反应(降落伞反应)

检查方法:患儿俯卧位,两上肢向头的方向伸展。评定者抱住骨盆或踝关节将患儿悬吊在空中,然后突然将头向地面方向移动。

阴性反应:上肢无保护头部的动作(图 5-20a)。

阳性反应:上肢迅速伸展伴手指外展和伸直,出现保护头部的动作(图 5-20b)。

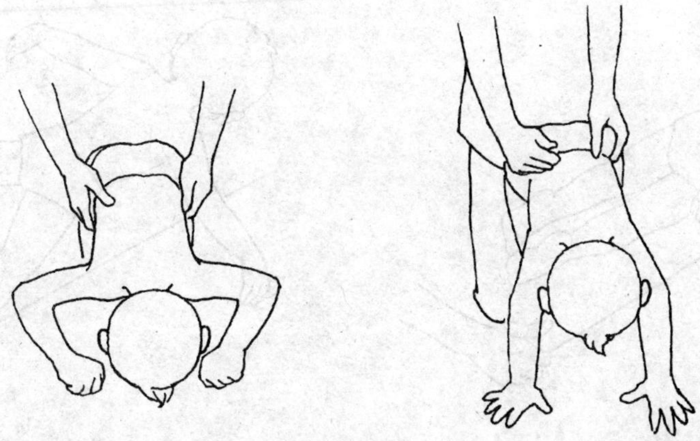

a　　　　b

图 5-20　降落伞反应

四、大脑皮质水平的反应

(一) 仰卧位平衡反应

检查方法:患儿仰卧在倾斜板上,上下肢伸直。评定者使倾斜板向一侧倾斜。

阴性反应:头部和胸廓不能自我调整,无平衡反应或保护反应出现(图 5-21a)。

阳性反应:头部和胸廓出现调整,倾斜板抬高的一侧上、下肢外展和伸直,倾斜板下降的一侧身体出现保护反应(图 5-21b)。

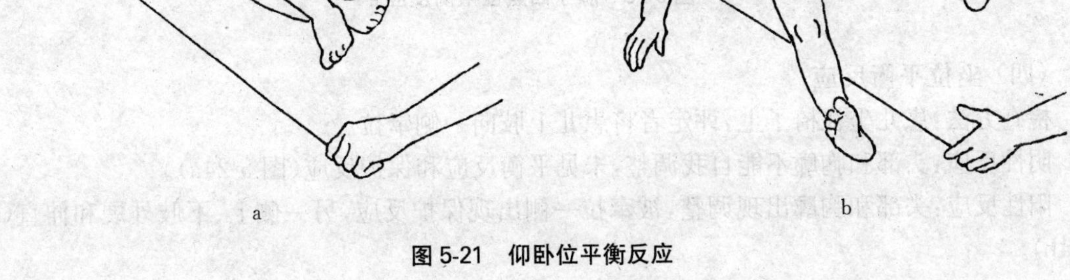

a　　　　b

图 5-21　仰卧位平衡反应

（二）俯卧位平衡反应

检查方法：患儿俯卧在倾斜板上，上下肢伸直。评定者使倾斜板向一侧倾斜。

阴性反应：头部和胸廓不能自我调整，无平衡反应或保护反应出现（图 5-22a）。

阳性反应：头部和胸廓出现调整，倾斜板抬高的一侧上、下肢外展和伸直，倾斜板下降的一侧身体出现保护反应（图 5-22b）。

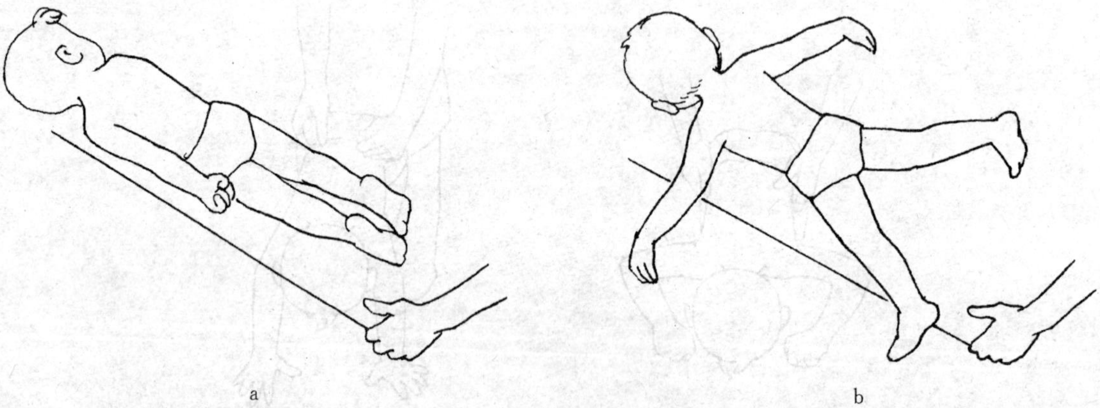

图 5-22　俯卧位平衡反应

（三）膝手四点位平衡反应

检查方法：患儿双手双膝支撑身体，评定者将身体向一侧倾斜。

阴性反应：头部和胸廓不能自我调整，未见平衡反应和保护反应（图 5-23a）。

阳性反应：头部和胸廓出现调整，受力的一侧上、下肢外展和伸直，另一侧出现保护反应（图 5-23b）。

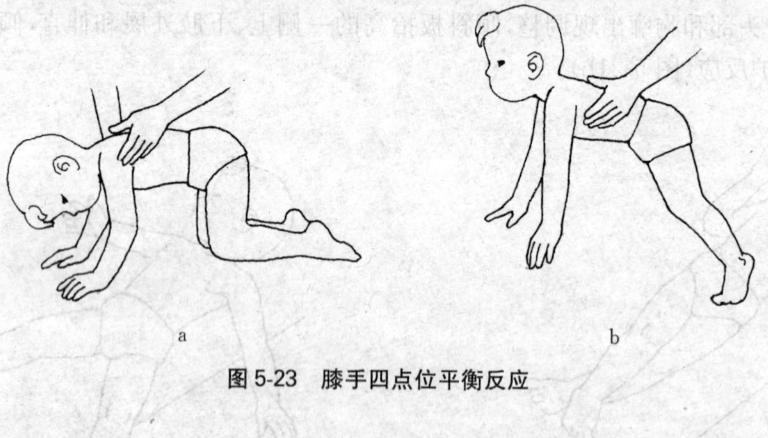

图 5-23　膝手四点位平衡反应

（四）坐位平衡反应

检查方法：患儿坐在椅子上，评定者将患儿上肢向一侧牵拉。

阴性反应：头部和胸廓不能自我调整，未见平衡反应和保护反应（图 5-24a）。

阳性反应：头部和胸廓出现调整，被牵拉一侧出现保护反应，另一侧上、下肢外展和伸直（图 5-24b）。

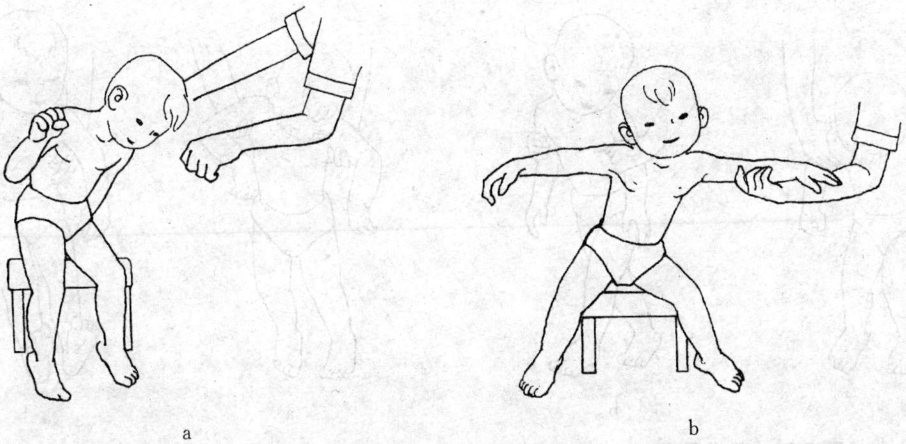

a　　　　b

图 5-24　坐位平衡反应

（五）跪位平衡反应

检查方法：患儿跪位，评定者牵拉患儿的一侧上肢使之倾斜。

阴性反应：头部和胸廓不能自我调整，未见平衡反应和保护反应（图 5-25a）。

阳性反应：头部和胸廓出现调整，被牵拉一侧出现保护反应，另一侧上、下肢外展和伸直（图 5-25b）。

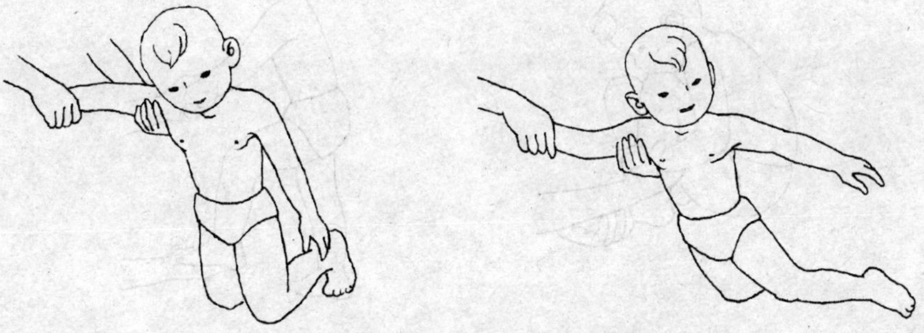

a　　　　b

图 5-25　跪位平衡反应

（六）迈步反应

检查方法：患儿站立位，评定者握住患儿双侧上臂，向左侧、右侧、前方及后方推动患儿。

阴性反应：头部和胸廓不能自我调整，不能跨步维持平衡（图 5-26a）。

阳性反应：头部和胸廓出现调整，脚向侧方、前方或后方跨步以维持平衡（图 5-26b）。

（七）足背屈平衡反应

检查方法：患儿站立位，评定者扶持双侧腋下，将患儿向后牵拉。

阴性反应：头部和胸部不能自我调整，无踝关节背屈（图 5-27a）。

阳性反应：头部和胸廓出现调整，踝关节背屈（图 5-27b）。

（八）跷跷板平衡反应

检查方法：（患儿必须能保持站立位）患儿站立位，评定者握住患儿的同侧手和足，使髋关节和膝关节屈曲，轻而慢地向前外侧拉手臂。

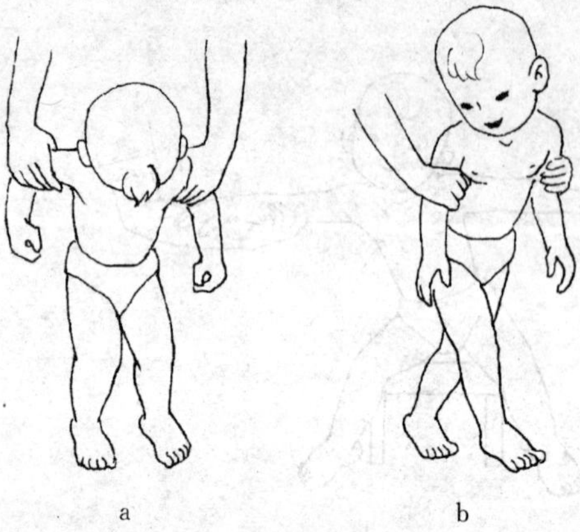
图 5-26　迈步反应

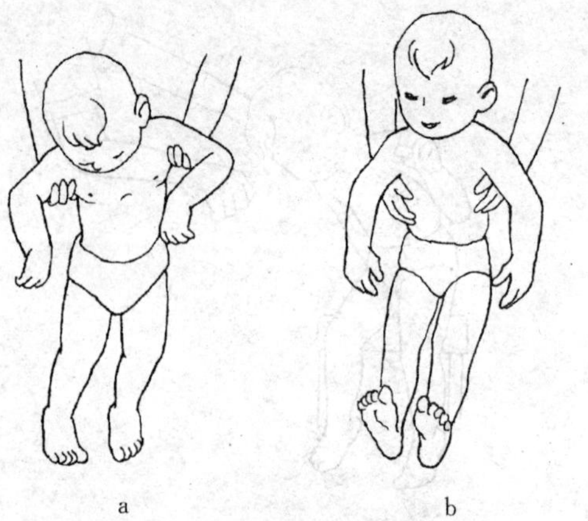
图 5-27　足背屈平衡反应

阴性反应：头部和胸部不能自我调整，不能保持站立位（图 5-28a）。

阳性反应：头部和胸廓出现调整，被检查侧的手屈曲，膝完全伸直并轻度外展以维持平衡（图 5-28b）。

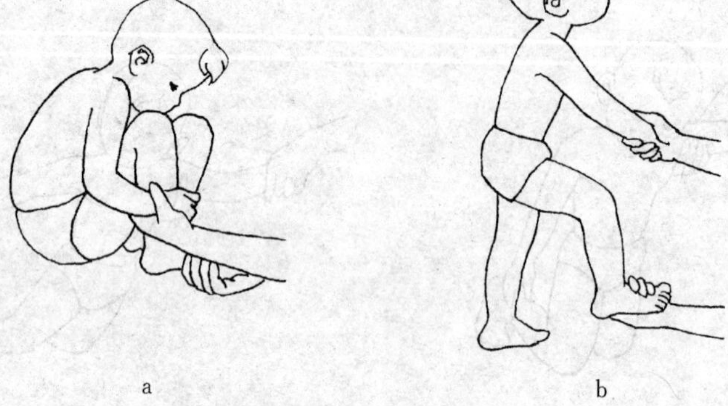
图 5-28　跷跷板平衡反应

第三节　结果记录与分析

发育性反射检查完成后，要及时记录并对结果进行分析，以便制订合理的训练计划，并在训练过程中监测训练效果。

一、结果记录

发育性反射的检查结果应记录在规范的记录表中（表 5-1）。记录时应准确记录患者对刺激的反应性质、强度（引起反应的速度和变化的程度）以及质量。

二、结果分析

系统地检查不同发育水平的反射活动后，评定者应重点注意患者的反射控制所能达到的最

表 5-1　发育性反射检查记录表

		发育性反射	阴性	阳性
脊髓水平		屈肌收缩反射		
		伸肌伸展反射		
		交叉伸展反射		
		抓握反射		
		惊吓反射		
脑干水平		非对称性紧张性颈反射		
		对称性紧张性颈反射		
		仰卧位紧张性迷路反射		
		俯卧位紧张性迷路反射		
		联合反应		
		阳性支持反应		
		阴性支持反应		
中脑水平	调整反应	颈部调整反应		
		躯干调整反应		
		头部迷路调整反应		
		视觉调整反应		
		两栖动物反应		
	自动运动反应	莫勒反射		
		兰道反射		
		降落伞反应		
大脑皮质水平	平衡反应	仰卧位平衡反应		
		俯卧位平衡反应		
		膝手四点位平衡反应		
		坐位平衡反应		
		跪位平衡反应		
		迈步反应		
		足背屈平衡反应		
		跷跷板平衡反应		

高水平。如果该水平与年龄相适应，则反射发育属正常。若控制水平低于当前年龄正常发育所应有的水平，提示中枢神经系统损伤。脑损伤发生在发育早期时（如小儿脑瘫），随意运动控制的发育将迟滞，表现为运动行为的控制以脊髓和脑干的反射占优势。脑损伤发生在成人阶段时（如脑卒中），较低水平的反射从较高水平的抑制控制中脱离而被释放，即较高级反射整合中枢（大脑皮质）障碍而表现为原始反射重现。因此，当成年人出现影响和控制运动行为的脊髓或脑干水平的反射，提示中枢神经系统受到严重损害。正常情况下不同水平的发育性反射的出现时间如下。

（一）脊髓水平的反射

正常情况下，屈肌收缩反射、伸肌伸展反射、交叉伸展反射在出生后 2 个月内阳性，2 个月后阴性；抓握反射在出生后 4 个月至 9 个月为阳性，9 个月后阴性；惊吓反射终生为阳性。

（二）脑干水平的反射

正常情况下，非对称性紧张性颈反射、对称性紧张性颈反射在出生后 4 个月至 6 个月内阳性，6个月后阴性；仰卧位紧张性迷路反射、俯卧位紧张性迷路反射在出生后4个月内阳性，4个月后阴性；联合反应伴随着其他的异常反射，提示反射发育迟缓，联合反应也见于成年偏瘫患者痉挛早期；阳性支持反应、阴性支持反应在出生后8个月内阳性，8个月后阴性。

（三）中脑水平的反应

1. *调整反应* 颈部调整反应在出生后6个月内阳性，6个月后阴性；躯干调整反应在出生后6个月至18个月内阳性，18个月后阴性；头部迷路调整反应、视觉调整反应在出生2个月后为阳性，并维持终生；两栖动物反应在出生6个月后为阳性，并维持终生。

2. *自动运动反应* 莫勒反射在出生后4个月内阳性，4个月后阴性；兰道反射在出生6个月后至两岁半为阳性，两岁半后阴性；保护性伸展反应（降落伞反应）在出生6个月后为阳性，并维持终生。

（四）大脑皮质水平的反应

仰卧位平衡反应、俯卧位平衡反应在出生6个月后出现阳性反应并持续终生；膝手四点位平衡反应在出生8个月后出现阳性反应并持续终生；坐位平衡反应在出生12个月后出现阳性反应，持续终生；跪位平衡反应、跷跷板平衡反应在出生15个月后出现阳性反应，持续终生；迈步反应、足背屈平衡反应在出生18个月后为阳性并持续终生。

第六章
平衡功能评定

导学

平衡是人体的基本运动功能，平衡功能对于维持日常生活中的各种姿势、进行各种活动以及对外界干扰产生适宜的反应尤其重要。平衡功能障碍常影响人体的整体功能，尤其影响患者的各种转移动作、行走和跑、跳等复杂运动。当各种原因导致维持姿势稳定的感觉运动器官或中枢神经系统受到损伤时，平衡功能便出现异常，这时需要进行科学的评定。

学习本章应掌握平衡、平衡功能的概念以及平衡功能的分类，Berg平衡量表的主要内容、评分基本原则以及结果分析；熟悉平衡的维持机制，平衡反应的概念、意义及表现形式，平衡功能评定的注意事项；了解平衡功能的评定目的、评定内容，平衡功能的观察法评定和仪器检查法评定。

第一节　概　述

一、平衡与平衡功能

平衡是指人体所处的一种姿势或稳定状态以及不论处在何种位置，当运动或受到外力作用时，能自动地调整并维持所需姿势的过程。

平衡功能是指当人体重心垂线偏离稳定的支撑面时，能立即通过主动的或反射性的活动，使重心垂线返回到稳定的支撑面内的能力。一个人的平衡功能正常，就能够保持恰当的体位，在随意运动中正确调整姿势，安全有效地对外来干扰做出反应。

人体保持平衡使自身处于一种稳定状态的能力与人体重心的位置和人体支撑面的面积两方面有关。如果人体重心的重力线落在支撑面之内，人体就是平衡的，否则人体将处于不平衡状态。为了保持平衡，身体重心必须垂直地落在支撑面的范围内。支撑面是指人体在各种体位下（卧、坐、站立、行走）所依靠的接触面，如站立时两足以及两足之间的面积即为支撑面，支撑面的大小影响身体平衡。人体保持平衡是具有一定稳定范围的，平衡的稳定范围是指一个人由垂直位向任何方向倾斜而原来的支撑面不发生改变（即不迈步、不伸手支撑或不跌倒）所能达到的最大范围。

二、平衡功能的分类

人体的平衡功能一般可以分为静态平衡和动态平衡两类。

（一）静态平衡

静态平衡是指人体在无外力作用下维持某种固定姿势的能力，即人体或人体某一部位处于某种特定姿势，如坐或站等姿势时保持稳定状态的能力。静态平衡主要依赖于肌肉的等长收缩及关节两侧肌肉的协同收缩来完成。

（二）动态平衡

动态平衡是指在外力作用于人体或克服重力时，人体需要不断调整自己的姿势来维持新平衡的能力，主要依赖于肌肉的等张收缩来完成（如平衡板上的站立训练）。动态平衡包括两个方面。

1. *自动动态平衡* 是指人体在无外力作用下从一种姿势调整到另外一种姿势的过程，即人体在进行各种自主运动（如由坐到站或由站到坐等各种姿势间的转换运动）时能够重新获得稳定状态的能力。

2. *他动动态平衡* 是指人体在外力推动作用下调整姿势的过程。即人体对外界干扰（如推、拉等）产生反应时恢复稳定状态的能力。

平衡功能的分类包括了人体在各种运动中保持、获得或恢复稳定状态的能力，具有一定的科学性和完整性。日常生活动作的完成，很大部分都要依赖于静态平衡和动态平衡的维持能力。静态平衡是动态平衡的基础，没有静态平衡的稳定，就没有动态平衡的发展。

三、人体平衡的维持机制

平衡功能具有人体在突然受到外力而发生重心移动时，四肢、躯干无意识或反射性地保持躯体稳定性的功能。当这种功能受到破坏时，即出现平衡障碍。平衡控制是一种复杂的运动技巧，一般认为，保持人体平衡需要三个环节的参与：感觉输入、中枢整合、运动控制。前庭系统、视觉调节系统、躯体本体感觉系统、大脑平衡反射调节、小脑共济协调系统和肌群的力量在人体平衡功能的维持上都起到了重要的作用。

（一）感觉输入

人体对身体所处位置与地球引力及周围环境关系的感知，有赖于视觉、躯体感觉、前庭功能的正常，适当的感觉输入，特别是躯体、前庭和视觉信息对平衡的维持和调节具有重要作用。

1. *视觉系统* 视网膜收集的信息经视神经通路传入视中枢，从而为机体提供周围环境及身体运动和方向的信息。视觉系统能准确地感受环境中物体的运动以及眼睛和头部的视空间定位。当身体的平衡因躯体感觉功能异常而受到干扰或破坏时，视觉系统通过颈部肌肉收缩，使头保持向上直立位和保持水平视线，以保持或恢复身体到原来的直立位，从而获得新的平衡。如果去除或阻断视觉输入（如闭眼或戴眼罩），姿势的稳定性将显著下降，这也是视觉障碍者、老年人平衡能力下降的重要原因。

2. *躯体感觉* 与平衡关系密切的躯体感觉包括皮肤感觉（触、压觉）和本体感觉。在维持身体平衡和姿势的过程中，与支撑面接触的皮肤触、压觉感受器向大脑皮质传递体重的分布、身体的重心等信息。分布于肌肉、关节及肌腱等处的本体感受器（螺旋状感觉神经末梢）收集随支撑面而变化的信息(如支撑面的面积、硬度、稳定性、表面平整度等,以及由此而出现的有关身体各部位的空间定位和运动方向),而这些信息经深感觉传导通路向上传递。例如,正常人站立在固定的支撑面上时,足底皮肤的触、压觉和踝关节的本体感觉输入起主导作用,当足底皮肤和下肢本体感觉输入完全消失时,人体就失去感受支撑面状况的能力,姿势的稳定性将受到严重影响,此时闭目站立即出现身体倾斜、摇晃甚至摔倒。

3. 前庭系统　包括三个半规管,能感知人体角加速度运动和瞬时直线加速运动以及与直线重力加速有关的头部位置改变的信息,这些信息经第四对颅神经传入脑干。例如,头部的旋转一方面刺激前庭系统中半规管内的壶腹嵴(运动位置感受器),从而感受头部在三维空间中的运动角加速度的变化,另一方面刺激前庭迷路内的椭圆囊斑和球囊斑,从而感受静止时的地心引力和直线加速度的变化。在躯体感觉和视觉系统正常时,前庭冲动在控制人体重心位置上的作用很小。如果躯体感觉和视觉信息输入均不存在(被阻断)或输入不准确而发生冲突时,前庭系统的感觉输入在维持平衡的过程中则变得至关重要。

(二) 中枢整合

由视觉系统、躯体感觉系统和前庭系统输入的感觉信息,在脊髓、前庭核、内侧纵束、脑干网状结构、小脑及大脑皮质等平衡感觉神经中枢中进行整合加工,并形成运动的方案。当体位和姿势变化时,为了判断人体重心的准确位置和支撑面的情况,中枢神经系统将三种感觉信息进行整合,迅速地判断何种感觉所提供的信息是有用的,何种感觉提供的信息是相互冲突的,并从中选择准确定位信息的感觉输入、放弃错误的感觉输入。当出现视觉干扰、支持面不稳定或感觉信息发生冲突等任何单一情况时,由于仍然存在其他感觉信息输入而使平衡状态得以保持。但是,如果两个感觉系统同时出现问题则平衡控制将受到影响。一旦中枢神经系统做出正确的决定,相应的肌群就会协调参与,以应对姿势变化,调整身体重心回到原范围内或建立新的平衡。

(三) 运动控制

中枢神经系统对多种感觉信息进行分析整合后下达运动指令,运动系统以不同的协同运动模式控制姿势变化,调整身体重心而恢复平衡或建立新的平衡。当平衡发生变化时,人体可以通过三种调节机制或姿势性协同运动模式来应变,即踝调节机制、髋调节机制和跨步调节机制。

1. 踝调节机制　人体站在一个比较坚固和宽大的支撑面上,受到一个较小的外界干扰(如较小的推力)时,身体重心以踝关节为轴进行前后转动或摆动(类似钟摆运动),以调整重心,保持身体的稳定性而维持平衡。

2. 髋调节机制　正常人站立在较小的支撑面上(小于双足面积),受到一个较大的外界干扰时,稳定性明显降低,身体前后摆动幅度增大。此时为了减少身体摆动使重心重新回到双足的范围内,人体通过髋关节的屈伸运动来调整身体重心和保持平衡。

3. 跨步调节机制　当外力干扰过大,使身体的摇动进一步增加,重心超过其稳定极限,髋调节机制不能应答平衡的变化,此时人体启动跨步调节机制,自动地向用力方向快速跨出或跳跃一步,重新建立身体重心的支撑点,使身体重新确立稳定站立的支撑面,避免摔倒。

此外,前庭神经系统、内侧纵束向头部投射影响眼肌运动,经前庭脊髓通路向尾端投射维持躯干和下肢肌肉兴奋性,经 γ 运动纤维传出的冲动调整梭内肌纤维的紧张性。而经运动纤维发出的冲动调整骨骼肌的收缩,使骨骼肌保持适当的肌张力,能支撑身体并能抗重力运动,且又不会阻碍运动。神经交互兴奋或抑制使人体保持身体某些部位的稳定，同时有选择地运动身体的其他部位，产生适当的运动，完成大脑所制定的运动方案，其中静态平衡需要肌肉的等长运动，动态平衡需要肌肉的等张运动。上述几方面的共同作用结果，使人体保持平衡或使身体处于一种稳定状态。

四、平衡反应

（一）平衡反应的概念及意义

平衡反应是指当身体重心或支撑面发生变化时，人体为维持平衡所做出的应对反应，是人体为恢复原有平衡或建立新平衡的保护性反应。平衡反应是一种自主反应，受大脑皮质的控制，属于高级水平的发育性反应，是维持正常平衡能力的生理基础。

平衡反应能使人体不论在卧位、坐位、站立位均能保持稳定的状态或姿势。如用双手取物，在不平整的地面上行走，保护自己免受突然坠落的物体砸伤，以及随意地抑制或控制活动。

（二）平衡反应的表现形式

平衡反应主要包括身体仰卧位和俯卧位时的倾斜反应、坐位时头部和上肢的保护性伸展反应、立位时下肢及髋部跳跃反应。当人体突然受到外界刺激引起重心变化时，四肢和躯干会出现一种自主运动，以恢复重心到原有稳定状态。例如，当患者坐位或立位时突然被推，全身平衡状态会发生变化，此时会不自主地伸出上肢或移动下肢以恢复原来的平衡状态。平衡反应的常见表现形式有如下几种：①仰卧位、坐位或站立位，当身体的支撑面发生变化时，出现躯干向外力作用方向弯曲，同时肢体向外伸展(图 6-1a)。②仰卧位、坐位或站立位，由于身体的支撑面发生倾斜或移动而使重心移位，出现躯干向倾斜上方弯曲，同侧肢体向外伸展，对侧保护性伸展(图 6-1b)。③坐位或站立位，此时向后推患者，出现足蚓状肌先收缩，随后足趾背屈、屈髋、躯干屈曲、上肢向前抬，最后头、肩向前(图 6-1c)。④坐位或站立位，向前推患者，出现足趾先屈曲然后足跟抬起、伸髋、躯干后伸、上肢向后摆，最后肩后伸、头后仰(图 6-1d)。

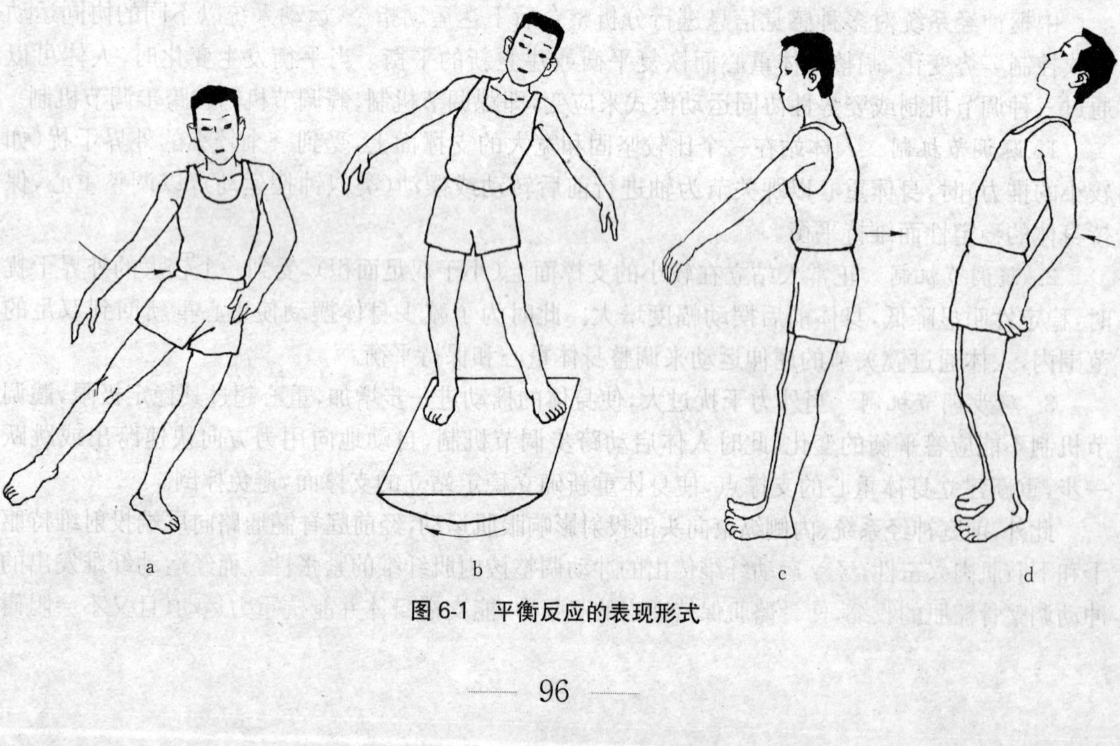

图 6-1 平衡反应的表现形式

五、平衡功能的评定目的

(1) 了解患者有无影响行走或其他功能性活动的平衡障碍。

(2) 确定平衡功能障碍的严重程度。

(3) 明确引起平衡功能障碍的原因。

(4) 预测发生跌倒的危险性。

(5) 为制定平衡训练方案提供依据。

六、平衡功能的评定内容

平衡功能的评定应包括以下内容。

1. 静止状态下的平衡功能　观察患者在不同体位时能否保持平衡，睁、闭眼时能否维持姿势稳定，在一定时间内能否对外界变化做出必要的姿势调整反应。

2. 运动状态下的平衡功能　观察患者能否精确地完成运动，包括完成不同速度的运动（加速或减速），运动后能否回到初始位置，或建立新的体位平衡。

3. 动态支撑面的平衡功能　当支撑面发生移动时能否保持平衡，如在行使的汽车或火车中行走。

4. 姿势反射　当身体处在不同体位时，由于受到外力（如推力或拉力）而发生移动，建立新平衡的反应时间和运动时间。

七、平衡功能评定的注意事项

(1) 评定时注意安全防护，患者不能安全独立完成所要求动作时，要注意给予保护以免摔倒，必要时应给予帮助。

(2) 对于不能站立的患者，可进行坐位平衡功能的评定。

(3) 评定顺序应由易到难，可先进行静态的、坐位的平衡能力检查评定，再进行动态的、站立位的检查。

(4) 注意观察患者在不同状态下保持平衡的情况，评定者不要用语言提示患者应采取的平衡措施。

第二节　平衡功能的常用评定方法

平衡功能的评定是运动功能评定的重要组成部分，常用的评定方法包括主观评定和客观评定两大类，主观评定以观察法和量表法为主，客观评定主要是指平衡测试仪评定。

一、观察法

观察法是通过观察患者的平衡反应情况，对其平衡功能做出判断的方法。平衡反应状况可以通过活动的支持面和随意运动或破坏患者的体位而获得。检查可以在不同的体位，如卧位、跪位、坐位或站立位进行。评定者破坏患者原有姿势的稳定性，然后观察患者的反应。检查既可以在一个静止、稳定的表面上进行，亦可以在平衡板等活动表面上进行。检查时评定者牵拉、推动患者肢体或倾斜平衡板以诱发平衡反应，正常人对于破坏平衡的典型反应为调整姿势，使头部向上直立和保持水平视线以恢复正位姿势，获得新的平衡。如果破坏过大，则会引起保护性跨步或上下肢伸展反应。

除了通过平衡反应判断患者的平衡功能，亦可通过观察患者在特殊体位下保持平衡的能力从而对平衡功能做出判断，具体包括静态平衡功能和动态平衡功能的观察。判断静态平衡功能应注意观察患者睁眼、闭眼时保持坐位或立位，双脚并行站立，双脚足跟碰足尖站立，单脚支撑站立等的情况。动态平衡功能的观察包括保持坐位，站位时推动患者使其头部、上肢、躯干在移动的情况下保持平衡，足跟碰足尖走直线及走标志物，侧方走、倒退走和走圆圈等。

二、量表法

量表法不需要特殊仪器和设备，评分简单，应用方便，临床应用日益普遍。目前临床上常用的平衡量表主要有 Berg 平衡量表、Fugl-Meyer 平衡量表等，均具有较高的信度和较好的效度，其中 Berg 平衡量表已广泛应用于临床多种伤病的平衡功能评定。

1. Berg 平衡量表的评定内容　Berg 平衡量表正式发表于 1989 年，最初用来预测老年患者跌倒的危险性，以后逐渐推广应用于多种伤病的平衡功能评定，评定内容包括站起、坐下、独立站立、闭眼站立、上臂前伸、转身一周、双足交替踏台阶、单腿站立等 14 个项目，具体内容见表 6-1。

表 6-1　Berg 平衡量表

评定内容	得分(0～4分)
1. 由坐位站起	
2. 无支持站立	
3. 无支持坐位	
4. 从站立位坐下	
5. 转移	
6. 无支持闭目站立	
7. 双脚并拢无支持站立	
8. 站立时上肢向前伸展并向前移动	
9. 站立时从地面拾起物品	
10. 站立时转身向后看	
11. 转身 360°	
12. 无支持站立时将一只脚放在凳子上	
13. 双脚一前一后站立	
14. 单腿站立	
总分	

2. Berg 平衡量表的使用要领　评定前需准备秒表、直尺、高度适中的椅子、台阶或小凳子；评定者对检查项目进行必要的说明、示范，使患者意识到完成每项任务时必须保持平衡；进行单腿站立检查时患者自行选择支撑腿；根据患者保持相应动作的持续时间和完成检查项目时是否需要监护、外界支持或评定者的帮助等情况，按照评分标准给予相应的分数；对于测试双侧或测试多次的项目，评分以最低得分为准；为保证评定结果的准确，评定者必须熟悉各项检查的评分标准。

3. Berg 平衡量表的评分标准　Berg 平衡量表 14 个项目的评分均为 0～4 分，评定者根据患者完成动作的情况给予相应分数，其中 4 分最好，0 分最差，具体评分细则见附录 4。

4. Berg 平衡量表的结果分析　Berg 平衡量表 14 个项目的总分为 56 分，根据总分高低对患者的平衡功能进行分级。0～20 分：平衡功能差，需坐轮椅。21～40 分：有一定平衡能力，可在辅助下步行。41～56 分：平衡功能较好，可独立行走。Berg 平衡量表总分少于 40 分，则预示有跌倒的危险。

三、仪器评定法

平衡功能的仪器评定主要是通过平衡测试仪来定量评定平衡功能。平衡测试仪不仅可以定量评定平衡功能，还可以明确平衡功能损伤的类型，有助于制订治疗和康复措施，评价治疗和康复效果。平衡测试仪由受力平台（即压力传感器）、显示器、电子计算机及专用软件构成。受力平台可以记录身体的摇摆情况并将记录到的信号转化成数据输入计算机，计算机在应用软件的支持下，对接收到的数据进行分析，实时描计压力中心在平板上的投影与时间的关系曲线，其结果以数据及图形显示，故称此系统为计算机动态姿势图，简称姿势图。由于姿势图不仅能精确地测量人体重心位置、移动的面积和形态，评定平衡功能障碍或病变的部位和程度，而且通过对姿势控制过程中的摇摆轨迹、摇摆幅度、摇摆速度及功率谱的分析，可以更深入地研究在各种情况下身体重心的摇摆特点，有利于制订针对性的康复训练方案。平衡测试仪的评定项目主要有以下两方面。

1. 静态平衡测试　在睁眼、闭眼及外界视动光的刺激下，测定人体重心平衡状态。主要包括重心位置、重心移动路径长度和平均移动速度、重心摆动功率谱等参数。

2. 动态平衡测试　患者以躯体运动反应跟踪计算机屏幕上的视觉目标来保持重心平衡，或在患者无意识的状态下，支撑面突然发生移动（如前后移动、倾斜），了解机体感觉和运动器官对外界环境变化的反应以及大脑感知觉的综合能力。

第七章
协调运动评定

导学

人体要保持一定的姿势并进行随意运动就必须具有正常的肌力、关节活动度以及有效的协调性和运动控制能力，良好的协调性是保证动作准确的必要条件。神经肌肉功能正常，才能使运动平稳、协调地进行。小脑、前庭神经、视神经、深感觉、锥体外系在运动的协调中发挥重要作用，相关部位的病变将导致协调运动出现障碍。协调运动的评定是运动功能评定的重要内容。

学习本章应掌握协调运动、协调运动障碍、精细运动和精细协调运动障碍的概念，协调运动障碍的表现特征和非平衡协调性运动的检查方法及评分标准；熟悉协调运动障碍的主要原因、协调运动评定的注意事项、平衡协调性运动的检查方法及评分标准；了解协调运动评定的目的、其他粗大协调运动的评定方法、手的精细协调运动的评定。

第一节　概　　述

一、协调运动的有关概念

（一）协调运动和协调运动障碍

协调运动是指在中枢神经系统的控制下，与特定运动或动作相关的肌群以一定的时空关系共同作用，从而产生平稳、准确、有控制的运动。其特点是以适当的速度、距离、方向、节奏和力量进行运动。协调运动主要分为两大类：大肌群参与的身体姿势保持、平衡等粗大运动（如翻身、坐、站、行走），小肌群实施的精细活动（如手指的灵活性、控制细小物品的能力等）。

协调运动障碍是指以笨拙的、不平衡的和不准确的运动为特点的异常运动，是由于中枢神经系统不同部位（小脑、基底节、脊髓后索）的损伤所致，前庭迷路系统、本体感觉与视觉的异常也可造成协调运动障碍。

（二）精细运动和精细协调运动障碍

精细运动是由一组或几组小肌群共同完成的随意运动。精细运动的完成包括协调性和灵活性两方面，精细运动的协调性是指在中枢神经系统的控制下，一组或几组小肌群共同进行平稳、准确而协调的随意运动。精细运动的灵活性通常是指手精细运动的协调性，如操作物品的速度、移动物品时的准确性、抓住与放开、抓物的方式、写字的技巧和手的姿势等。

精细协调运动障碍是指手笨拙而不准确的异常运动。小脑、基底节、脊髓后索等中枢神经系统的损伤，以及周围神经损伤，肌肉、肌腱外伤，肌肉痉挛或挛缩等均可导致精细运动协调性和灵活性的异常。

二、协调运动障碍的主要原因

人体从事随意运动需要在中枢神经系统、前庭迷路系统、本体感觉、视觉等共同作用下，依靠主动肌、拮抗肌、协同肌的相互协调来完成，其中任何部分的损伤都会造成协调运动障碍。中枢神经系统中有三个领域控制协调运动的产生，它们是小脑、基底神经节和脊髓后索，这些部位的功能异常是导致协调运动障碍的主要原因。

（一）小脑功能不全

小脑的主要功能是调节肌张力、维持身体的平衡和调节随意运动。小脑通过传入、传出纤维接受大脑皮质运动区、前庭器官和本体感觉传来的冲动，并发出冲动到达大脑皮质运动区、脑干网状结构，经网状脊髓束到达脊髓，构成椎体外系的大脑-小脑途径，从而在调节肌紧张和随意运动中发挥重要作用。小脑不同部位发生损伤导致小脑功能不全时，可出现协调运动障碍，表现为小脑性共济失调。小脑肿瘤、炎症、血管病、变性疾病、酒精中毒性小脑变性、多发性硬化等常导致小脑功能不全。

（二）基底神经节功能不全

基底神经节是位于大脑皮质深部的一组核团，在复杂的运动和姿势控制方面起着重要的作用，具体作用包括控制初始的、有规律的粗大随意运动。基底节也是维持肌张力的重要部位，其对皮质运动中枢和皮质下中枢的抑制作用是肌张力正常的重要保证。基底神经节功能不全患者主要表现为肌张力发生改变和随意运动功能障碍。新生儿窒息、新生儿核黄疸、帕金森病、肝豆状核变性、脑动脉硬化、基底节肿瘤、基底节血管性病变、氯丙嗪药物反应等常导致基底神经节功能不全。

（三）脊髓后索功能不全

脊髓后索对运动的协调性和姿势的保持起着重要作用，脊髓后索收集肌肉、关节等的神经末梢传入的本体感觉信息并输入大脑，本体感觉信息主要包括姿势的感觉和运动觉。脊髓后索功能不全造成同侧精细触觉和意识性深感觉障碍，发生感觉性共济失调。引起脊髓后索功能不全的主要原因是传导本体感觉的纤维（末梢神经、神经根、脊髓后索、内侧丘系、丘脑腹侧外侧核、顶叶部位）受损，而多发性末梢神经炎、进行性神经性肌萎缩、脊髓痨、亚急性联合变性、顶叶或丘脑血管病、肿瘤、外伤等也常导致脊髓后索功能不全。

三、协调运动障碍的表现特征

协调运动障碍的表现因中枢神经系统中功能异常的部位不同而有所不同。

（一）小脑功能不全的协调运动障碍特征

小脑功能不全的症状以四肢与躯干协调运动失调为主，表现为四肢和躯干不能灵活、顺利而准确地完成动作。缺乏精细协调及对距离的判断力，可以影响步态、姿势和运动方式。患者对运动的速度、距离、力量不能准确估计而发生辨距不良、动作不稳，行走时两脚分开较宽、步态不规则、稳定性差。

具体表现为：①辨距不良，对距离的判断力不好。②意向性震颤，震颤发生于随意运动时。③姿势性震颤，站立时身体前后摇摆。④轮替运动障碍，完成快速交替动作有困难。⑤运动分律，完成的活动不是平滑的一个活动，而是一连串运动成分。

（二）基底神经节功能不全的协调运动障碍特征

基底神经节病变的患者一类主要表现为震颤，肌张力过高，随意运动减少，动作缓慢，面部表情呆板，如帕金森病；另一类表现为上肢和头面部不自主和无目的动作，这些动作类似随意运动中的一个片断，但肌张力低下，如舞蹈病。

具体表现为：①静止性震颤，患者静止时出现"搓丸"样震颤，随着有目的的运动而减轻或消失。②运动不能，患者启动运动困难。③手足徐动，四肢、躯干、面部以外的部位出现缓慢的、不随意的扭曲运动。④偏身舞蹈症，一侧身体突然出现痉挛性的、有力的、无目的的鞭打样运动。⑤肌张力紊乱，肌张力出现从高到低的无规律变化。

（三）脊髓后索功能不全的协调运动障碍特征

此类患者不能辨别肢体的位置和运动方向，行走时动作粗大，迈步不知远近、落地不知深浅、抬足过高、跨步宽大、踏地加重，行走时需要视觉补偿，总看着地走路，闭目或在暗处步行时易跌倒。

具体表现为：①闭上眼睛或环境黑暗时，由于视觉反馈的减弱，增加了平衡紊乱，可见患者站立时身体摇晃倾斜，易跌倒。②步态异常，行走时两脚分开较宽，摇摆不定，步长不等，高抬腿，落地有声，走路看脚。③辨距不良，不能准确摆放四肢位置或不能触及某一特定物体，患者不用眼睛看就不能说出评定者在其皮肤上所写的文字。

四、协调运动评定的目的

（1）通过了解肌肉或肌群在维持姿势和各种运动或动作中的功能状况，明确协调障碍对协调运动或活动质量的影响。

（2）根据协调运动障碍制订相应的康复目标与计划，为制订相应的运动训练方案提供依据。

（3）为选择适当的辅助运动器具提供依据，以提高运动的安全性。

（4）判断康复治疗的效果。

五、协调运动评定的注意事项

1. *选择适当的评定方法*　根据患者的平衡功能等情况选择协调运动评定的方法，一般首先进行非平衡协调性运动的检查，若患者平衡功能较好，可进一步进行平衡协调性运动的检查，手的精细协调运动检查常用于功能水平较高的患者。协调运动评定应选择安静、光线充足、有一定活动空间的房间，先计时测速确定基线水平，然后对患者的协调功能进行检测。

2. *注意观察运动完成情况*　进行协调运动检查时，注意观察患者完成运动是否直接、精确，有无震颤、晃动或不稳定，完成运动的时间是否正常；加快运动速度时，运动质量有无变化；注意睁眼、闭眼和静止、运动时情况的差异；不协调运动和受累肢体的情况，是否有身体的近侧、远侧肢体参与活动；患者是否很快感到疲劳。

3. 检查其他相关功能情况　检查有无肌力、关节活动度和感觉的异常，因这些方面的功能异常可能影响运动的协调。然而，即使在肌力、关节活动度和感觉都正常时，也可能出现不协调的情况。当检查老年患者时，应允许有年龄的差异，如老年人反应比较迟钝，平衡和协调能力较差。

4. 保证患者安全　检查应在患者休息好以后进行，评定者要将检测方法向患者解释清楚，并对患者受检时的情况予以准确记录，患者身体的情况、疲劳、领悟程度、胆怯均会影响测试的结果。协调运动障碍患者运动的准确性、稳定性较差，检查中注意对患者的安全防护，必要时给予帮助。

第二节　协调运动的常用评定方法

协调运动评定应根据障碍的表现，有针对性地选择非平衡性协调运动检查和平衡性协调运动检查，为进一步制定康复治疗计划提供依据。非平衡性协调运动检查是在非站立姿势下进行的动态或静态运动的评定，包括粗大运动和精细动作，属于一般协调功能障碍的神经学检查。平衡性协调运动检查是在站立时，对其静态、动态的姿势和平衡情况做出的评定，主要是粗大运动。

一、非平衡性协调运动的评定

非平衡性协调运动的检查是协调运动评定的常用检查方法，检查时要求逐渐加快运动速度并进行睁眼、闭眼运动。检查的异常反应是运动逐渐偏离正确的位置和闭眼时反应质量下降。除了特殊指明，一般测试为坐位。

（一）检查方法

非平衡性协调运动的检查较多，以下是常用的方法。

1. 指鼻试验　由肩外展 90°、肘关节伸展开始，屈肘用示指指尖指向鼻尖。检查时以不同的方向、速度、睁眼、闭眼重复进行，并双侧比较。

2. 指指试验　由双侧肩关节外展 90°、肘关节伸展开始，做双上肢屈肘使双示指在中线互相接触，分别在睁眼、闭眼时进行。

3. 交替指鼻和对指　患者用示指交替指自己的鼻尖和评定者的示指。评定者可变换位置来测试患者对变换距离、方向的应变能力。

4. 对指试验　用拇指指尖连续逐一触及该手的其他指尖，可逐渐加快速度。

5. 粗大抓握　手指从完全屈曲到完全伸展进行变换，可逐渐加快速度。

6. 轮替试验　上肢紧贴于体侧，屈肘 90°，做快速反复的前臂旋前旋后交替动作，或以一侧手掌快速拍打对侧手背，或足跟着地以前脚掌快速反复敲击地面。

7. 反弹试验　上肢外展、屈肘，评定者握住患者前臂用力向伸肘方向牵拉，患者屈曲前臂进行对抗，评定者突然松手。正常情况下，屈肘的拮抗肌群（肱三头肌）将收缩而对运动进行校准，并制止肢体的过度运动。

8. 交替足跟至膝、足跟至足趾　患者仰卧位，用一侧的足跟交替接触对侧的膝和踇趾。

9. 跟膝胫试验　患者仰卧位，用一侧的足跟沿对侧胫骨近端向远端滑动。

10. 足趾触评定者手指　患者仰卧位，用踇趾触及评定者手指。评定者通过变换手指的位置以评定患者变换方向、距离的情况和运动的力量。

11. 画线试验　在纸上画出相距 10 cm 的两条纵行的平行线。患者在平行线之间从左至右画一条横线使之与两纵线相交成直角。

12. 振子试验　令患者双上肢向前伸，手掌向下，然后闭上眼睛，嘱其在手部受到冲击时，尽量保持稳定。检查者突然用力叩击患者的腕部，使其上肢上下移动。正常人上肢迅速回复至初始位。

（二）分析评定

根据以上试验的完成情况可判断协调运动障碍的原因，如小脑病变患者指鼻试验时指鼻不准，接近鼻尖时动作变慢，或出现意向性震颤；轮替试验则动作笨拙，节律缓慢不匀；反弹试验表现为肢体过度回弹，前臂反击身体；睁眼、闭眼时均不能完成跟膝胫试验；画线试验中画线往往超出纵线的界限；振子试验出现上肢多次重复的上下振子样运动。

根据试验的完成情况也可进行分级评分，从而对协调运动障碍的程度进行量化。1 分：不能完成活动。2 分：重度障碍，仅能发起运动。运动无节律性，明显不稳定、摆动，可见无关的运动。3 分：中度障碍，能完成指定的活动，但动作慢、笨拙、不稳定。在增加运动速度时，完成活动的节律更差。4 分：轻度障碍，能完成指定的活动，但速度、技巧较正常稍差。5 分：正常完成活动。

二、平衡性协调运动的评定

（一）检查方法

平衡性协调运动检查的常用方法有以下几种。

1. 立位保持与立位平衡

（1）静态立位保持：患者头部直立，面向前方，双足并拢，双上肢向前平伸，分别在睁眼和闭眼的两种情况下，保持站立姿势 30 s。评定者注意观察其身体晃动的程度和有无跌倒的倾向。闭眼时身体晃动明显，为闭眼难立征阳性（Romberg 征阳性）。

（2）静态立位平衡检查：患者双足分开站立（两足间距 20 cm）和双足并拢站立，分别检测睁眼与闭眼时身体重心晃动的情况和站立所持续的时间。

（3）立位平衡反应：患者站立位，上肢向前方、侧方、后方上举时，观察躯干的运动情况。评定者用手推拉患者，检查调整反应和平衡反应，评定反应出现的时间、反应运动的正确性。反应时间延迟、运动的方向和幅度异常，说明平衡和协调运动功能障碍。

（4）立位时身体侧方移动：受试者双足分离 20 cm 保持静止站立时，评定者从侧方对其肩部或骨盆施加外力，使其身体重心向侧方移动达 10 cm 处，并以此姿势保持数秒。观察运动的速度及达到目标点运动的正确性和运动开始后身体摇摆的情况。身体侧方移动对行走迈步时重心向支撑腿转移是十分重要的。

（5）立位躯干屈伸时的协同运动：正常的模式是躯干屈曲时，伴骨盆向后方移动（髋关节屈曲），膝关节伸展位，下肢稍向后方倾斜（足踝关节跖屈）；躯干伸展时，骨盆向前方移动（髋关节伸展），膝关节屈曲位，下肢向前方移动（足踝关节背屈），这是躯干运动伴身体重心移动的最低限度的必要条件。

2. 步行平衡协调的检查 对于能够保持立位平衡协调的患者可进行步行平衡协调的检查。检查时要求患者直线行走 2 m，观察其身体摇摆情况或有无倾倒的现象。必要时可在平行杠内行走，注意膝关节屈曲的发生或辅助下膝关节屈曲步行的情况，以及步行的中间位保持的稳定性等。也可以进行特殊要求的行走，如一侧足跟直接置于对侧足趾之前行走，沿着地板上所画的直线行走或按地板上已有的标记行走，或侧向走和倒退走、原地踏步、变换步行速度行走、步行时突然停下或起步、用足趾或足跟行走等各项协调性检查。

3. 步行轨迹测试 将患者两眼蒙住，头部正直，前后往返行走 5 次。正常人往返 5 次后不见显著偏斜，偏斜度不超过 10°～15°。

（二）分析评定

根据平衡性协调运动检查的完成情况可判断协调运动障碍的原因，如小脑病变患者睁眼、闭眼时 Romberg 征均为阳性，而下肢感觉障碍患者仅表现为闭眼时阳性。小脑病变患者还可见立位时身体侧方移动迟缓，运动的正确性显著降低，身体晃动幅度明显增大；站立位躯干屈曲向前的平衡能力下降，躯干向后伸展不能，呈现过度后倾以致跌倒；步行时，单足支撑的瞬间会急速出现膝关节屈曲，导致身体晃动幅度增大，平衡被破坏；步行轨迹测试表现为明显的星形步迹。

根据运动情况可对平衡性协调运动进行评分。1 分：不能活动。2 分：能完成活动，但为保持平衡需要大量的身体接触加以防护。3 分：能完成活动，但为保持平衡需要较少的身体接触加以防护。4 分：能正常完成活动。

三、其他粗大协调运动的评定

除了常用的非平衡性协调运动检查和平衡性协调运动检查可对粗大协调运动进行评定外，也可通过体位变换评定粗大协调运动。

（一）从仰卧位至俯卧位

正常人从仰卧位翻身时，颈部屈曲、旋转，然后上部躯干随之屈曲、旋转。这是基于颈部调整反应并引出躯干分节性旋转的躯干旋转调整反应，即先后产生肩、胸廓、髋与骨盆的旋转。在翻身至侧卧位前脊柱有一轻度伸展，而后转到俯卧位（图 7-1）。

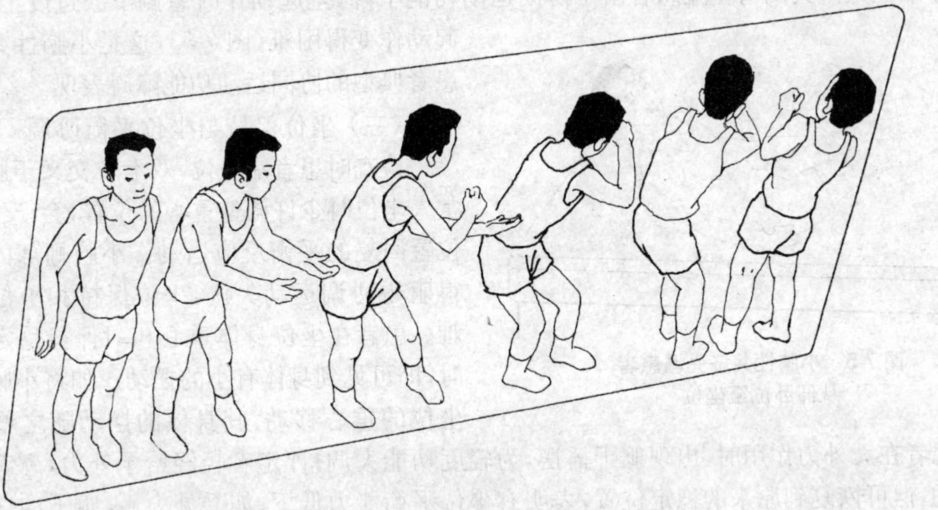

图 7-1 正常人从仰卧位至俯卧位

小脑性共济失调、偏身共济失调患者在仰卧位翻身时，最初颈部和躯干呈伸展运动，使运动继续进行困难（图 7-2）。帕金森病则表现为双侧对称性屈曲样的异常动作，以躯干与下肢呈过度屈曲似球状转至侧卧，再至俯卧位（图 7-3）。偏瘫患者由于患侧肩胛带后撤而无法完成自患侧向健侧的翻身运动。

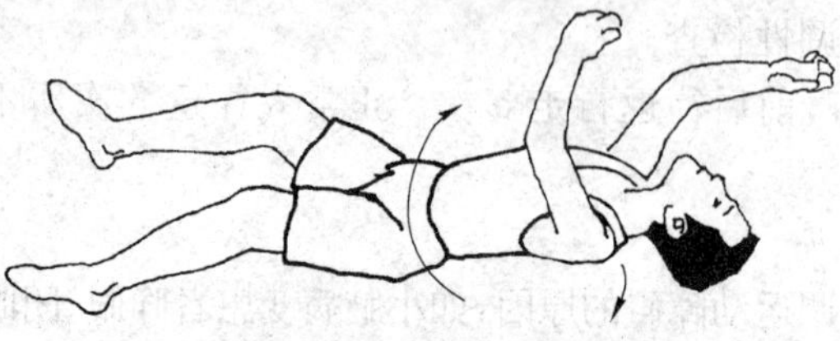

图 7-2　小脑性共济失调患者翻身

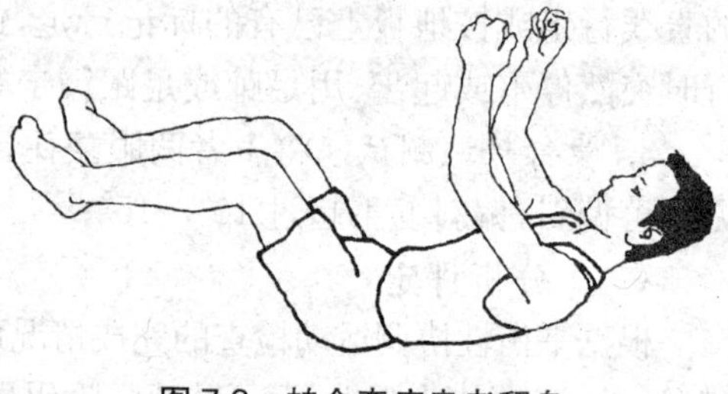

图 7-3　帕金森病患者翻身

（二）从仰卧位至坐位

正常人从仰卧位至坐位的动作是在颈部屈曲与旋转，躯干旋转，腹肌与髋关节屈肌主动收缩，使髋、膝关节轻度屈曲，并在肩关节屈曲与肩胛带前突的基础上完成的。同时，为防止髋关节屈曲使下肢过度上抬，髋关节伸展肌群为稳定骨盆和下肢也产生收缩运动，即屈髋肌与伸髋肌产生协同运动，并在支撑侧肩关节的辅助下，完成坐起的动作（图 7-4）。

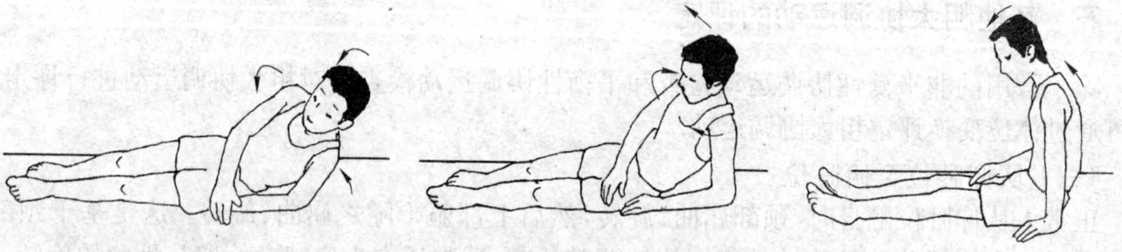

图 7-4　正常人从仰卧位至坐位

小脑性共济失调与偏瘫患者由于协同运动功能下降，坐起动作时患侧下肢过度上抬，使坐起动作变得困难（图 7-5），这是小脑性共济失调患者典型的协同运动功能障碍表现。

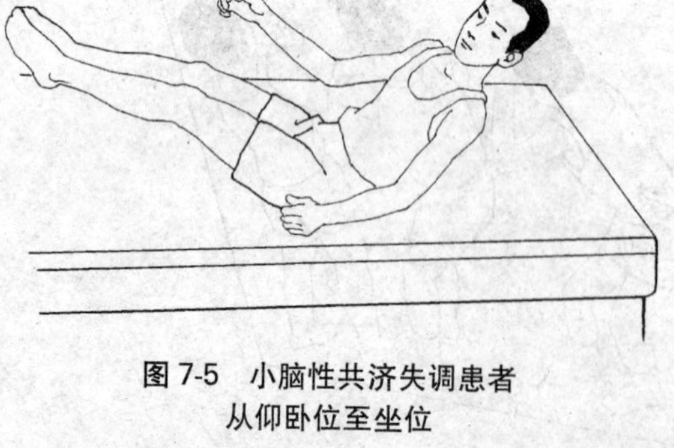

图 7-5　小脑性共济失调患者从仰卧位至坐位

（三）坐位保持与坐位平衡协调

检查时患者端坐位，双上肢交叉于胸前。正常人坐位时少许调整重心的位置，会产生向稳定位置回复的平衡反应运动。小脑蚓部的损害使得躯干协调运动失调，坐位保持和坐位平衡困难。患者在坐位身体重心相对保持稳定的位置时，即可见到身体有小的摆动。如将小脑受损者坐位的重心移动，其身体的摆动随之增大至倾倒。患者在无外力作用时，出现躯干摇摆，为轻度功能失调；评定者轻轻给予外力，患者出现明显摆动，但可恢复到原来的稳定位置，表明有坐位平衡能力低下；如受外力后，躯干的摆动无法回复到稳定的位置，则说明坐位平衡能力明显低下。

检查时还应注意下肢的异常运动对坐位平衡反应的影响，即使躯干协调运动的失调比较轻，也可因为下肢的重度运动失调而出现平衡障碍。可在端坐位时，分别进行膝关节伸展、髋关节屈曲、上肢上抬，以观察躯干肌的协同运动与稳定性。

（四）站立动作

1. 从俯卧位至站立位　正常人从俯卧位站起需经历从俯卧位至双膝跪位、单膝跪位，然后站起。协调运动功能低下的患者常不能以常规方式完成动作，而是直接以四肢支撑，然后双手扶床，躯干伸展，身体重心随之后移，离床站立，扶床的手在离开床时，身体的晃动幅度会增大，患者在站立时髋、膝关节屈曲保持困难，出现膝关节突然屈曲的异常现象（图 7-6）。检查时要注意观察患者重心后移时是否有跌倒的倾向。

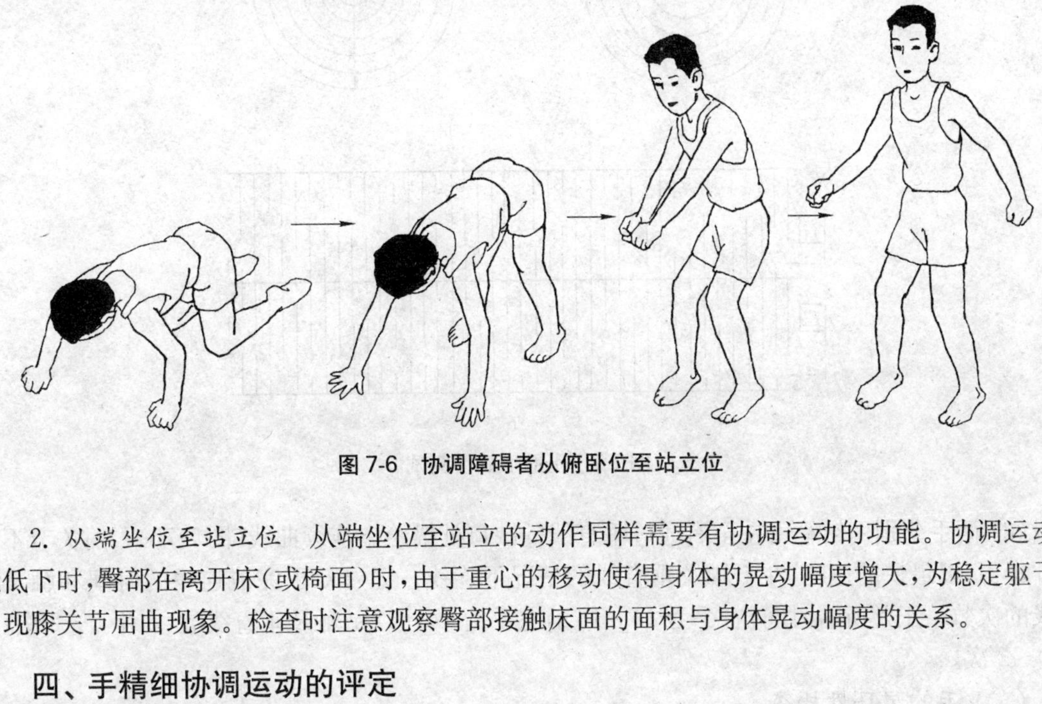

图 7-6　协调障碍者从俯卧位至站立位

2. 从端坐位至站立位　从端坐位至站立的动作同样需要有协调运动的功能。协调运动功能低下时，臀部在离开床（或椅面）时，由于重心的移动使得身体的晃动幅度增大，为稳定躯干而出现膝关节屈曲现象。检查时注意观察臀部接触床面的面积与身体晃动幅度的关系。

四、手精细协调运动的评定

对精细运动的协调性和灵巧性的评定，通常在上肢支撑、独立坐位的情况下进行。手精细协调运动评定包括准确性和灵巧性两方面。

（一）手的准确性检查

1. 七项手功能检查　又称 Jebsen-Taylor 手功能检查，通过以下七个方面的功能活动检查手的协调性：①写字（写一句话）；②翻卡片（模仿翻书）；③拾小件物品；④模仿进食；⑤堆叠积木；⑥拿起大而轻的物品；⑦拿起大而重的物品。通过比较患者完成七项日常生活动作所用的时间来判断手功能的情况。

2. Purdue pegboard 测试　这是手精细动作的协调性检查。检查用品有一块模板（上有两列小孔，每列小孔 25 个）、细铁柱、垫圈和项圈，坐位检查。测验步骤包括：①用左手捏起细铁柱并在 30 s 内尽快插入小孔内，记录插入的数量。②用右手捏起细铁柱并在 30 s 内尽快插入小孔内，记录插入的数量。③左、右手同时操作，将细铁柱在 30 s 内尽快插入小孔内，记录插入的数量。④装配，要求患者将一个垫圈、一个项圈、再一个项圈依次套在铁柱上，1 min 内的装配数量为得分结果。

3. 上肢准确性测试

（1）准备两张画有 6 个同心圆的图纸，最大圆的直径为 6 cm，其他圆的直径依次减小 1 cm（图 7-7a）。患者肘关节悬空，手持铅笔在纸上方 10 cm 处对准圆心以每秒画一点的速度向图纸点 50 下，左、右手分别检查，记录落在同心圆轨道中与圆外不同区域的点数和完成的时间。

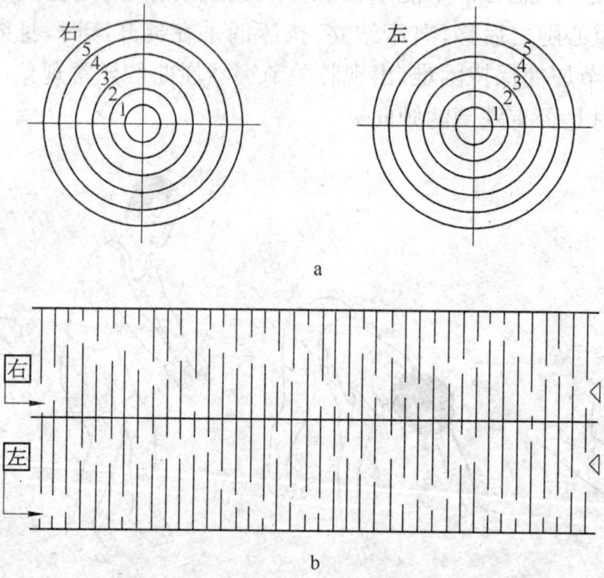

图 7-7　上肢准确性测试

（2）两手分别用铅笔由左至右通过垂直线的缺口处描绘出连续曲线（图 7-7b）。肘关节不能离开桌面，以最快的速度，在不触及垂直线的情况下连线。记录双手完成连线的时间和触及垂直线的次数。正常所需时间：右手为 11～16 s，左手为 14～21 s；触及垂直线数：右手 0～2 次，左手 0～2 次。

（二）手的灵巧性检查

1. Crawford 灵巧性检查　该项检查是为青少年和成人设计的手-眼协调性和手操作小工具能力的检测。检查工具包括细铁柱、项圈、螺钉和能相应地插入这些物品的板面。检查时要求患者使用镊子把细铁柱插入小孔，然后将项圈套在铁柱上，还必须用手指将螺钉拧在板面上，并用螺丝刀拧紧。记录完成的时间。

2. 手灵巧度测定　用于 20 岁以上成人精细动作灵巧性的测试，常用的是 9 孔插板试验。检查工具包括：1 块 13 cm × 13 cm 的木板，上有 9 个直径 0.71 cm 的小孔，孔深 1.3 cm，孔间距 3.2 cm；9 根长 3.2 cm，直径 0.64 cm 的圆柱形插棒。检测时，要求患者用手一次一根地将木棒插入孔中，插完 9 根后再一根一根地拔出放回原处，计算所需时间。测定时先利手后非利手。

3. 简易上肢功能检查法　适用于 3 岁儿童至 80 岁以上老年人。全套检查由 10 种规定动作组成。患者将手放在规定的起始位，检查者发出“开始”的口令后，患者尽快地将规定物品（球、木块、木板、金属片、皮革等）一个一个地拿起并放到规定位置，分别进行左、右手检查。记录动作完成的时间。

除了以上检查，还可观察患者吃饭、穿衣、系纽扣、取物、书写等与上肢及手功能有关的日常生活活动的情况而进行手精细协调运动评定，评定时着重观察完成每项活动的技能水平（包括辅助的量和需要辅助的器械）、活动中有无附加运动（如震颤、晃动或不稳定）、不协调运动的分布情况（近端或远端）、完成一次活动所需要的时间、影响因素（如增加或减少不协调运动的体位或情况）和安全水平等。

第八章
步 态 分 析

导学

步态是人体在行走时的姿态。正常步行是通过髋、膝、踝、足趾部的一系列连续的活动使身体沿着一定方向移动的过程。人在整个行走过程中是不需要思考的，但对步行的控制机制却十分复杂，它包括中枢命令、身体平衡和协调控制，涉及下肢各关节和肌肉的协同运动，也与上肢和躯干的姿态有关。步态还涉及人的行为习惯，受到职业、教育、年龄、性别和各种伤病的影响。任何环节的失调都可能影响步态，而某些异常也有可能被代偿或掩盖。步行障碍是影响患者日常生活活动最大的障碍之一，也是患者最迫切需要改善的功能障碍。神经、肌肉、骨骼等疾病和损伤导致行走障碍的患者，应用步态分析进行障碍学诊断，分析障碍发生的原因，对制订康复治疗方案和评价疗效具有突出的临床意义。

学习本章应掌握步行周期的概念和分期，常见伤病的病理步态特点；熟悉步态分析的概念、注意事项，正常步态中主要关节肌肉的活动，步态分析的定性分析法的实施及结果分析，导致步态异常的主要原因和病理步态中关节肌肉的异常现象；了解步态分析的目的、定量分析法的应用。

第一节 概　　述

步态分析是通过观察、测量获取有关步态的资料，而进行定性或定量分析，以确定有无异常步态以及步态异常的原因、性质和程度。步态分析是评定患者行走功能的常用方法。

一、步态分析的目的

步态分析的目的主要是为制订康复治疗计划和评定康复疗效提供客观依据，具体体现在以下几个方面。

1. 分析肢体功能　通过步态分析可鉴别、评定肢体伤残的程度，明确肢体功能状况，为制订整体的康复计划提供客观的依据。

2. 制订治疗方案　根据步态分析提供的信息，对行走功能和致残机制进行深入的研究，从生物力学的角度提供针对性的治疗方案。

3. 评价步态训练效果　康复训练前后的步态对比检查有助于评价康复训练的效果。

4. 评定假肢或支具的可行性　对穿戴假肢或支具前后的步态进行评定，评定其作用程度并做出必要的调整。

二、步态分析的注意事项

1. 选择适当的测试场地和观察位置　观察场地面积至少 6 m×8 m，场地内光线要充足。观察的位置，应能看到患者全貌，包括下肢、头和躯干，同时可从矢状面和冠状面观察患者。一般而言，与患者成 45°角较合适。

2. 采取正确的观察顺序　避免在观察部位和观察步行周期时相上的跳跃。如观察踝关节在行走周期中的表现，应从首次着地开始，先观察踝关节在站立相和迈步相各个环节中的表现，然后依次按膝、髋、骨盆、躯干等部顺序逐一进行观察。

3. 注意两侧对比　鉴于患侧下肢运动异常可能对健侧下肢的运动产生影响，在矢状面观察患者步态时，应分别从两侧(左侧和右侧)进行观察，注意双侧的对比。

4. 正确选择检查参数　采用定量分析时应熟悉评定参数的含义、测量方法，在因人而异地选择一种测量方法之前，正确理解针对这个问题的参数和这些参数与患者步态的关系。准确记录测量所得的数据，以便分析比较。

三、步行周期

步行周期是指一侧下肢完成从足跟着地到该侧足跟再次着地时所经过的时间，根据下肢在步行时的位置分为站立相和迈步相。站立相又称为支撑相，指下肢接触地面和承受重力的时间。迈步相又称摆动相，指足离开地面向前迈步到再次落地之间的时间。正常人的站立相约占整个步行周期的 60%，迈步相约占整个周期的 40%，两者比例约为 6∶4(图 8-1)。

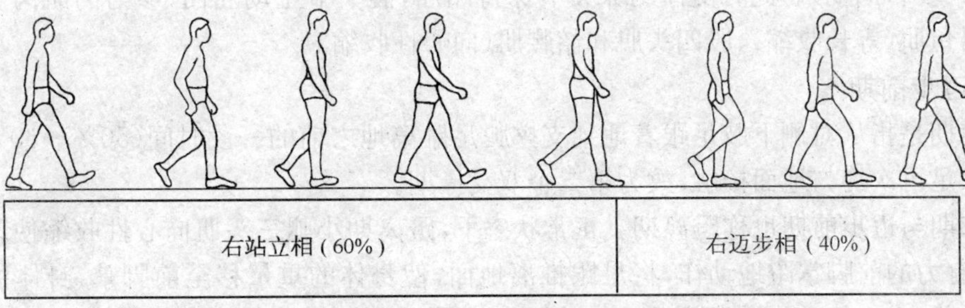

图 8-1　步行周期示意图

步行周期分期方法目前通用的是由美国 Rancho Los Amigo 医院的 Perry 医生提出的 RLA 分期法，即将站立相分解为五个分期，迈步相分解为三个分期(图 8-2)：

(一) 首次着地

首次着地是指足跟或足底的其他部位第一次与地面接触的瞬间。首次着地又称步行周期和站立相的起始点，正常人行走时的首次着地方式为足跟着地，此时骨盆旋前 5°，髋关节屈曲

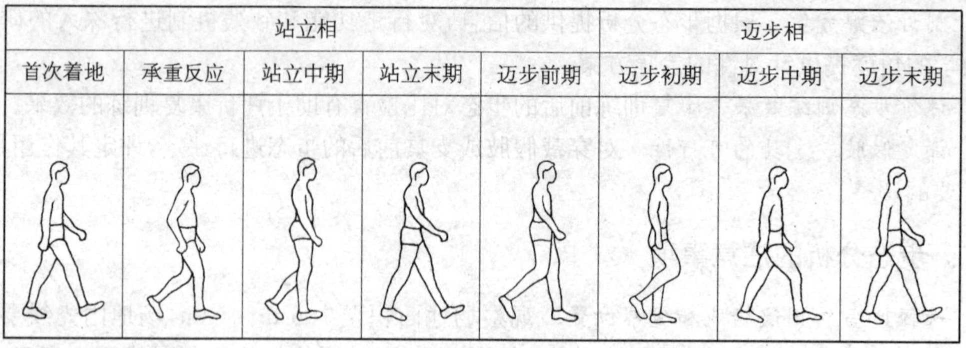

图 8-2 正常步态及分期

30°，膝和踝关节均保持中立位，参与的肌肉主要包括胫前肌、臀大肌、腘绳肌。不同的病理步态中，首次着地方式表现各异，如前脚掌（即跖骨头）着地、足底外侧缘着地、足跟与前脚掌同时着地。

（二）承重反应期

承重反应期是指足跟着地后至足底与地面全面接触瞬间的一段时间，即是一侧足跟着地后至对侧下肢足趾离地的一段时间（0～15％步行周期），是重心由足跟转移至足底的过程。正常状态下，在承重反应后期膝关节屈曲角度达到站立相的最大值，人体重心处于行走时的最低点，支撑腿有效地承受了体重。承重反应的参与肌肉包括股四头肌、臀中肌、腓肠肌。在承重反应期中，由于双足均在地面，故称之为双支撑期，双支撑期的时间与步行速度成反比。跑步时双支撑期消失，表现为双足腾空。每一个步行周期中包含两个双支撑期，承重反应期是第一个双支撑期。

（三）站立中期

站立中期是指从对侧下肢离地至躯干位于该侧（支撑）腿正上方的一段时间（15％～40％步行周期），为单腿支撑期。此时重心位于支撑面正上方，参与的肌肉主要为腓肠肌和比目鱼肌。

（四）站立末期

站立末期为单腿支撑期，是指从支撑腿足跟离地时到对侧下肢足跟着地的一段时间（40％～50％步行周期）。此时支撑侧踝关节保持跖屈，髋关节主动屈曲，参与的肌肉主要为腓肠肌和比目鱼肌（等长收缩）、股四头肌和髂腰肌（向心性收缩）。

（五）迈步前期

迈步前期是指从对侧下肢足跟着地到支撑腿足趾离地之前的一段时间（50％～60％步行周期），此时双足再次均与地面接触，故为第二个双支撑期。

站立末期与迈步前期也称蹬离期。正常状态下，蹬离期小腿三头肌向心性收缩使踝关节跖屈，产生强有力的前脚掌蹬地动作，将足跟推离地面，使身体的重量移至前脚掌，身体由于惯性的作用而向前、上方运动。若跖屈肌痉挛或肌力减弱，则蹬离动作消失而使身体前进幅度减小，最终影响下肢向前摆动的幅度，导致步行速度减慢。

（六）迈步初期

迈步初期是指从支撑腿离地至该腿膝关节达到最大屈曲的一段时间（60％～70％步行周期）。此阶段主要目的是使足底离开地面（称为足廓清），以确保下肢向前摆动时足趾不为地面所绊。参与的肌肉主要为胫前肌、髂腰肌、股四头肌。胫前肌无力所致足下垂表现为足廓清障碍，而髂腰肌、股四头肌肌力减弱将导致下肢加速障碍。

（七）迈步中期

迈步中期是指从膝关节最大屈曲摆动到小腿与地面垂直的一段时间（70%～85%步行周期）。保持足与地面间的距离是该期的主要目的。参与的肌肉主要为胫前肌。

（八）迈步末期

迈步末期是指与地面垂直的小腿向前摆动至该侧足跟再次着地之前的一段时间（85%～100%步行周期）。该期小腿向前摆的速度减慢并调整足的位置，为进入下一个步行周期做准备。参与的肌肉包括腘绳肌、臀大肌、胫前肌、股四头肌。

四、正常步态中主要关节肌肉的活动

整个行走模式是复杂的协调运动。在正常行走过程中，身体各部分按一定次序移动，髋、膝、踝关节有规律地参与活动，有关肌肉则有节奏地收缩（向心性收缩或离心性收缩）与松弛。以下从矢状面的角度来分析髋、膝、踝关节和有关肌肉在正常步态中的活动情况。

（一）髋关节和肌肉的活动

1. 站立相　①首次着地至承重反应期：髋关节呈30°屈曲，竖脊肌、臀大肌、腘绳肌收缩，维持姿势稳定。②承重反应期至站立中期：髋关节由30°屈曲过渡至5°屈曲，起初臀大肌收缩以对抗屈曲过度，但在由屈变为伸时该肌的活动即停止而无活动。③站立中期至站立末期：髋关节及其相关肌肉无需活动。④站立末期至迈步前期：髋关节伸展10°到中立位，髂腰肌、内收大肌、内收长肌收缩，维持姿势稳定。

2. 迈步相　①迈步初期至迈步中期：髋关节屈曲20°过渡至屈曲30°，髂腰肌、股薄肌、缝匠肌、阔筋膜张肌等髋屈肌收缩以发起迈步动作。②迈步中期至迈步末期：髋关节屈曲30°，腘绳肌收缩。

（二）膝关节和肌肉的活动

1. 站立相　①首次着地至承重反应期：膝关节由中立位过渡至屈曲15°，起初股四头肌收缩保持伸膝，然后离心收缩以控制屈膝的范围。②承重反应期至站立中期：膝关节屈曲15°过渡至屈曲5°，早期股四头收缩，以后则停止收缩。③站立中期至站立末期：膝关节屈曲5°过渡至中立位，其相关肌肉无需活动。④站立末期至迈步前期：膝关节由中立位过渡至屈曲40°，股四头肌通过离心收缩来控制屈膝的范围。

2. 迈步相　①迈步初期至迈步中期：膝关节屈曲40°过渡至60°，股四头肌无收缩或稍有收缩，股二头肌短头、股薄肌、缝匠肌向心收缩。②迈步中期至迈步末期：膝关节屈曲60°逐渐过渡至中立位，股四头肌向心收缩，使膝关节保持于伸位以准备足跟着地。

（三）踝关节和肌肉的活动

1. 站立相　①首次着地至承重反应期：踝关节由中立位过渡至跖屈15°，胫前肌离心收缩对抗足跖屈，以防止脚掌拍击地面。②承重反应期至站立中期：踝关节跖屈15°过渡至背屈10°，腓肠肌和比目鱼肌离心收缩，对抗足背屈，控制小腿的前倾。③站立中期至站立末期：踝关节背屈10°过渡至15°，腓肠肌和比目鱼肌离心收缩，对抗足背屈，控制小腿的前倾。④站立末期至迈步前期：踝关节背屈15°过渡至跖屈20°，腓肠肌、比目鱼肌、腓骨长肌、踇长屈肌收缩，使足跖屈。

2. 迈步相　①迈步初期至迈步中期：踝关节由跖屈过渡至中立位，背屈肌收缩，使踝关节到中立位，以防止脚尖在地面拖曳。②迈步中期至迈步末期：踝关节保持中立位，背屈肌收缩。

第二节　步态分析的常用方法

步态分析的方法一般可分为定性分析和定量分析两大类。

一、定性分析法

步态的定性分析是评定者以目测观察患者的行走过程，通过与正常步态的对比并结合病理步态的特点从而做出步态分析的定性结论。目前常用的定性分析法是由评定者对患者进行测试后，根据定性或半定量量表(如 Brunnstrom 偏瘫步态分析评定表，美国 Rancho Los Amigo 医院设计的 RLA 步态观察分析表等)进行评分、分析。使用定性分析评定步态时，要求评定者熟悉正常步行周期及有关肌肉关节活动的特点，了解神经、肌肉、骨骼系统受到不同损害时对行走的速度、协调性、对称性、节律性和平稳程度的影响。定性分析法主要根据目测对患者的步态做出判断，其准确性或可靠性与评定者技术水平和临床经验有直接关系，但因该法具有快捷、方便、省时等优点并且不需要价格昂贵的设备，故目前仍然是步态分析中最常用的方法。即便有条件进行步态的实验室检查(力台、表面肌电图和运动学检查)，也必须在定性分析的基础上进行。

(一) 观察方法

采用定性分析法进行步态评定时，首先嘱患者以自然和习惯的姿势、速度来回行走数次，评定者从前面、侧面和后面反复观察，注意患者步行时全身姿势是否协调，各时相中两下肢各关节位置和活动幅度是否正常和适度，骨盆的运动、重心的转移和上下肢的摆动是否自然和对称，行走的节律是否均匀，速度是否合适等。然后根据需要，让患者做快速和慢速行走，上下坡或上下楼梯台阶和绕过障碍物行走，并在行走中要求患者进行拐弯、转身和立定，以及做坐下站起、缓慢踏步等动作，必要时还要让患者试做单足站立或闭眼站立与行走。对需要用拐杖、助行器和矫形器的患者，除进行持拐、持杖的步态检查外，还应尽可能令其放下这些辅助器具而观察徒手行走的步态，以便显示出应用辅助器具时可能掩盖的异常。

美国 Rancho Los Amigo 医院设计的 RLA 步态观察分析表(表 8-1)是定性分析法的常用评定表，评定者可按照表中所提示的内容，依次对每一个关节或部位(踝、膝、髋、骨盆、躯干等部)在步行周期的各个分期中的表现进行观察、分析。表中涂黑的格子表示与该步行分期相对应的关节运动情况无需观察，空白格和浅灰格则表示要对这一时相是否存在某种异常运动进行观察和记录，其中空白格的内容需要重点观察。

表 8-1　RLA 步态观察分析表

观察项目		负重		单腿支撑		摆动腿向前迈进			
		首次着地	承重反应期	站立中期	站立末期	迈步前期	迈步初期	迈步中期	迈步末期
躯干	前屈								
	后伸								
	侧弯(左右)								
	旋后								
	旋前								

（续表）

观察项目			负重		单腿支撑		摆动腿向前迈进			
			首次着地	承重反应期	站立中期	站立末期	迈步前期	迈步初期	迈步中期	迈步末期
骨盆	一侧抬高									
	后倾									
	前倾									
	旋前不足									
	旋后不足									
	过度旋前									
	过度旋后									
	同侧下降									
	对侧下降									
髋关节	屈曲	受限								
		消失								
		过度								
	伸展不充分									
	后撤									
	外旋									
	内旋									
	内收									
	外展									
膝关节	屈曲	受限								
		消失								
		过度								
	伸展不充分									
	不稳定									
	过伸展									
	膝反张									
	内翻									
	外翻									
	对侧膝过度屈曲									
踝关节	前脚掌着地									
	全足底着地									
	足拍击地面									
	过度跖屈									
	过度背屈									
	内翻									
	外翻									
	足跟离地									
	无足跟离地									
	足趾或前脚掌拖地									
	对侧前脚掌踮起									

（续表）

观察项目		负重		单腿支撑		摆动腿向前迈进			
		首次着地	承重反应期	站立中期	站立末期	迈步前期	迈步初期	迈步中期	迈步末期
足趾	过度伸展（上翘）								
	伸展不充分								
	过度屈曲								

使用RLA步态观察分析表对患者步态进行分析时，观察顺序应由远端至近端，即从足、踝关节开始依次评定膝关节、髋关节、骨盆及躯干。在评定每一个部位时，应按步行周期中每一个环节发生的顺序进行仔细观察，将首次着地作为评定的起点。先观察矢状面，再从冠状面观察患者的行走特征。

（二）结果分析

通过对RLA步态观察结果的分析，可帮助评定者发现患者在步行中存在何种异常和在何时出现该异常，并对导致异常表现的可能原因和需要进一步检查的项目进行归纳总结。以下介绍踝、膝、髋、躯干部在步行周期中常见的异常表现。

1. 足、踝关节

(1) 首次着地时的异常表现

1) 足拍击地面：在足跟着地时足前部拍击地面，可能原因是踝关节背屈肌弛缓无力、背屈肌交互抑制、背屈肌萎缩。需进一步检查踝关节屈肌的肌力及是否存在跨栏步态。

2) 足尖着地：首次着地方式为足趾着地，站立相维持足尖站立姿势。可能的原因有：双下肢不等长，跟腱挛缩或踝关节跖屈挛缩，跖屈肌痉挛，背屈肌瘫痪，足跟痛。需进一步检查双下肢长度、肌张力和跖屈肌活动时相，以及是否存在髋或膝关节屈曲挛缩及有无足跟痛。

3) 足平放着地：首次着地方式为全足底同时着地。可能的原因有：踝关节过度背屈固定，背屈肌瘫痪或肌力下降，本体感觉性行走。需进一步检查踝关节活动度、膝关节是否存在过伸展以及是否存在未成熟步态模式。

(2) 站立中期的异常表现

1) 过度跖屈：踝关节未能从10°跖屈位回到中立位。可能原因有跖屈肌瘫痪、肌力减弱，或跟腱松解过度、断裂、挛缩而致跖屈肌无离心性收缩。需进一步检查股四头肌是否存在痉挛或无力，是否有膝关节过伸展，髋关节过伸展，躯干是否前倾、后倾，有无跖屈肌肌力减弱或跟腱断裂。

2) 足跟抬起：足跟上提，不能接触地面。可能因跖屈肌痉挛所致。需进一步检查有无跖屈肌、股四头肌、髋关节屈肌及内收肌痉挛。

3) 过度背屈：踝关节从10°跖屈位回到中立位速度过快而产生大于正常的背屈。可能的原因有：跖屈肌肌力减弱不能控制胫骨向前，膝或髋关节屈曲挛缩。需进一步检查踝关节周围肌，膝、髋关节屈肌，关节活动度，躯干的位置。

4) 爪形趾：足趾屈曲抓住地面。可能的原因有：足底抓握反射整合不全，阳性支持反应异常，趾屈肌痉挛。需进一步检查足底抓握反射、阳性支持反应和趾关节活动度。

(3) 站立末期的异常表现

无足跟离地：体重转移（自足跟外侧至足前部内侧）不充分。可能的原因有：踝足机械固定，跖屈肌、内翻肌、趾屈肌瘫痪或被抑制，跖屈肌和背屈肌共同收缩或僵直，足前部疼痛。需进一步检查踝足关节活动度，踝关节周围肌功能和肌张力。

(4) 迈步相的异常表现

1) 足趾拖地：背屈不充分(并趾伸展)以至于足前部和足趾不能完成足廓清动作。可能的原因有：背屈肌和趾伸肌肌力下降，跖屈肌痉挛，膝或髋关节屈曲不充分。需进一步检查髋、膝、踝关节活动度，髋、膝、踝关节周围肌的肌力与肌张力。

2) 内翻：可能的原因有内翻肌痉挛，背屈肌和外翻肌肌力下降，伸肌模式。需进一步检查内翻肌和趾屈肌肌张力，背屈肌和外翻肌肌力，下肢有无伸肌模式。

2. 膝关节

(1) 首次着地的异常表现

过度屈曲：足跟着地时膝关节过度屈曲。可能的原因有膝关节疼痛，膝屈肌痉挛或股四头肌瘫痪、肌力减弱，对侧下肢短。需进一步检查膝屈肌肌张力、膝伸肌肌力，测量下肢长度，检查是否有骨盆前倾和膝关节有无疼痛。

(2) 承重反应及站立中期的异常表现

膝反张：足放平时出现膝关节过伸，单腿支撑时体重移至支撑腿上方，但胫骨与地面的夹角大于90°。可能的原因有：股四头肌和比目鱼肌瘫痪或肌力减弱而致臀大肌收缩造成被动牵拉膝关节向后，股四头肌痉挛，踝关节跖屈畸形。需进一步检查踝、膝关节屈肌肌力和肌张力以及踝关节活动度。

(3) 站立末期的异常表现

1) 过度屈曲：膝屈曲大于40°，重心远远超过骨盆前方。可能的原因有：躯干僵硬，膝、髋关节屈曲挛缩，屈肌退缩反射，脑血管意外患者屈肌协同运动模式占优势。需进一步检查躯干姿势，膝、髋关节活动度，屈肌协同运动模式。

2) 屈曲受限：膝屈曲小于40°。可能由于股四头肌痉挛、跖屈肌痉挛所致。需进一步检查髋、膝、踝关节肌群肌张力。

(4) 迈步初期至中期的异常表现

1) 过度屈曲：膝屈曲大于65°。可能的原因有：迈步前期膝关节屈曲消失，屈肌退缩反射，辨距不良。需进一步检查髋、膝、踝关节周围肌肌张力、屈肌退缩反射以及是否存在辨距不良。

2) 屈曲受限：膝屈曲小于65°。可能的原因有膝关节疼痛、膝关节活动度减小和伸肌痉挛。需进一步检查膝关节活动度，髋、膝关节肌张力，以及是否有膝关节疼痛。

3. 髋关节

(1) 首次着地至承重反应的异常表现

1) 过度屈曲：髋关节屈曲超过30°。可能的原因有髋或膝关节屈曲挛缩，比目鱼肌和股四头肌肌力减弱，髋屈肌张力过高。需进一步检查髋、膝关节活动度，比目鱼肌和股四头肌肌力及髋屈肌肌张力。

2) 屈曲受限：髋关节屈曲小于30°。可能的原因有髋屈肌肌力减弱、髋关节活动度受限、臀大肌肌力减弱。需进一步检查髋关节屈伸肌肌力和髋关节活动度。

(2) 承重反应至站立中期的异常表现

1) 伸展受限伴内旋：髋关节伸展受限未达到中立位，下肢处于内旋位。可能的原因有髋屈肌痉挛、旋内肌痉挛、外旋肌肌力减弱、对侧骨盆过度旋前。需进一步检查髋关节活动度和屈肌张力、内旋肌肌张力、外旋肌肌力。

2）外旋：髋关节外旋，下肢处于外旋位。可能由于对侧骨盆过度旋后所致。需进一步检查双侧髋关节活动度。

3）外展：髋关节外展，下肢处于外展位。可能由于臀中肌挛缩或躯干向同侧髋关节外侧倾斜所致。需进一步检查臀肌、躯干肌和髋关节活动度。

4）内收：髋关节内收，下肢处于内收位。可能由于髋屈肌和股内收肌痉挛或对侧骨盆下降所致。需进一步检查髋屈肌、股内收肌肌张力以及内收肌肌力。

（3）迈步相的异常表现

1）环行运动：下肢外侧环行运动，呈划圈步。可能因代偿髋屈肌肌力减弱或代偿因“腿长”而不能完成足廓清动作所致。需进一步检查髋、膝、踝关节屈肌肌力，髋、膝、踝关节屈曲活动度，进行伸肌模式的检查。

2）髋关节抬高：通过腰方肌收缩使下肢缩短。可能是代偿膝关节屈曲或踝关节背屈不充分、代偿迈步相下肢伸肌痉挛所致。需进一步检查髋、膝、踝关节活动度和肌力，以及膝、踝关节伸屈肌肌张力。

3）过度屈曲：髋关节屈曲大于20°～30°。可能是因足下垂时为了缩短肢体而做出的补偿。需进一步检查踝足伸屈肌肌力和关节活动度，并进行屈肌模式的检查。

4. 躯干

（1）躯干侧弯：躯干向站立相下肢侧（患侧）倾斜（臀中肌步态）。可能是因代偿站立相下肢臀中肌瘫痪或肌力减弱以阻止迈步相下肢侧骨盆下降所致，或因代偿髋关节疼痛以减少作用于髋关节的力而致。需进一步检查臀中肌肌力和是否存在髋关节疼痛。

（2）躯干后倾：躯干后倾导致髋关节过伸展（臀大肌步态）。可能由于站立侧的臀大肌无力、瘫痪或骨盆旋前所致。需进一步检查髋伸肌肌力及骨盆位置。

（3）躯干前倾：躯干前倾导致髋关节屈曲。可能为股四头肌肌力减弱而出现的代偿，前倾去除了膝关节屈曲力矩所致，或是由于髋、膝关节屈曲挛缩和骨盆旋后所致。需进一步检查股四头肌肌力及骨盆的位置。

二、定量分析法

步态的定量分析是评定者借助器械或专门设备对步态进行运动学和动力学的分析。利用目测所进行的定性分析受评定者主观原因的影响较多，且难以进行量化的分析，评定结论相对粗略。相比而言，步态的定量分析能够为制订治疗计划和评定治疗效果提供更为准确的数据。

（一）运动学分析

运动学分析是对患者步行时肢体运动的时空参数和关节运动模式等进行分析判断的方法，主要包括步行整体时间与空间测定、肢体关节运动角度的测定。

1. 整体时间与空间测定

（1）足印法：是步态分析最早期和简易的方法之一。检测时在患者足底涂上墨汁，在步行通道（一般为4～6 m）铺上白纸。患者走过白纸，留下足迹，通过测量便可以得到相关数据。也可以在黑色通道上均匀撒上白色粉末，让患者赤足通过通道，留下足迹。步行同时用秒表记录时间。这种方式不需要复杂设备，但是十分耗时，目前临床使用较少。可以获得的参数包括：

步长：指一足着地至对侧足着地的平均距离。

步长时间：指一足着地至对侧足着地的平均时间，相当于支撑相早期和中期。

步幅：指一足着地至同一足再次着地的距离。

步频：指单位时间内行走的步数。

步行速度：指单位时间内行走的距离。

步宽：也称为支撑基础，指两足跟中心点或重力点之间的水平距离，也可测量两足内侧缘或外侧缘之间的最短水平距离。

足偏角：指足中心线和同侧步行直线之间的夹角。

(2) 足开关：足开关是一种微型的电子开关，装置在类似于鞋垫形状的测定板内，分别置放于前脚掌(掌开关)和脚跟(跟开关)。电子开关由足跟触地首先触发跟开关，前脚掌触地时触发掌开关，脚跟离地时关闭跟开关，脚尖离地时关闭掌开关。通过有线或遥控方式将信息发送给主机测定。这种装置十分简单，有一定的临床价值，也是其他运动学和动力学研究必不可少的时间定位标志。除了可以迅速获得上述与时间相关的参数外，还可以获得下列参数：

第一双足支撑相：跟开关触发至掌开关触发的时间。

单足支撑相：跟开关与掌开关同时触发的时间。

第二双支撑相：跟开关关闭和掌开关关闭之间的时间。

摆动相：掌开关关闭至下次跟开关触发的时间。

比值：各时相在步行周期中所占的比例。

(3) 电子步态垫：电子步态垫是足印法和足开关的结合，其长度为 3～4 m，有 10 000 个压感电阻均匀分布在垫下。患者通过该垫时，足底的压力直接被监测，并转换为数字信号，通过计算机分析，可以立即求出上述所有参数。电子步态垫携带方便，在康复评定中的应用日益普遍。

2. *关节运动角度测定*　测量下肢各关节在步行中的角度变化是步态定量分析的重要组成部分。通过分析患者躯干和下肢各关节角度的变化以及这种变化与步行周期的对应关系，能够客观地评定步行中关节功能障碍的部位、出现的时间和程度，进而指导康复治疗。测量技术包括直接测量(电子关节角度计)和成像测量技术(多次曝光照片、电影电视摄像、红外光摄像技术、数字视频技术)。各种摄像测量技术均使用反光标记进行光点轨迹采样，标志点分别置于趾、踝、膝、髋、肩等关节处，计算机分析系统在自动识别标志点及其坐标后，即可计算得到关节角度并绘制成曲线。常用的方式有：

(1) 同步摄像分析：最基本的方式是在 4～8 m 的步行通道周围设置 2～4 台摄像机，同时记录患者正面、侧面步行的图像，并采用同步慢放的方式，将患者较快的动作分解为较慢的动作在同一屏幕显示，从而使评定者可以获得两维图像，进行动作特征分析。

(2) 三维数字化分析：通过 2～6 台检测仪(数字化检测仪或高速摄像机)连续获取患者步行时关节标记物的信号，通过计算机转换为数字信号，分析患者的三维运动特征。同一标记物被两台检测仪同时获取时，计算机即可进行三维图像的重建和分析。其输出结果包括：数字化重建的三维步态、各记录关节的屈(伸)、内收(外展)和内旋(外旋)角度变化、速率和时相。关节标记物分为主动和被动两种，主动标记物可主动发射红外线信号，被动标记物则反射检测仪发出的红外线信号，关节标记物一般置放于需要观察的关节或重力中心。

（二）动力学分析

动力学分析是指对步行时作用力和反作用力的强度、方向及时间进行分析的方法。通过动力学分析可以揭示特异性步态形成或产生的原因。动力学分析需要科技含量高的设备，价格昂贵，分析过程较复杂。但是，随着科技不断进步和医学的发展，动力学分析在临床中的应用已越来越受到重视和推广。

1. 测力平台　步行时人体的重力和反作用力可以通过测力平台记录，并分析力的强度、方向和时间。测力平台一般平行设置在步行通道的中间，可以平行或前后放置，关键是保证连续记录一个步行周期的压力。测力平台主要测定身体运动时的垂直力和剪力，垂直力是体重施加给测力平台的垂直应力，而剪力是肢体行进时产生的前后和（或）左右方向的力。本法与运动学参数结合可以分析内力，即肌肉、肌腱、韧带和关节所产生的控制外力的动力，一般以力矩表示。

2. 足测力板　采用特制超薄的测力垫直接插入到患者鞋内，测定站立或步行时患者足底受力分布及重心移动的静态或动态变化，从而有助于步态分析并了解患者足的应力状态，特别是在治疗师为患者设计合适的矫形鞋时能够提供参考依据。

3. 表面肌电图　表面肌电图可反映步行中肌肉活动的模式、肌肉活动的开始与终止，以及与肌肉在行走中的作用、肌收缩类型和体位相关的肌肉反应水平。步态的表面肌电图检查需要与足开关等能够区分站立相与迈步相的设备同时使用才有意义。

第三节　常见的病理步态

一、导致病理步态的主要原因

（一）骨关节因素

由于运动损伤、骨关节疾病、先天畸形、截肢、手术等，造成躯干、骨盆和髋、膝、踝关节及足静态畸形，以及两下肢长度不一致、疼痛、关节松弛等，对步态产生明显影响。

（二）神经肌肉因素

中枢神经损伤（包括脑卒中、脑外伤、脊髓损伤和疾病、脑瘫、帕金森病等）常导致各种病理步态，其原因主要是中枢神经对肢体运动调节失控，导致肌肉张力失衡和肌肉痉挛、关节和肌腱挛缩畸形、代偿性步态改变等。外周神经损伤（包括神经丛损伤、神经干损伤、外周神经病变等）常导致各种肌无力步态，如臀大肌步态、臀中肌步态、股四头肌步态等，其原因为肌肉失神经支配而致肌肉无力或瘫痪、肌肉萎缩、关节和肌腱挛缩畸形、代偿性步态改变等。儿童患者可伴有继发性骨骼发育异常，导致步态异常。

二、病理步态中关节肌肉的异常现象

（一）足内翻

多见于上运动神经元病变患者，是最常见的病理姿态，常合并足下垂和足趾卷屈。步行时足触地部位主要是足前外侧缘，承重的主要部位是第五跖骨基底部，常有明显疼痛。足内翻常导致踝关节不稳，进而影响全身平衡。站立相早期和中期由于踝关节背屈障碍，造成站立相末期膝关节过伸。髋关节可发生代偿性屈曲，患肢迈步相地面廓清能力降低。与足内翻相关的肌肉包括胫前肌、胫后肌、趾长屈肌、腓肠肌、比目鱼肌、跗长伸肌和腓骨长肌，其中胫前肌、胫后肌、腓肠肌和比目鱼肌过分活跃较常见，跗长伸肌过度活动也有关联。

（二）足外翻

骨骼发育尚未成熟的儿童或年轻患者多见（如脑瘫），表现为步行时足向外侧倾斜，站立相足内侧触地，可有足趾屈曲畸形。常导致足舟骨部位胼胝生成和足内侧（第一跖骨）疼痛，明显影响站立相负重。步行时身体重心主要落在踝关节前内侧。踝关节背屈往往受限，影响胫骨前向移动，增加外翻。严重畸形者可导致两腿长度不等，距下关节疼痛和踝关节不稳。站立相可有膝关节过伸，足蹬离力量减弱。迈步相踝关节跖屈导致足廓清能力障碍（膝和髋关节可产生代偿性屈曲）。足外翻患者常见腓骨长肌、腓骨短肌、趾长屈肌、腓肠肌、比目鱼肌痉挛，胫前肌、胫后肌肌力下降。

（三）足下垂

常见于脊髓损伤、小儿麻痹后遗症和外周神经损伤等导致的胫前肌无力，主要表现为迈步相踝关节背屈不足，常与足内翻或外翻同时存在，可导致足廓清能力障碍。患者行走时，迈步相同侧髋、膝关节屈曲角度增大。

（四）足趾卷曲

多见于中枢神经损伤、反射性交感神经营养障碍、长期制动和挛缩。患者站立相足趾保持屈曲，常合并足下垂和内翻，穿鞋步行时足趾尖和跖趾关节背面常有疼痛，表现为疼痛步态，踝关节背屈时使该畸形加重。表面肌电图常可见趾长屈肌、跗长屈肌活动时间明显延长，腓肠肌和比目鱼肌异常活跃，趾长伸肌活动减弱。

（五）跗趾背伸

多见于中枢神经损伤患者，站立相和迈步相跗趾均背伸，常伴有足下垂和足内翻。站立相跗趾和足底第一跖趾关节处疼痛，在站立相早期和中期负重困难，导致受累侧站立相缩短，迈步相延长，从而影响站立末期和迈步前期的蹬地力量。相关肌肉包括腓肠肌、跗长伸肌、趾长屈肌、胫前肌和胫后肌。表面肌电图可显示腓肠肌过度活跃；迈步相跗长伸肌加强活动，以代偿足下垂，相应地趾长屈肌活动减弱；胫前肌和胫后肌活动则有可能减弱，但也可以活跃。该异常多见于双腿。

（六）膝塌陷

小腿三头肌（比目鱼肌为主）无力或瘫痪时，胫骨在迈步相中期和末期前向行进过度，站立相膝关节过早屈曲，同时伴有对侧步长缩短，同侧足推进延迟。如果患者采用增加股四头肌收缩的方式避免膝关节过早屈曲，并稳定膝关节，将导致同侧膝关节在站立相末期屈曲延迟，最终导致伸膝肌过用综合征。在不能维持膝关节稳定时往往使用上肢支撑膝关节，以进行代偿。相关肌肉包括腓肠肌、比目鱼肌和股四头肌。表面肌电图可显示股四头肌活动延长或过度活跃。

（七）膝僵直

常见于上运动神经元病变和踝关节跖屈或髋关节屈曲畸形患者。站立相晚期和迈步初期的膝关节屈曲角度<40°（正常为60°），同时髋关节屈曲程度减弱，时相延迟。迈步相膝关节屈曲是由髋关节屈曲带动，髋关节屈曲减少将减少膝关节屈曲度，从而减少其迈步相力矩，结果导致拖足。患者往往在迈步相采用划圈步态，尽量抬髋或对侧下肢踮足（过早提足跟）来代偿。相关肌肉包括股直肌、股中间肌、股内肌和股外肌、髂腰肌、臀大肌和腘绳肌。表面肌电图通常显

示股直肌、股中间肌、股内肌和股外肌过分活跃，髂腰肌活动降低，有时臀大肌和腘绳肌活动增加。如果同时存在足内翻，将加重膝关节僵直。

（八）膝过伸

一侧膝关节无力可导致对侧代偿性膝过伸，跖屈肌痉挛或挛缩、膝塌陷步态采用膝过伸代偿、站立相伸膝肌痉挛也可导致膝过伸。膝过伸多见于站立相中末期，患者躯干前屈使重力线落在膝关节中心前方，促使膝关节后伸以保持平衡。

（九）膝屈曲

多见于骨性畸形。患者站立相和迈步相都保持屈膝姿势，患者迈步相末期不能伸膝，致使步长缩短，而股四头肌必须过度负荷，以稳定膝关节。相关肌肉包括腘绳肌、股四头肌、腓肠肌、比目鱼肌。表面肌电图常显示腘绳肌内侧头比外侧头活跃，腓肠肌通常过分活跃，特别是在迈步相。动力学研究常可见伸膝受限伴髋关节屈曲增加。

（十）髋过屈

表现为支撑相髋关节屈曲，特别在站立相中后期。如果发生在单侧下肢，则对侧下肢呈现功能性过长，步长缩短，同时采用抬髋行进或躯干倾斜以代偿迈步相的足廓清功能。相关肌肉包括髂腰肌、股直肌、髋内收肌、伸髋肌和棘旁肌。表面肌电图常见髂腰肌、股直肌、髋内收肌过度活跃，而伸髋肌和棘旁肌减弱。伸髋肌无力可导致躯干不稳，髋关节后伸困难；伸膝肌无力及踝关节跖屈畸形可导致伸髋肌过用综合征，导致伸髋肌无力；髋关节过屈时膝关节常发生继发性屈曲畸形，加重步态障碍。髋关节屈曲及其继发性畸形不仅影响步态，严重时还影响大小便，甚至坐轮椅。

（十一）髋内收过度

髋关节内收过度即剪刀步态，常见于脑瘫患者。表现为迈步相髋关节内收，与对侧下肢交叉，步宽或足支撑面缩小，致使平衡困难，同时影响迈步相足廓清功能和肢体向前运动。髋关节内收过度除影响步态外，还干扰生活和活动，如穿衣、卫生、如厕和性生活。相关肌肉包括髋内收肌群、髋外展肌群、髂腰肌、耻骨肌、缝匠肌、内腘绳肌和臀大肌。内收肌痉挛或过度活动是导致异常的主要原因。

（十二）髋屈曲不足

屈髋肌无力、伸髋肌痉挛或挛缩可造成髋关节屈曲不足，使肢体在迈步相不能有效地抬高，引起足廓清功能障碍。患者可通过髋关节外旋，采用内收肌收缩来代偿。对侧鞋抬高也可以适当代偿。

三、常见伤病的病理步态

（一）外周神经损伤的病理步态

1. *臀大肌无力步态*　臀大肌是主要的伸髋及脊柱稳定肌，在足触地时控制重心向前，肌力下降时其作用改由韧带支持及棘旁肌代偿。患者表现为在站立相早期臀部突然后退，中期腰部前凸，以保持重力线在髋关节之后。在整个站立相躯干始终后倾，同时肩关节后撤，形成挺胸凸腹的特征性步态。腘绳肌可以部分代偿臀大肌，但是在外周神经损伤时，腘绳肌与臀大肌的神经支配往往同时损害。

2. *臀中肌无力步态*　患者在站立相早期和中期骨盆向患侧下移超过5°，髋关节向患侧凸，患者肩和腰出现代偿性侧弯，以增加骨盆稳定度。因患侧下肢功能性相对过长，故在迈步相膝关节和踝关节屈曲增加，行走时躯干左右摇摆明显。

3. *屈髋肌无力步态*　屈髋肌是迈步相主要的加速肌，其肌力降低造成迈步相肢体行进缺乏动力，只有通过躯干在站立相末期向后、迈步相早期突然向前摆动来进行代偿，患侧步长明显缩短。

4. *股四头肌无力步态*　股四头肌是控制膝关节稳定的主要肌肉。在站立相早期，股四头肌无力使膝关节必须处于过伸位，用臀大肌保持股骨近端位置，用比目鱼肌保持股骨远端位置，从而保持膝关节稳定。膝关节过伸导致躯干前屈，产生额外的膝关节后向力矩。长期处于此状态将极大地增加膝关节韧带和关节囊负荷，导致损伤和疼痛。

5. *胫前肌无力步态*　患者首次着地时以全脚掌或前脚掌接触地面，在足触地后，由于踝关节不能控制跖屈，故承重反应期缩短，迅速进入站立中期。严重时患者在迈步相出现足下垂，导致下肢功能性过长，往往以过分屈髋屈膝代偿，形同跨门槛，呈现垂足步态或跨槛步。

6. *腓肠肌无力步态*　腓肠肌在站立相末期通过强大的向心性收缩而使踝关节产生暴发性跖屈，强而有力的蹬离动作将使身体的重心推向上、前方。当腓肠肌肌力减弱或瘫痪时将使蹬离动作的暴发力减弱，身体前移力量减少、运动减慢，阻碍下肢向前迈进，进而导致步幅缩短、步行速度下降。

（二）中枢神经损伤的病理步态

1. *偏瘫步态*　脑卒中所致的偏瘫患者，由于下肢痉挛而呈现伸肌协同模式者，通常髋关节保持伸直内旋，膝关节伸直，足内翻下垂。在整个步行周期中，由于患侧膝关节因僵硬不能放松屈曲且缺乏足跟着地与蹬离动作，而用前足甚至足外缘着地，导致迈步相活动范围减小、患侧足下垂内翻。患者为将瘫痪侧下肢向前迈步，迈步相患侧代偿性骨盆上提，髋关节外展、外旋，使患侧下肢经外侧划一个半圆弧而将患侧下肢回旋向前迈出，故又称划圈步态。严重者在行走时患侧上肢亦不能前后摆动，且肩内收，肘、腕与指骨间关节屈曲，前臂旋前，表现为典型的偏瘫步态。

2. *截瘫步态*　如果患者脊髓损伤平面在第三腰椎以下，可以独立步行，此时由于小腿三头肌和胫前肌瘫痪，迈步相会出现明显的足下垂，患者只有增加屈髋跨步来克服足廓清的障碍，形成跨槛步态。足落地时因缺乏踝关节控制，故稳定性降低，患者通常采用膝过伸的姿态以增加膝关节和踝关节的稳定性。第三腰椎以上平面损伤的步态变化很大，与损伤程度有关。

3. *脑瘫步态*　痉挛型脑瘫患者常见小腿肌肉痉挛导致足下垂和足外翻或足内翻，髋关节内收肌痉挛导致迈步相膝关节屈曲、足偏向内侧等，行走时双膝内侧常互相摩擦碰撞，足尖着地，步态不稳，呈剪刀步或交叉步，交叉严重可使步行困难。

共济失调型脑瘫患者由于肌肉张力的不稳定，步行时常通过增加足间距来增加站立相稳定性，通过增加步频来控制躯干的前后稳定性，通过上身和上肢摆动的协助来保持步行时的平衡。因此，在整体上表现为快速而不稳定的步态，类似于醉汉的行走姿态。

4. *小脑共济失调步态*　见于小脑疾病患者，由于小脑功能障碍所致。具体表现为患者行走时不能走直线，而呈曲线或“Z”形前进，且步宽加大，步幅长短不一，双上肢外展以保持身体平衡。因其步行摇晃不稳，状如醉汉，又称为醉汉步态、酩酊步态或蹒跚步态。

5. *帕金森步态*　主要见于帕金森病或其他基底节病变患者。具体表现为步行启动困难、踝关节于迈步相时无跖屈，拖步、步幅缩短。患者髋、膝关节常轻度屈曲，致使重心前移。为了保持平衡，患者小步幅快速前行，不能随意骤停或改变方向，常易跌倒，呈现前冲步态或慌张步态。

（三）骨关节损伤的病理步态

1. 短腿步态　这是由于运动损伤、骨关节疾病、先天畸形、截肢、手术等，造成的躯干、骨盆、髋、膝、踝、足部静态畸形和两下肢长度不等所致的。患肢缩短达 2.5 cm 以上者，该腿着地时同侧骨盆下降，引起同侧肩倾斜下沉，而对侧摆动腿的髋、膝关节过度屈曲，踝关节背屈加大，出现斜肩步。如缩短超过 4 cm，则步态特点可改变为患肢用足尖着地以代偿。

2. 关节挛缩或强直步态　髋关节屈曲挛缩者，站立时有代偿性腰椎过伸、骨盆前倾、步幅缩短。膝关节屈曲挛缩者，如果挛缩小于 30°则仅在快速行走时呈现异常步态，但若超过 30°则慢速行走亦不正常，表现同短腿步态。膝关节伸直强直者，由于患侧腿变得过长，该腿摆动时髋关节外展及同侧骨盆上提，以避免足部拖地。踝关节跖屈挛缩和马蹄足畸形患者，行走时患腿足跟始终不能着地，迈步相以髋、膝关节过度屈曲来代偿踝关节背屈障碍，以防足趾拖地，形成跨槛步态，且患腿站立相因杠杆作用使小腿上端被动后摆、膝关节过伸，久之可引起膝反张畸形。

3. 关节不稳步态　常见于先天性髋关节脱位，表现为站立时腰向前凸，跛行，行走时蹒跚摇摆如鸭步。

4. 疼痛步态　各种原因引起的腰部和下肢疼痛都可出现疼痛步态。疼痛步态的共同特点为：步长缩短，步行速度下降，疼痛侧站立相时间缩短，常以手按压疼痛部位。因疼痛部位不同，表现可有差异。腰部疼痛者，躯干前屈，步幅变小，步速减慢，躯干侧屈（一侧痛）。髋关节疼痛者，正常侧下肢站立相延长，患肢承重时同侧肩下沉，躯干向侧方移动度增大，患肢摆动时采用稍屈曲与外旋位，以避免足跟击地。膝关节疼痛者，行走时膝稍屈曲，足趾着地，以避免足跟用力着地。

第九章
疼痛评定

导学

疼痛是一种复杂的包括感觉、知觉和情感上的体验，是非常常见的症状，每个人的一生中都会有疼痛的体验。疼痛的发生具有两重性，一方面，它是机体的保护性反应，以一种症状形式出现，警告机体应及时采取行动来避免伤害；另一方面，它可能形成病理性的慢性疼痛综合征给患者带来巨大的痛苦，严重影响日常生活，造成焦虑、抑郁等异常情绪。由于多种伤病都会出现慢性疼痛，影响患者的康复进程，故慢性疼痛的治疗已成为康复医疗的重要内容。对神经、肌肉、骨骼系统的多种伤病所导致的慢性疼痛进行评定是有效治疗的前提，也是评价治疗效果的依据。

学习本章应掌握疼痛和慢性疼痛的概念、疼痛评定的注意事项，掌握视觉模拟量表、简式 McGill 疼痛问卷的使用方法；熟悉 45 区体表面积评定法、压力测痛法、口述分级评分法、数字分级评分法、疼痛简明记录量表、疼痛行为量表的使用方法；了解疼痛的分类、疼痛评定的目的。

第一节　概　述

疼痛是由伤害性刺激引起的一种复杂的主观感觉，常伴有自主神经反应、躯体防御运动、心理情感和行为反应。疼痛包括痛觉和痛反应两方面的内容，痛觉是指躯体某一部分厌恶和不愉快的感觉，主要发生在大脑皮质。痛反应可能发生在中枢神经系统的各级水平，主要表现为心率增快、血压升高、呼吸运动改变、瞳孔扩大、出汗、恐惧、痛苦表情等。国际疼痛研究会 1980 年给疼痛下的定义为：疼痛是一种与组织损伤或潜在损伤相关的、不愉快的主观感觉和情感体验。

一、疼痛的分类

对疼痛进行分类，有助于认识和研究疼痛，便于诊断和治疗。对疼痛进行分类是一项复杂而又艰难的工作，到目前为止仍缺乏较完善和统一的分类方法。临床可按疼痛的性质、部位、时间、程度进行分类。

（一）按疼痛的性质分类

1. 刺痛　又称第一痛(锐痛、快痛)。刺痛引起的冲动由外周神经 Aδ 纤维向中枢传入。人体对刺痛的主观感受是痛觉迅速产生,迅速消失,疼痛部位明确,常伴有受刺激肢体的保护性反射,下意识躲避,一般无明显的不良情绪反应。

2. 灼痛　又称第二痛(弥散痛、钝痛)。灼痛引起的冲动由外周神经C类纤维向中枢传入。人体对灼痛的主观体验是痛觉缓慢产生,缓慢消失,往往难以忍受,疼痛部位不明确。此种疼痛可以反射性引起同一脊髓节段所支配的横纹肌紧张性强直,多伴有自主神经症状及强烈的情绪反应。

3. 酸痛　又称第三痛。此类疼痛由内脏和躯体深部组织受到伤害性刺激产生,经外周神经中 A 和 C 类纤维传入。人体对酸痛的主观体验是疼痛形成缓慢,部位广泛,无法指出疼痛的具体部位,疼痛难以描述,常伴有内脏与躯体反应和较强的情绪反应。

4. 放射痛　放射痛是指患者除感觉患病部位的局部疼痛外,还可出现远离病变部位体表或深部组织的疼痛,多是由于周围神经根病变引起的,表现为疼痛沿着受累神经行走,向其远端支配的区域传导。在临床上有很多疾病都是以放射痛为首发症状或主要症状,如腰椎间盘突出症。

5. 牵涉痛　牵涉痛是指某些内脏疼痛往往会引起远隔的体表部位感觉疼痛或痛觉过敏的现象,多是由于不同来源的伤害感受器传入神经汇聚到相同的投射神经元或中枢所引起的。如阑尾炎可引起脐周围或上腹部疼痛,心肌缺血或梗死引起心前区、左肩和左上臂尺侧发生疼痛,胆囊病变可在右肩区出现疼痛。

（二）按疼痛的部位分类

1. 躯体性疼痛　躯体性疼痛是传出神经被激活的结果,但无周围神经及中枢神经的损伤。表现为疼痛部位明确,如头痛、牙痛、胸痛、腹痛、腰骶痛、四肢痛等。

2. 内脏性疼痛　内脏性疼痛是内脏感受伤害的神经被激活的结果,表现为深部刺痛,并伴有痉挛的感觉,如神经系统的疼痛、心血管系统的疼痛、血液系统的疼痛、消化系统的疼痛、泌尿系统的疼痛等。

（三）按疼痛的持续时间分类

1. 短暂性疼痛　一过性疼痛。

2. 急性疼痛　发病急,持续时间短,在短时间内或经过处理就会消失。

3. 亚急性疼痛　疼痛介于急性疼痛和慢性疼痛之间,这一过程也可被视为是疼痛可以完全治愈的最后机会。

4. 慢性疼痛　疼痛的持续时间长或间断发作,其发病缓慢或是由于急性疼痛因多种原因延续所致。国际疼痛研究会认为疼痛持续 3 个月即可诊断为慢性疼痛。由于病因不同,临床上宏观地分为癌性疼痛和非癌性疼痛两大类。

5. 再发性疼痛　为一种间隔较长一段时间后再发作的“孤立”的疼痛模式,它常常是在慢性病理基础上的急性发作。与慢性疼痛和亚急性疼痛不同,是不连续的急性发作重复。

（四）按疼痛的程度分类

1. 微痛　似痛非痛,常与其他感觉复合出现,如痒、酸麻、沉重等。

2. 轻痛　疼痛局限,痛反应轻微。

3. 甚痛　疼痛较重,痛反应明显。

4. 剧痛　疼痛难忍,痛反应强烈。

二、疼痛评定的目的

康复医疗中主要对各种原因导致的慢性疼痛进行评定，如慢性腰腿痛、颈肩痛、三叉神经痛、周围神经损伤后疼痛、偏头痛、幻肢痛、癌痛等均需进行疼痛评定。疼痛评定的主要目的包括：①准确判断疼痛的部位、强度、特性、发展过程，明确疼痛的原因。②确定疼痛对运动功能、日常生活等的影响。③为选择正确的治疗方法提供依据，疼痛的半定量评定有助于反映疼痛的变化情况，判断治疗效果。

三、疼痛评定的注意事项

(1) 认知功能明显障碍患者不适合进行疼痛评定，评定应在疼痛较稳定时进行，不要在剧烈疼痛时进行。

(2) 评定环境的温度不可过冷、过热，以免对疼痛程度造成影响。

(3) 评定最好采取一对一形式，避免第三者的干扰。

(4) 评定者询问患者时避免诱导性语言，应根据患者的主观感受进行评定。

第二节　疼痛的常用评定方法

疼痛是一种主观感受，受病理、生理、心理、文化修养、生活环境等诸多因素的影响。因此，疼痛的定性定量有一定的难度，但设法对疼痛客观、准确、全面的评定，是有效治疗疼痛的前提。

一、一般检查

(一) 了解病史

了解病史是对疼痛评价的重要组成部分，可以获得很多有关疼痛的信息，如了解患者疼痛的原因、诱因，以及患者的情绪和心理状态等资料。询问是了解病史的主要手段，询问的重点是疼痛减轻或加重的因素和疼痛的性质、强度、部位、持续时间等。

1. *疼痛的发生和发展情况*　主要是让患者按一定的时间顺序叙述发病的整个过程，如疼痛发生的时间，如何发展的，是比较稳定还是逐渐加重等。

2. *疼痛的性质、特点*　在描述疼痛性质时，允许患者用自己的语言，然后评定者根据患者的描述再给出规范的词汇和术语。疼痛性质的描述有助于疼痛的分类，故非常重要。了解病史时还应注意询问疼痛的严重程度，应尽量使用等级词汇进行说明。疼痛的部位也与病变有一定的相关性，在描述疼痛部位时应使用人体轮廓图，在图上表明疼痛的部位与范围，并注意有无放射痛和放射的范围。

3. *疼痛与时间的关系*　疼痛的时间因素可以为临床提供有价值的依据，故应仔细询问疼痛在时间方面的规律。

4. *疼痛减轻或加重的因素*　在询问病史时，要注意哪些因素可以加重疼痛，哪些因素可以减轻疼痛，这些因素都可能对评定有帮助。

5. *有无伴随的症状*　疼痛的伴随症状常常可以提示疼痛的原因和性质，为评定提供依据。

6. *接受治疗的情况*　对于疼痛发生后接受哪些治疗和治疗效果的询问，对疼痛治疗方案的选择有重要的参考价值。

（二）观察

在接诊过程中要尽量详细地观察患者的表情、发声、行走步态、行为表现和某些特定的保护姿势等，为评定提供有意义的信息。

（三）查体

查体主要为神经、肌肉和关节功能检查，以明确导致疼痛的病理所在。具体检查内容可以根据病史确定。

（四）功能评定和心理评定

应选择性地对由于疼痛所导致的功能障碍和心理障碍状况进行量化评定，特别是慢性疼痛时。必要时可参考其他心理方面的量表等。

（五）其他检查

为了对疼痛做出全面、系统的评定，还可选择进行X线、CT、MRI等影像学检查，类风湿因子、血沉、抗核抗体等实验室检查，以及肌电图、心电图等电生理检查。

二、疼痛的评定

（一）45区体表面积评定法

45区体表面积评定法是用疼痛示意图来表示疼痛的部位、量化疼痛区域的大小，同时也可以评定疼痛的性质和程度。适用于范围较广的疼痛，如颈、肩、腰部的疼痛和肌肉筋膜痛等。

1. *评定方法* 常用45区体表面积图及颜色笔等进行检查。45区体表面积图将人体表面分为45区，其中前22区，后23区，每一个区有一个特定的号码，检查时让患者用不同颜色或符号在图中标出疼痛部位(图9-1)。

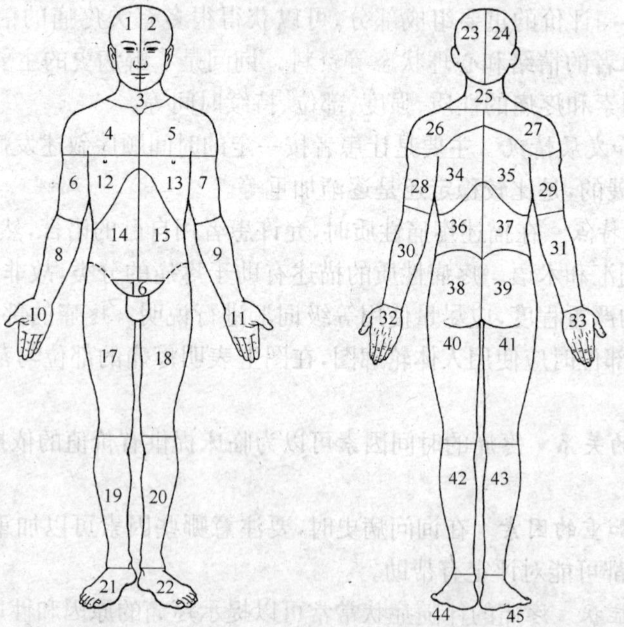

图9-1 45区体表面积图

2. 评分标准　涂盖一区为 1 分(每区无论涂盖大小,即便是涂盖了一个区的一小部分也评为 1 分),未涂处为 0 分,总评分表示疼痛的区域。不同颜色或不同符号表示疼痛的不同强度,其中:无色或“－”表示无痛,黄色或“○”表示轻痛,红色或“□”表示中度疼痛,黑色或“△”表示重度疼痛。最后计算疼痛区域占整个体表面积的百分比。

(二) 压力测痛法

压力测痛法主要用于痛阈及耐痛阈的评定,特别适用于骨骼、肌肉系统疼痛的评定。

1. 评定方法　采用压力测痛计进行评定。将压力测痛计放在患者手指关节等处逐渐施加压力,同时听取患者反应,然后记录诱发疼痛所需要的压力强度(单位:N 或 kg/cm^2),此值为痛阈。继续施加压力至不可耐受时,记录最高疼痛耐受限度的压力强度(单位:N 或 kg/cm^2),此值为耐痛阈。

2. 注意事项

(1) 末梢神经炎的糖尿病、凝血系统疾病、有出血倾向的患者禁用。

(2) 测量记录应从压力测痛计加压开始。

(3) 测定内脏痛时结果不可靠。

(三) 视觉模拟量表

视觉模拟量表(visual analogue scale, VAS)是一种简单有效的测量疼痛强度的方法,已广泛用于临床和研究中。应用 VAS 时患者可以恰当地表达对疼痛强度的感受,以增加灵敏度。VAS 方法一般适用于 8 岁以上,能正确表达自己感受和身体状况的患者。

具体方法:在一张白纸上画一条 10 cm 的粗直线,两端分别是“无痛”(0)和“极痛”(100)。患者根据自己感受疼痛的程度,在直线的某一点表达出来,然后使用直尺测量从“无痛”起点到患者确定点的直线距离,用测到的数字表达疼痛的强度(图 9-2)。一般重复 2 次,取平均值。

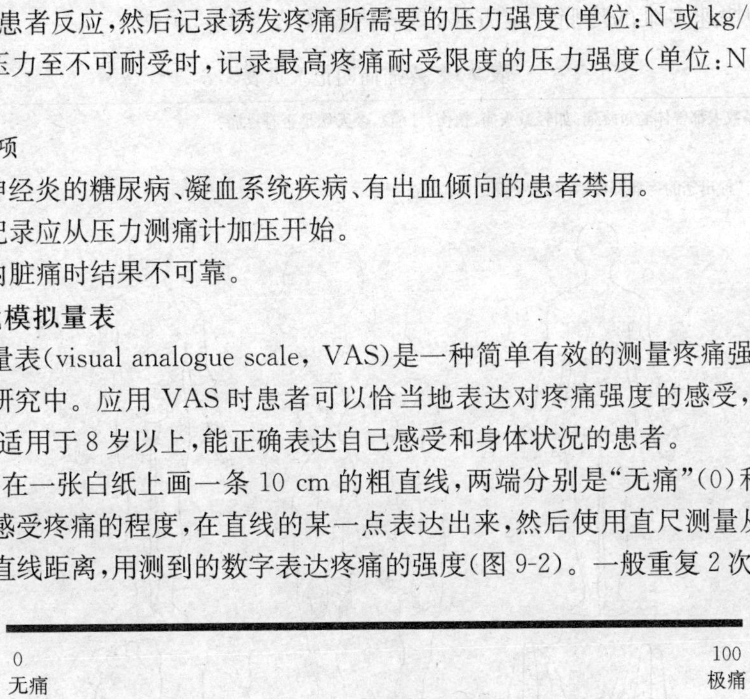

图 9-2　视觉模拟量表

VAS 也可以用疼痛测量尺,正面无刻度,左端有“无痛”,右端有“极痛”的标志,背面有 0～10 的数字刻度。患者可以从正面移动标尺上的游标自己确定疼痛的程度,评定者即可在背面看到具体数字。

若在线上的两端分别标上“疼痛无缓解”和“疼痛完全缓解”,即称为疼痛缓解的视觉模拟评分法。

(四) 口述分级评分法

口述分级评分法(verbal rating scale, VRS)又称言语评定量表,是由一系列用于描述疼痛的形容词组成,这些形容词以疼痛从最轻到最强的顺序排列,用于评定疼痛的强度。VRS 一般分五级评分,分别为无痛、轻度痛、中度痛、重度痛、极重度痛。

(五) 数字分级评分法

数字分级评分法(numerical rating scale, NRS)是以 0～10 共 11 个点来描述疼痛的强度。其中,0 表示无痛,10 表示剧痛(图 9-3),患者根据个人疼痛的感受在其中的一个数字上作记号。NRS 比 VAS 更为直观,但患者容易受到数字和描述字的干扰,而降低灵敏性和准确性。

0	1	2	3	4	5	6	7	8	9	10
无痛					中痛					剧痛

图 9-3 数字分级评分法

（六）疼痛简明记录量表

疼痛简明记录量表（brief pain inventory，BPI）由威斯康星大学神经科疼痛小组研制，是将感觉、情感和评价三个因素分别量化的疼痛评定量表。此表包括了有关疼痛原因、疼痛性质、对生活的影响、疼痛部位等描述词，并采用 NRS（0～10 级）描述疼痛程度，从多方面对疼痛进行评价。BPI 是一种快速多维的疼痛评定方法，具体内容见表 9-1。

表 9-1 疼痛简明记录量表

1. 在一生中，我们大多数人都曾体验过疼痛（如轻微头痛、扭伤、牙痛），今天您是否有疼痛？ 是 否
2. 请您在下图中用"·"标出您的疼痛部位，并在最疼痛的部位打"＊"。 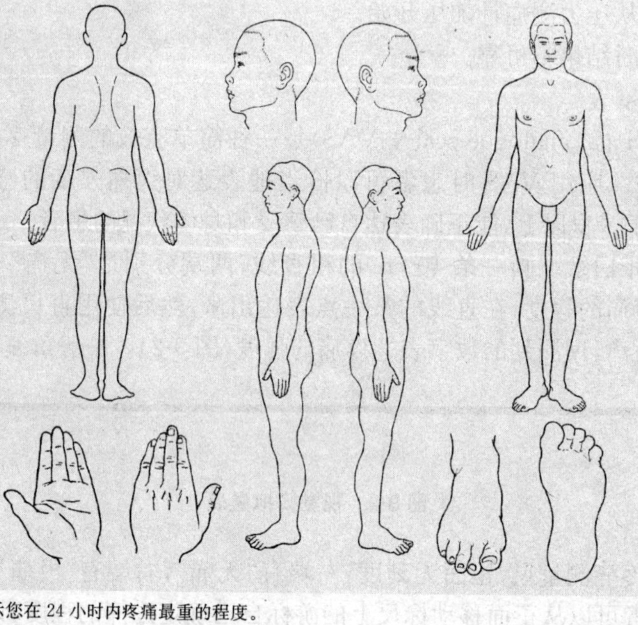
3. 请您圈出一个数字，以表示您在 24 小时内疼痛最重的程度。 0 1 2 3 4 5 6 7 8 9 10 不痛 最严重的疼痛
4. 请您圈出一个数字，以表示您在 24 小时内疼痛最轻的程度。 0 1 2 3 4 5 6 7 8 9 10 不痛 最严重的疼痛
5. 请您圈出一个数字，以表示您在 24 小时内疼痛的平均程度。 0 1 2 3 4 5 6 7 8 9 10 不痛 最严重的疼痛
6. 请您圈出一个数字，以表示您现在疼痛的程度。 0 1 2 3 4 5 6 7 8 9 10 不痛 最严重的疼痛
7. 目前您正在接受什么药物和疗法治疗疼痛？
8. 请圈出一个百分数，以表示 24 小时内镇痛治疗后疼痛缓解了多少？ 0% 10% 20% 30% 40% 50% 60% 70% 80% 90% 100% 无缓解 完全缓解

（续表）

9. 请圈出一个数字，表示您上周受疼痛影响的程度。

(1) 日常活动

0　1　2　3　4　5　6　7　8　9　10

无影响　完全影响

(2) 情绪

0　1　2　3　4　5　6　7　8　9　10

无影响　完全影响

(3) 行走能力

0　1　2　3　4　5　6　7　8　9　10

无影响　完全影响

(4) 日常工作

0　1　2　3　4　5　6　7　8　9　10

无影响　完全影响

(5) 与他人的关系

0　1　2　3　4　5　6　7　8　9　10

无影响　完全影响

(6) 睡眠

0　1　2　3　4　5　6　7　8　9　10

无影响　完全影响

(7) 生活乐趣

0　1　2　3　4　5　6　7　8　9　10

无影响　完全影响

（七）McGill 疼痛问卷及简式McGill 疼痛问卷

1. *McGill 疼痛问卷*（McGill pain questionnaire，MPQ）　这是由 Melzack 和 Torgerson 在 1971 年提出的评定疼痛的方法，包括 4 类 20 组疼痛描述词，从感觉、情感、评价和其他相关类四个方面以及现时疼痛强度进行较全面的评定。每组词按疼痛程度递增的顺序排列，其中，1～10 组为感觉类（sensory），11～15 组为情感类（affective），16 组为评价类（evaluation），17～20组为其他相关类（miscellaneous）。患者在每一组词中选一个与自己痛觉程度相同的词，根据患者所选词在组中位置可得出一个相应数值（序号数），所有选出的词的数值之和为疼痛评定指数（pain rating index，PRI）。PRI 可以求出四类的总和，也可以分别计算。

2. *简式 McGill 疼痛问卷*　由于 MPQ 内容繁琐、检测费时，Melzack 又提出了内容简捷、费时较少的简化的 McGill 疼痛问卷（short-form of McGill pain questionnaire，SF-MPQ）。SF-MPQ（表 9-2）由 11 个感觉类和 4 个情感类描述词以及现时疼痛强度（present pain intensity，PPI）和 VAS 组成，每个描述词以 0～3 分进行强度分级。SF-MPQ 对各种疼痛治疗产生的临床变化敏感，对癌痛等慢性疼痛也能量化评定。根据患者的自我感受，SF-MPQ 可得出疼痛的感觉类分、情感类分、疼痛总分、选词数、VAS 分和 PPI 分，从而对疼痛进行量化评定，评定结果与 MPQ 具有很高的相关性。

表 9-2　简式McGill 疼痛问卷表

疼痛分级指数疼痛描述词	无疼痛	轻度痛	中度痛	重度痛
跳动的	0) ______	1) ______	2) ______	3) ______
射穿的	0) ______	1) ______	2) ______	3) ______
刺穿的	0) ______	1) ______	2) ______	3) ______
锐利的	0) ______	1) ______	2) ______	3) ______
痉挛的	0) ______	1) ______	2) ______	3) ______

（续表）

疼痛分级指数疼痛描述词	无疼痛	轻度痛	中度痛	重度痛
剧痛的	0）______	1）______	2）______	3）______
烧灼的	0）______	1）______	2）______	3）______
隐痛的	0）______	1）______	2）______	3）______
沉痛的	0）______	1）______	2）______	3）______
触痛的	0）______	1）______	2）______	3）______
分裂痛的	0）______	1）______	2）______	3）______
疲劳力尽感	0）______	1）______	2）______	3）______
不适感	0）______	1）______	2）______	3）______
恐惧感	0）______	1）______	2）______	3）______
受折磨感	0）______	1）______	2）______	3）______
VAS	无痛			最痛
PPI	0 无痛，1 轻微的，2 不适的，3 痛苦的，4 可怕的，5 剧痛			

（八）疼痛行为量表

由于疼痛常对人体的生理和心理造成一定的影响，故疼痛患者经常表现出一些行为和举止的改变，如面部表情、躯体姿势、行为和肌紧张度等。通过观察记录这些变化，可以为疼痛评定提供一些客观的辅助依据。

疼痛行为量表(pain behavior scale)是对疼痛引起的行为变化做定量测定，此法将 10 种疼痛行为按严重程度和出现的频率做三级评分(0 分，0.5 分，1 分)，患者的各项行为指标的总和积分即为其疼痛行为的得分，疼痛行为量表的具体内容见表 9-3。

表 9-3　疼痛行为量表

疼痛行为	出现的频率	评分
1. 语言性的发音性主诉	无 偶尔 经常	0 0.5 1
2. 非语言性的发音性主诉(呻吟、喘气)	无 偶尔 经常	0 0.5 1
3. 因为疼痛，每天躺着的时间(8:00～20:00)	无 偶尔 经常	0 0.5 1
4. 面部扭曲	无 轻微和(或)偶尔 严重和(或)经常	0 0.5 1
5. 站立姿势	正常 轻度变形 明显变形	0 0.5 1
6. 运动	观察不出影响 轻度跛行和(或)影响行走 明显跛行和(或)吃力行走	0 0.5 1
7. 身体语言：抓、擦疼痛部位	无 偶尔 经常	0 0.5 1

(续表)

疼痛行为	出现的频率	评分
8. 支撑物体(按医嘱不算)	无 偶尔 经常	0 0.5 1
9. 静止运动	能持续坐或站 偶尔变换位置 一直变换位置	0 0.5 1
10. 治疗	无 非麻醉性镇痛药和(或)心理治疗 增加剂量或次数和(或)麻醉性镇痛药和(或)失控	0 0.5 1

第十章
神经电生理检查

导学

神经电生理检查是一种探测并记录神经、肌肉生物电活动的检查方法，既是神经科最常用的一种检查手段，也是康复医学可靠而客观的评定方法。神经电生理检查是根据神经系统解剖特点，通过不同的电生理检查技术对神经的不同节段、神经肌肉接头及肌肉进行定性、定位、定量的检查方法用于指导治疗、评价疗效、判断预后。临床常用的神经电生理检查包括临床肌电图、神经传导速度、诱发电位和表面肌电图检查。

学习本章应掌握神经电生理检查的主要检查类别，临床肌电图、神经传导速度测定、诱发电位、表面肌电图的概念，异常肌电图不同表现的意义，神经传导速度检测的结果分析；熟悉各种神经电生理检查的注意事项、检查方法，正常肌电图和异常肌电图的特点，各种神经的神经传导速度的测定方法，诱发电位的分类及各类别的含义；了解临床肌电图检查的基本原理，各种神经电生理检查的目的，F 波与 H 反射，诱发电位的检测结果分析，表面肌电图的有关内容。

第一节　临床肌电图

临床肌电图(clinical EMG)又称针电极肌电图，是指以同心圆针插入肌肉中收集针电极附近一组肌纤维的动作电位，包括在插入过程中、肌肉处于静息状态下和肌肉做不同程度随意收缩时的电活动。

一、临床肌电图检查的基本原理

(一) 肌电图显示肌肉活动时的电位

肌电图用于测定下运动单位的电生理状态，它的基础是一条肌纤维的电兴奋。但在临床检查中，所记录的不仅是一条肌纤维的电兴奋，而是一个乃至数个亚运动单位的数条或数十条肌纤维的电激动。由于运动单位与记录针尖的距离不同，在不同的肌肉部位测到的运动单位动作电位是不同的。用同心圆针极记录的肌肉动作电位，是通过容积导体在细胞外记录到的一个正相起始的三相电位，这是冲动接近、到达和离去记录电极时形成的。肌电图检查可以探测肌肉静止时、自发性电活动及随意收缩时运动单位动作电位的变化。

（二）周围神经的正常电生理

下运动单位包括脊髓前角细胞、周围神经根、神经丛、神经干、神经支、神经肌肉接头以及受其支配的肌纤维所组成，它是肌肉功能的生物学单位，不同肌肉包含的运动单位数目不一。下运动单位的任何部分都有电兴奋性，但神经与肌肉的电兴奋性不同。神经的兴奋可以向近心端和远心端双向扩散。无髓鞘的自主神经纤维传导速度为每秒若干米，有髓鞘的躯体感觉和躯体运动神经纤维兴奋传导是沿神经髓鞘的郎飞结进行跳跃式传导，传导速度为 50～80 m/s。肌纤维的电兴奋性都是由神经肌肉接头向两端扩散，传导速度为每秒若干米。大脑发出运动指令，经过脊髓前角细胞或脑干运动核产生兴奋，经周围神经传导至神经肌肉接头，再下达到肌肉产生运动。

（三）周围神经损伤的病理和电生理

周围神经损伤分为神经失用、节段性脱髓鞘、神经离断、轴索离断四种。神经失用仅为暂时性功能丧失，而没有任何解剖学变化，预后良好。节段性脱髓鞘是髓鞘破坏而轴突相对完整的病变。神经离断是指轴索与髓鞘同时离断，预后差。轴索离断是指轴索变性而髓鞘的完整性保存，预后较好。神经损伤后即有损伤部位的传导功能丧失，但远端未变性部分仍保持正常兴奋性和传导性。故在神经损伤后的极早期，各电生理检查方法均难以做出准确诊断。神经再生的早期由于轴索与髓鞘功能均不正常，兴奋性和传导性均很差，神经传导速度慢、波幅低。失神经支配肌纤维由于受到其他再生神经纤维侧芽支配，新的运动单位范围扩大，兴奋电位的振幅和时限增加。

二、临床肌电图检查的目的

1. 确定神经系统有无损伤及损伤的部位　肌电图是鉴别神经或肌肉疾病最灵敏的检查方法，一块肌肉中有 5%以上的纤维失神经支配就可以被检测出。通过肌电图检查可鉴别病变是神经源性损害还是肌源性损害。根据异常情况的不同，可以对神经源性损害进行进一步定位诊断，判断病变是脊髓前角、神经根、神经丛、神经干或者是神经末梢。

2. 作为神经再生与否的指标　周围神经损伤后，证明神经再生的运动单位电位的恢复可早于临床恢复 3～6 个月。以往检测结果为完全失神经征，目前测到有新生电位，说明有神经再生。

3. 提供肌强直及分类的诊断和鉴别诊断依据　如帕金森病的肌强直和上运动神经元瘫痪的肌强直在肌电图上表现是不同的。

三、临床肌电图检查的注意事项

（1）认真询问病史，确定肌电图检查的目的，并避免漏查某些肌肉。

（2）针电极肌电图是一种有创检查，检查前要与患者协商好，以取得配合；肌电图检查后不宜在同一部位进行肌肉活检。

（3）检查血肌酶谱应在肌电图测定之前进行，因为肌电图检查可致部分血肌酶谱升高。

（4）易患反复性系统性感染者、有出血倾向者禁止进行肌电图检查。

（5）肌电图仪器需放置于屏蔽室，保持温度适宜、空气干燥。

（6）结合临床和肌电图检查的结果进行全面分析做出正确诊断。

四、临床肌电图检查的方法

(1) 根据研究目标设置好各种检查的相关参数。一般扫描速度在 2～20 ms/cm 之间选择，灵敏度在 50 μV/cm 至 5.0 mV/cm 之间选择，带通频率在 10 Hz 至 10 kHz 之间选择。

(2) 患者处于安静舒适的状态和体位，检查前应向患者充分解释检查过程，以取得患者的配合，检查时保持室温及被测肢体温度适中。

(3) 针电极、检测部位皮肤进行常规消毒。

(4) 插入针电极，分别观察肌肉松弛时、肌肉轻度收缩时和肌肉大力收缩时的生物电情况。

五、正常肌电图

(一) 肌肉松弛时的正常表现

1. 插入电位　记录针电极插入肌肉所引起的电位变化，表现为爆发性成组出现的重复发放的高频棘波，持续时间<0.3 s(图 10-1)。正常插入活动的特征是其持续时间不超过针移动时间。

2. 电静息　健康肌肉在完全松弛时，肌纤维是没有收缩的，肌电图记录不到电活动而表现为一条直线，称为电静息。

3. 终板电位　正常肌肉的终板区可录制到“终板电位”(终板噪声)，终板电位是针尖在终板区刺激到肌肉的神经末梢时，所出现的低波幅终极噪声和高波幅终极棘波，两者常同时出现，也可单独出现。此时患者可感到疼痛，轻退针可消失，为自然生理表现。

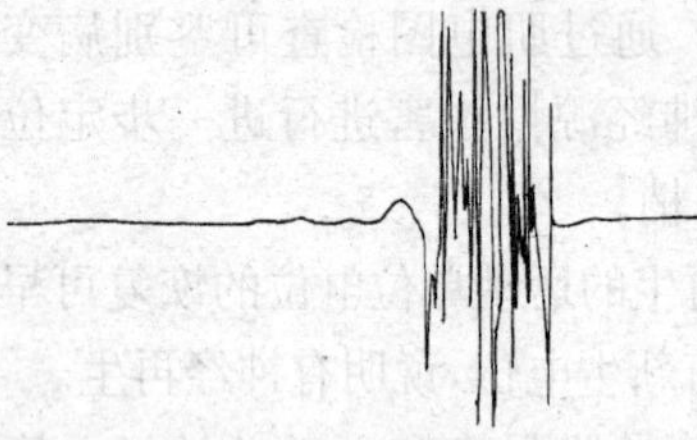

图 10-1　正常插入电位

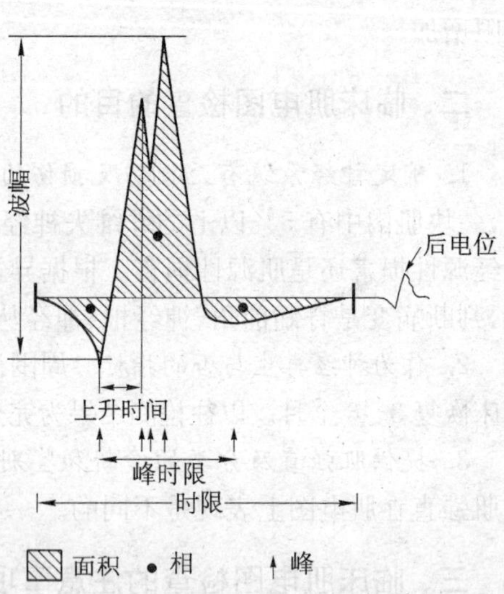

图 10-2　正常运动单位动作电位及参数

(二) 肌肉收缩时的正常表现

1. 正常运动单位动作电位　运动单位动作电位是指肌肉随意收缩时出现的，由同一神经轴索支配的肌纤维近于同步收缩所形成的综合电位。这一综合电位除了运动单位本身所固有的特征外，针电极所处位置和各条肌纤维的空间关系及肌纤维收缩强度等因素，都会影响该综合电位的相关参数。正常运动单位动作电位的相关参数包括(图 10-2)：

波幅：最大负峰和最大正峰之间的电位差(不论是否过零线，每次电位转向称为峰；基线以上为负,以下为正)。正常运动单位动作电位的波幅是300～2 000 μV。不同肌肉及不同个体差异较大,常需两侧对照。

上升时间:是指从起始正峰至随之而来的大的负峰之间的时间间隔,也称为“时滞”,代表记录针尖与发放冲动的运动单位的距离。正常时应小于500 μs,最好在100～200 μs。

时限:是电位变化从偏离基线到恢复至基线的持续时间。时限一般在5～15 ms。

相位:电位从离开基线到再次回至基线为一相。正常运动单位动作电位多为四相或三相,如果多于四相,称之为多相电位。正常肌肉的多相电位一般在5%～15%,不超过20%。

2. 正常募集电位　募集电位是指肌肉大力收缩时引出的电位。根据用力程度的不同,正常肌肉募集电位的表现形式有所不同。最大用力收缩时,运动单位动作电位彼此互相重叠,不能分辨基线,这种重叠波形称为干扰相(图10-3a)。干扰相是健康肌肉最大用力收缩时的特征性表现,证明能够募集足够多的运动单位。当收缩力量减小时,除了看到电位外也可以看到少量的基线,称为混合相(图10-3b)。如果力量更弱,募集的运动单位更少,则显示为基线明显而仅有数个电位,称为单纯相(图10-3c)。运动单位动作电位的数量与受试者主观配合关系密切,检查时应取得受试者的充分配合。

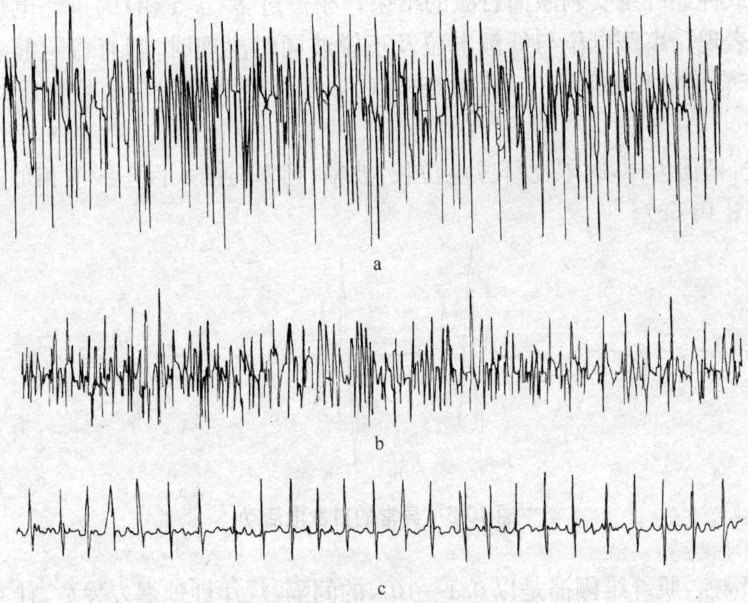

图10-3　正常募集电位

六、异常肌电图

(一) 肌肉松弛时的异常表现

1. 插入电位的异常

(1) 插入电位减少或消失:提示肌纤维数量减少,见于严重肌萎缩和肌纤维化。也见于功能性肌肉不能兴奋,如周期性麻痹的麻痹期。

(2) 插入电位延长:持续时间>0.3 s,提示肌肉易激惹或肌膜不稳定,见于肌炎、失神经支配或肌强直病。

(3) 插入性正锐波：随着插入电位后出现，波形呈锯齿样，包括一个开始正相的尖峰，其下垂线与基线呈垂直状，随后为一个缓慢延长的低平负相，频率达 3～30 次/s，持续时间可大于 10 ms。见于慢性失神经肌肉、多发性肌炎急性期。

(4) 肌强直放电：在插入或移动针电极时激发的节律性电位发放，波幅 10 μV 至 1 mV，最高频率达 50～100 次/s，时限为 50～100 ms，并伴有一种特殊的"轰炸机俯冲样"声音（图 10-4）。见于萎缩性肌强直、先天性肌强直和多发性肌炎等。

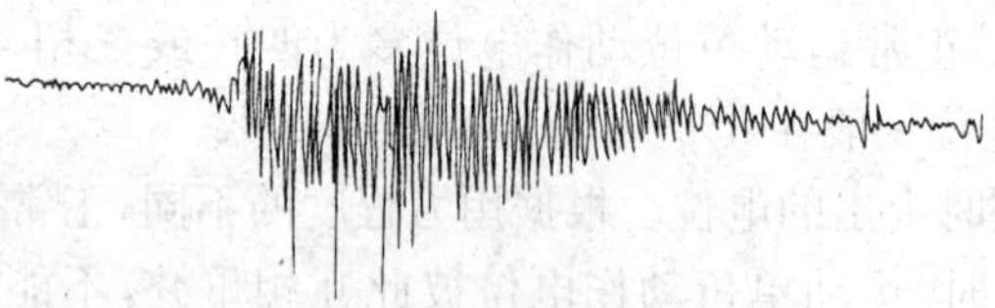

图 10-4 肌强直放电

2. 自发电活动

(1) 纤颤电位：纤颤电位是短时限、低波幅的自发性小电位，波形为双相，开始为正相，随后一个负相。时限范围为 1～5 ms，波幅为 20～200 μV。正常肌肉偶尔也可出现，但如果在同一块肌肉出现两处以上时应考虑为病理性的，多见于下运动神经元疾病、肌营养不良、多发性肌炎等（图 10-5a）。

(2) 束颤电位：束颤是自发的肌肉抽动。束颤电位没有确定的病理意义者，称为良性束颤电位，是前角细胞或神经纤维受刺激而自激的结果。相位过多（≥5 相）的束颤电位称为复杂多相电位，多为病理表现。束颤电位与纤颤电位及正锐波同时出现时，则有肯定的病理意义。典型的束颤电位见于脊髓前角细胞病变，在神经根病、嵌压神经病及肌肉痛性束颤综合征中也可出现（图 10-5b）。

(3) 正锐波：呈锯齿样，时限比纤颤电位长，波幅、频率与插入性正锐波相似。它的临床意义同"纤颤电位"（图 10-5c）。

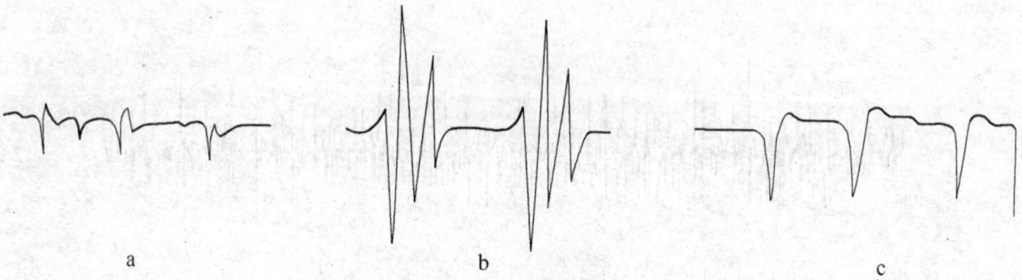

图 10-5 异常的自发电活动

(4) 肌纤维颤搐：肌纤维颤搐是以 0.1～10 s 的间隔，规律性地爆发发放，伴有 2～10 个棘波的发放、频率为 30～40 次/s 的电活动。在临床上可以看见皮肤下面的肌肉蠕动，这种肌纤维颤搐多见于面部神经痉挛症、多发性硬化、格林-巴利综合征等。

(5) 复合性重复放电（假性肌强直放电）：电位波幅在 50 μV 至 1 mV，时限为 50～100 ms，代表一组肌纤维的同步放电，频率达 5～100 次/s，并伴有"青蛙样或机关枪样"噪声。见于一部分肌病（如进行性肌营养不良、多发性肌炎）和多种慢性失神经状态（如运动神经元病、神经根病等），个别健康人也有此电位。

（二）肌肉收缩时的异常表现

1. 运动单位动作电位的异常表现

(1) 波幅和时限的异常：运动单位动作电位的波幅和时限减小是肌源性损害表现，如进行性肌营养不良、肌炎、神经肌肉接头病的晚期等，这些患者一般都有运动单位的部分肌纤维丧失或功能异常。波幅和时限的增大提示神经源性损害，其中包括运动神经元病、脊髓灰质炎、脊髓空洞症和周围神经病等。它是由运动单位范围增大所致，由于轴索的芽生，使更多以前失神经的肌纤维加入到这个运动单位中来。

(2) 多相波增多：在正常肌肉中双相和三相运动单位动作电位占多数，只有 20%左右的四相以上的运动单位动作电位，若多相波超过 20%常为异常肌电图表现。但各肌肉还有所不同，如三角肌需要 25%以上、胫前肌要 35%以上才能考虑为异常。多相波增多在肌源性和神经源性损害均可以见到，它反映了运动单位动作电位肌纤维放电的离散和不同步。此外，肌纤维或神经轴索再生时也常见多相波增多。

2. 干扰相的变化　健康肌肉在最大用力随意收缩时，肌电图表现为干扰相。神经源性疾病由于影响了肌肉的神经供应，肌肉最大用力收缩时没有足够的、健全的运动单位参与活动，表现为混合相。完全性失神经支配的肌肉在最大用力收缩时，仍不能引出动作电位，称为病理电静息。肌肉病变由于神经元没有变性，当最大用力收缩时，仍可呈干扰相，但与正常干扰相相比，波幅低平，称为病理干扰相。

3. 不自主运动　肌电图所见的不自主运动有两种。一种可呈规律性、阵发性的发放而中间有一短暂的静息，每个静息时间基本相等，各个波形是由不同的运动单位组成的，各个运动单位之间没有一定的相关性，故发放的时间长短、波幅大小、波形都不一样，见于帕金森病。另一种不自主运动呈持续性发放电位，患者不能自我控制到达放松状态，见于肌肉持续性痉挛、僵人综合征、破伤风等。

第二节　神经传导速度

神经传导速度测定是用一定参数的电脉冲刺激运动或感觉神经，记录肌肉或神经的激发电位从而得出冲动在某一段神经上的传导速度，是周围神经系统病变的常用检查。

一、神经传导速度测定的基本方法

（一）刺激方法

一般采用表面电极，正极与负极相距 2～3 cm。电流在正负极之间流动时，负极下的负电荷使神经去极化，正极则使神经超极化。在两极都置于神经干上用电刺激时，应使负极更接近要刺激的神经，以免正极阻滞神经冲动扩展。测量距离时应测量负极到记录点的距离。刺激电流输出一般为方波脉冲，时限在 0.05～1 ms。对于正常神经而言，表面刺激方波的时限为0.1 ms、电压 100～300 V 或电流强度 5～40 mA 时，就可以引起神经兴奋。对于病变神经而言，由于其兴奋性降低，有时最大输出量要到 400～500 V 或 60～70 mA，但最大刺激的强度在不同个体、不同神经而有所不同。

神经传导测定必须注意控制刺激伪差的产生，而良好的刺激隔离器和恰当的电极间距可以减少过多的刺激伪差。此外，使用砂纸打磨皮肤，用酒精棉球擦拭皮肤后再涂抹导电膏，也有助于减小皮肤电阻。

（二）电位记录

一般用皮肤电极就可清楚地记录到肌肉动作电位。对明显萎缩的肌肉，选用针电极可避免邻近肌肉收缩的影响。在有严重损害的时候，用近神经的针电极记录到的电位更为清晰准确。也可应用环状电极逆向收集纯感觉的神经动作电位。

肌肉动作电位的波幅可反映放电运动单位的数量。为了减少信号变形，常使信噪比为10 000∶1左右，带通频率为2 Hz至10 kHz。

二、运动神经传导速度测定

运动神经传导速度测定是指测定电刺激运动神经纤维时所获得的肌肉动作电位。

（一）检测方法

运动神经传导速度检查必须进行两次，即“两点刺激法”。测定时先后刺激神经的近、远端，记录电极置于该神经远端支配肌，用于记录激发电位（图10-6）。先在近端用0.1～0.5 ms的方波刺激神经干，引起肌电位后再不断加大刺激强度，直至激发电位的波幅不再升高，记录该波的形态、波幅、宽度及潜伏期，然后再将刺激电极移到远端刺激点，以同样方法记录新的激发电位（图10-7）。测定两个刺激点的距离，为准确起见，两个刺激点间的距离不能少于10 cm，但两刺激点间距离也不宜过宽，否则就会使正常区域的传导掩盖了局部病损的异常。

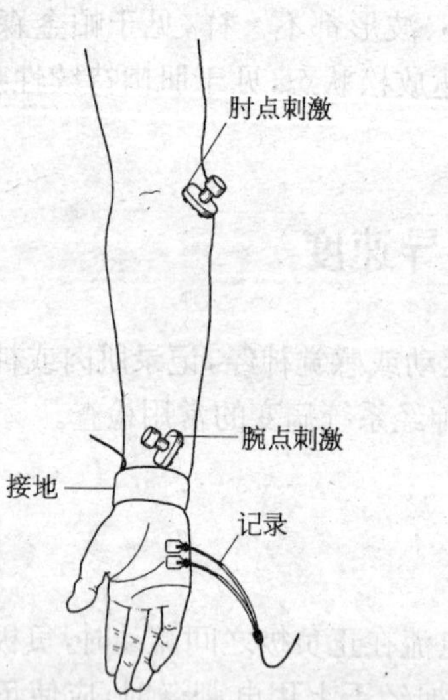

图10-6　运动神经传导速度测定的电极安放

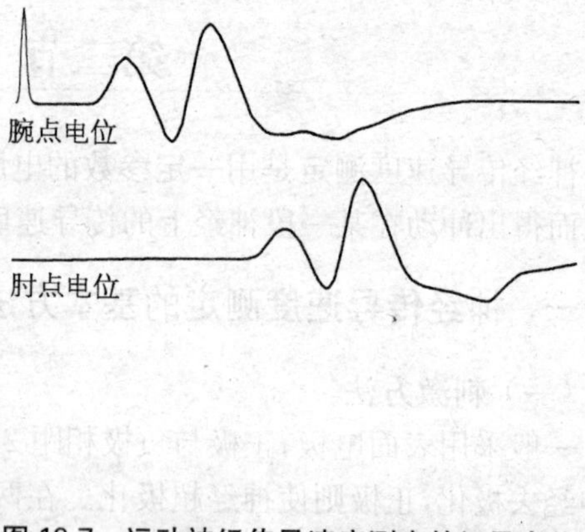

图10-7　运动神经传导速度测定的记录电位

运动神经传导速度（m/s）＝两个刺激点的距离（mm）÷两个刺激点刺激潜伏期之差（ms）

（二）检查结果分析

运动神经传导速度测定常用于神经脱髓鞘和轴索损害的检查，但两者常可重叠发生，传导速度测定的异常表现分为以下三种。

1. *潜伏期正常或接近正常但波幅明显下降*　见于损害早期，如部分神经损伤所致的神经失用或轴索断伤早期，但在远端轴索变性前是不能鉴别神经失用与轴索断伤的。此外，正常人的波幅变异很大，轻度波幅下降易被忽略。

2. *神经传导速度减慢而波幅相对正常*　提示有大多数神经纤维节段性脱髓鞘改变，髓鞘损害的传导速度减慢又分快纤维和慢纤维病变。慢纤维病变时可能速度减慢不明显，而反应波的时限延长或相数增多，同时波幅减低。快纤维病变时可引起传导速度减慢或潜伏期延长。

3. 没有任何神经兴奋的反应　说明绝大多数神经纤维都不能通过病灶进行传导。此时应注意鉴别是神经失用还是神经完全断伤，连续追踪测定有助于鉴别。一般神经失用的肌肉动作电位波幅呈现逐渐提高的趋势。

三、感觉神经传导速度测定

感觉神经传导速度测定是指测定电刺激感觉神经纤维的末梢或神经干时所获得的神经诱发电位。

（一）检测方法

感觉神经传导速度测定有逆向法和顺向法两种。顺向法是在指（趾）端给予刺激，在近段相应的神经干记录（图 10-8）。逆向法是刺激感觉或混合神经干，在相应的指端或皮肤区域记录感觉电位。无论顺向法还是逆向法，在非神经干处用表面电极记录或刺激，而在神经干处用表面电极或针电极均可，两种方法的临床意义相同。检测时刺激强度应大于感觉阈而小于运动阈，以免近端刺激（逆向法）引起运动。感觉神经激发电位很小，要通过叠加、平均技术才能显示出来，然后记下它的形态、波幅、宽度和潜伏期，再做计算（图 10-9）。与运动传导不同，感觉神经兴奋的传导没有神经肌肉接头的传递和肌肉内传递的问题，只需检测一次，其传导速度可以直接用潜伏期除以刺激点到记录点的距离计算出来。

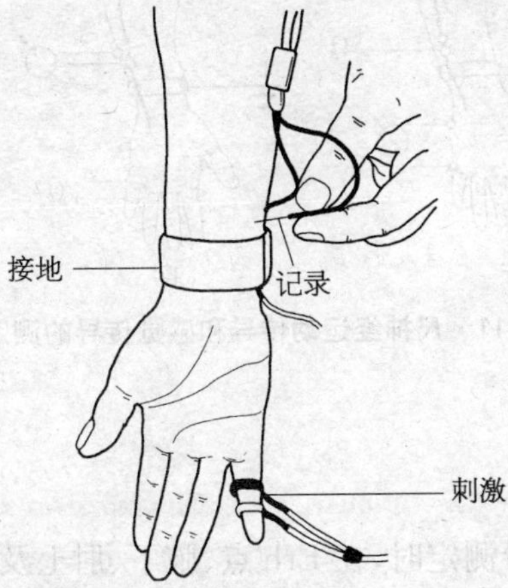

图 10-8　感觉神经传导速度测定的电极安放

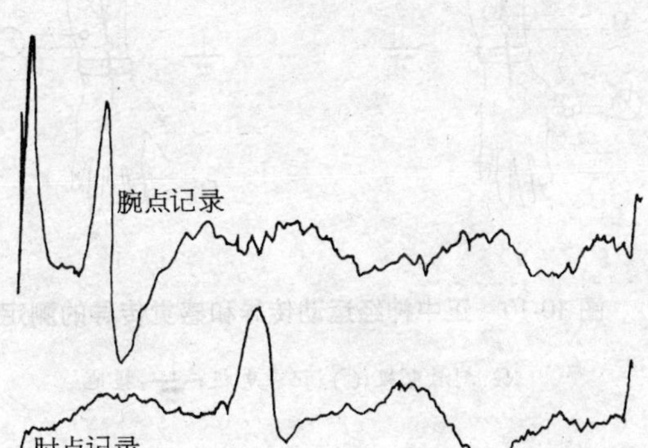

图 10-9　感觉神经传导速度测定的记录电位

（二）检测结果分析

感觉神经传导速度减慢而波幅相对正常，提示有节段性脱髓鞘发生；波幅明显下降而潜伏期接近正常，提示有轴索断伤，或神经失用。

此外，周围神经的感觉动作电位的正常与否也可作为神经根、神经丛和周围神经受损的鉴别要点。如臂丛受损时，感觉神经传导速度检查可见全部手指都出现异常，而根性损伤通常是选择性地出现感觉神经传导速度异常，拇指部位异常提示脊髓第六颈段受损，中指部位异常提示脊髓第七颈段受损，环指、小指部位异常提示脊髓第八颈段受损。

四、各种神经的测定方法

临床常用的正中神经、尺神经、桡神经、胫神经、腓神经、腓肠神经等的运动和感觉传导速度的测定方法如下。

（一）正中神经

正中神经比较表浅，运动神经传导测定时，在 Erb 点（即锁骨上窝处锁骨中点向上 1 cm 处）、腋下、肘关节及腕点刺激，在大鱼际肌上记录，接地电极置于腕部（图 10-10a）。顺向法感觉神经传导测定时，刺激点用指环电极于拇指、示指或中指刺激，用表面电极或针电极于腕、肘或腋部记录（图 10-10b）。正中神经传导障碍多见于腕管综合征。

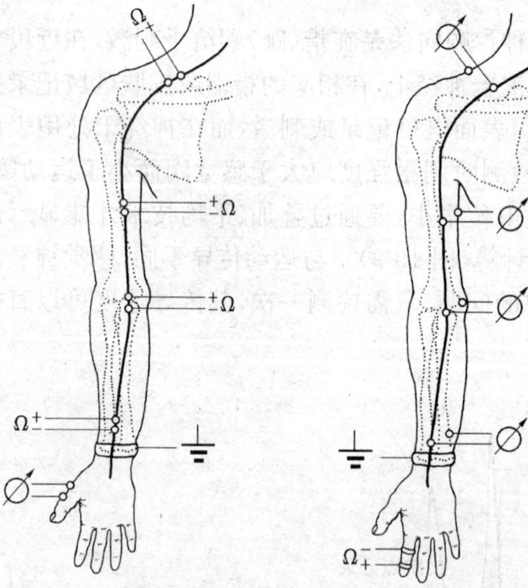

a　　b

图 10-10　正中神经运动传导和感觉传导的测定

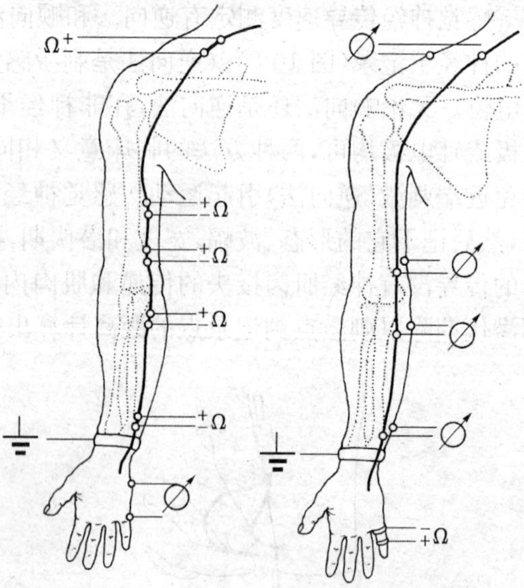

a　　b

图 10-11　尺神经运动传导和感觉传导的测定

±Ω：刺激电极；∅：记录电极；⏚：接地

（二）尺神经

尺神经位置也较表浅，尤其肘段更明显，运动神经传导测定时，在 Erb 点、腋下、肘上及腕点刺激，在小指外展肌上记录，接地电极置于腕部（图 10-11a）。顺向法感觉神经传导测定时，刺激点用指环电极于小指上刺激，在尺神经干各点（即运动传导测定的刺激点）上记录（图 10-11b）。尺神经损害多见于腕管综合征。

（三）桡神经

桡神经较深，不像正中神经、尺神经容易刺激，运动神经传导测定时，可在 Erb 点、腋部肱二头肌与肱三头肌内侧头之间、肘部肱桡肌与肱二头肌肌腱之间肱骨外上髁上 6 cm 处、尺侧腕伸肌和小指伸肌之间尺骨茎突上 8～10 cm 处进行刺激，在指总伸肌或示指伸肌上用针电极记录，接地电极置于腕部（图 10-12a）。顺向法感觉神经传导测定时，用指环电极于拇指根部刺激，用针电极于腕、肘、腋部进行记录（图 10-12b）。桡神经损害多见于该神经在肱骨桡神经沟处受压、旋后肌综合征。

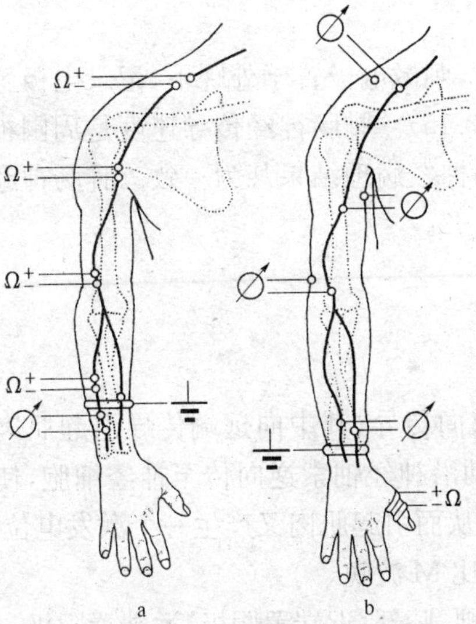

图 10-12 桡神经运动传导和感觉传导的测定

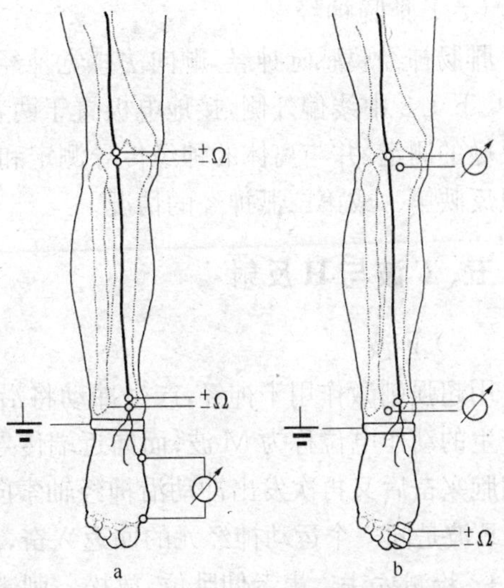

图 10-13 胫神经运动传导和感觉传导的测定

（四）胫神经

运动神经传导测定时，在腘窝和内踝两处刺激，在踇展肌和小趾展肌上记录，接地电极置于踝下（图 10-13a）。顺向法感觉神经传导测定时，用指环电极于踇趾或小趾上刺激，在内踝处和膝部收集激发电位，但膝部记录到的是混合神经的传导结果（图 10-13b）。胫神经损害见于坐骨神经病变、踝管综合征，此外，胫神经传导测定是鉴别足下垂原因的重要检查。

（五）腓神经

腓神经运动神经传导测定时，用表面电极在踝部、腓骨头后方与上方刺激，如果怀疑病变位于腓骨头，还应该在腓骨头远端及腘窝处刺激，在趾短伸肌上记录，接地电极置于踝下（图10-14a）。顺向法感觉神经传导测定时，用表面电极于踝部刺激，用针电极在腓骨头下、腓骨头上记录（图 10-14b）。腓神经损害多见于该神经在腓骨头处受压，腓神经传导测定是鉴别足下垂原因的重要检查。

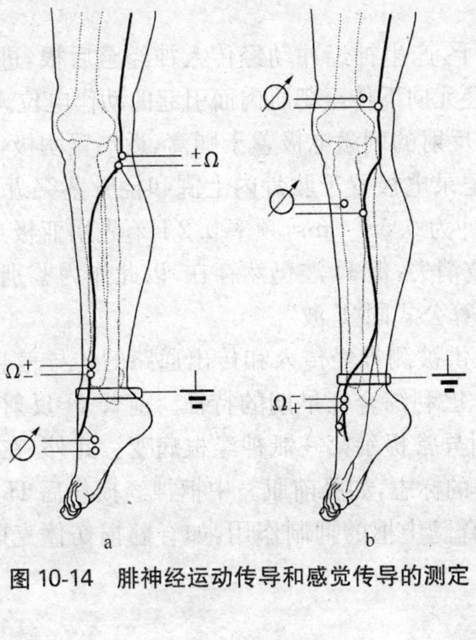

图 10-14 腓神经运动传导和感觉传导的测定

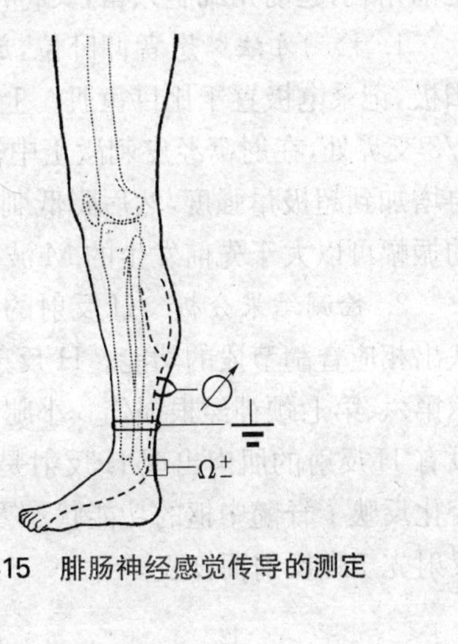

图 10-15 腓肠神经感觉传导的测定

（六）腓肠神经

腓肠神经属感觉神经，顺向法感觉神经传导测定时，刺激电极置于外踝下，记录电极置于小腿中、下 1/3 中线偏外侧，接地电极置于两者之间（图 10-15）。腓肠神经传导速度是周围神经最为灵敏的测定，并与离体的神经传导测定和神经活检的神经病理结果甚为一致。腓肠神经测定可以反映第一或第二骶神经的情况。

五、F 波与 H 反射

（一）F 波

用超强刺激作用于神经，产生冲动将沿神经干做双向传导，其中向远端传导引起肌肉反应而产生的动作电位称为 M 波；而向近端传导的神经冲动沿神经轴索逆向传至神经细胞，使该神经细胞兴奋后又再次发出冲动沿神经轴索向远端传导，从而引起肌肉又产生一个激发电位，即 F 波。F 波是同一个运动神经元的回返兴奋，出现的时间比 M 波晚。

1. 检测方法　患者仰卧位，放松。刺激电极于腕、踝、膝部，近端置阴极，远端置阳极。记录电极置于刺激电极的肌肉远端，一般是手、足、小腿的靶肌肉肌腹或运动点。刺激强度为 30～50 mV，频率低于 0.5 Hz，带宽 2～1 000 Hz，增益 100～500 μV，使 F 波的波幅达 20 μV 以上，采用 10～20 次刺激的平均值。通过测定刺激点至脊髓的距离和 F 波潜伏时与 M 波潜伏时之差，可以计算出神经在近体端的传导速度，这尤其能判断脊髓前角细胞传导有无异常。其计算公式是：

F 波传导速度(m/s)＝刺激点至 C_7(或 L_1)棘突距离(mm)×2÷(F 波潜伏时－M 波潜伏时－1)(ms)

2. 检测结果分析　F 波潜伏期延长见于近端外周神经病变，如急性多发性神经根病和慢性脱髓鞘病变，其指标敏感性高且最为稳定。此外，F 波振幅、F/M 比值和 F 波发生频率均降低见于上运动神经元瘫痪的软瘫肢体，而痉挛性瘫痪的肢体则增加，并有 F 波潜伏期和 F 波时间延长。

（二）H 反射

H 反射是以运动阈下的强度刺激混合神经干，产生神经冲动经传入神经至后根，进入脊髓至前角，引起前角细胞兴奋，又将冲动经运动神经元向下传至靶肌肉而引起的动作电位。

1. 检测方法　患者仰卧位，放松。下肢 H 反射的刺激电极置于腘窝，近端置阴极，远端置阳极，记录电极置于比目鱼肌。上肢 H 反射的记录电极置于肱骨内上髁和桡骨茎突近 1/3、远 2/3 交界处，在肘窝经皮刺激正中神经。刺激脉冲为 0.5～1 ms，频率 0.2 Hz，先用亚极量强度，再增加到超极量强度，然后降低刺激强度至 M 波消失，但 H 波仍然存在，以此作为鉴别。H 波的振幅可以大于先前发生的 M 波。H 反射的计算公式同“F 波”。

2. 检测结果分析　H 反射的临床意义是提供被测神经传入和传出通路的传导信息，并反映出相应脊髓节段的功能。H 反射消失是格林-巴利综合征早期的特征。前臂 H 反射异常提示第六、第七颈神经根损伤。小腿三头肌 H 反射异常提示第一骶神经根病变。此外，在正常时没有 H 反射的肌肉出现 H 反射是中枢神经损伤的标志，如胫前肌。中枢神经损伤后 H 反射的变化反映了脊髓中枢的功能状态及皮质中枢对脊髓中枢的抑制作用，如脊髓损伤休克期后，H 反射先于腱反射而恢复。

第三节　诱发电位

诱发电位是对神经系统某一特定部位(包括从感受器到大脑皮质)给予特定刺激,或使大脑对刺激的信息进行加工,在该系统和大脑的相应部位产生可以检出的、与刺激有相对固定时间间隔和特定相位的生物电反应。诱发电位有其空间、时间和相位特征,在临床上常根据诱发电位评价感觉和运动通路的功能状态及大脑高级功能(如认知功能)。

一、分类

诱发电位可分为刺激相关电位和事件相关电位两大类。刺激相关电位是外源性的,与感觉或运动功能有关。事件相关电位是内源性的,与认知功能有关。前者分为视觉诱发电位、听觉诱发电位、躯体感觉诱发电位和运动诱发电位,后者根据与认知过程的关系可分以下四类:①与启动方式有关的,如 P300(P3)、N400(N4)等。②与选择性注意和潜在性注意(即不注意)有关的,如加工负波、非匹配负波等。③与准备状态和期待有关的,如运动相关电位等。④与信息冲突有关的,如大脑信息冲突负波 N270 等。

二、躯体感觉诱发电位

躯体感觉诱发电位是指刺激躯体神经时在中枢记录的神经电位,通常是指从头顶记录到的头皮躯体感觉诱发电位,也包括从脊髓记录的躯体感觉诱发电位。

(一) 检测方法

在腕部的尺神经或正中神经、踝部的胫神经或腓神经用表面电极给予刺激,为了特殊目的也可用上述神经的其他部位或其他神经。刺激强度应大于感觉阈而小于运动阈。刺激波宽 0.1～1 ms,频率 0.5～1 Hz,要观察 100 ms 以上的慢成分则用每 1～3 s 1 次的频率。躯体感觉诱发电位的基本波形如下:一般在腕刺激时可以记录到 N9、P11 等波,在踝刺激时可以记录到 P17、P24 等波。

(二) 检测结果分析

(1) 腕刺激的 P9 或 P11(踝刺激的 P17 或 P24)潜伏期延长,提示有周围神经损害。

(2) 峰期间延长,或波幅明显降低,提示有中枢局限性损害。

(3) 脊髓手术中如果出现波幅下降 50%以上或潜伏期延长 2 ms 以上,则提示有神经损害,应及时采取补救措施,以免造成永久性损害。

三、脑干听觉诱发电位

脑干听觉诱发电位是指声刺激后最早反应的 10 ms 以内的一系列生物电反应波,主要反映从听神经到脑干的听觉通道功能。脑干听觉诱发电位依次以罗马数字Ⅰ～Ⅶ命名,其中以Ⅰ波、Ⅲ波、Ⅴ波最为明显,Ⅰ波、Ⅲ波、Ⅴ波的神经发生源一般认为分别是听神经、桥脑下段、桥脑上段或中脑下段。正常人的脑干听觉诱发电位如图 10-16 所示。

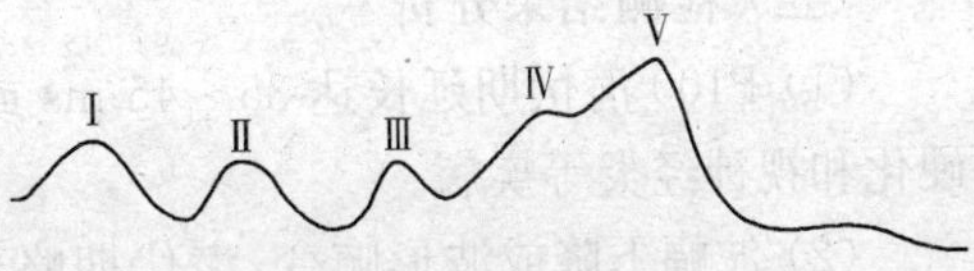

图 10-16　脑干听觉诱发电位

（一）检测方法

使用耳机给予短声或高频短声刺激，单侧给声，对侧加白噪音掩盖。刺激声相位交替，刺激间隔时间为 75 ms，同侧或对侧记录，神经兴奋到达脑干后均为双侧传导。声强一般达到受试耳阈上 60～70 dBNHL。分析时间为 20 ms，滤波带通 80～3 000 Hz，平均叠加 1 000 次。左侧于 A1～Cz 记录，右侧于 A2～Cz 记录。

（二）检测结果分析

(1) 多次重复测试均引导不出脑干听觉诱发电位时，在排除严重的传导性耳聋和神经性耳聋后，可考虑为听神经近耳蜗段严重损伤。

(2) Ⅰ波或Ⅰ波、Ⅱ波之后其他波消失时，排除内耳病理变化后，可考虑听神经颅内段或脑干严重病损。如为双侧，则为脑死亡。

(3) 各波的峰潜伏期双侧对称性延长时，如果Ⅰ～Ⅴ波的峰间潜伏期不延长，考虑为听神经近耳蜗段病损；如果Ⅰ～Ⅴ波的峰间潜伏期延长，则可能是脑干传导通路受损。

(4) 各波的峰潜伏期双侧非对称性延长时，如果一侧听阈升高且各波的峰潜伏期延长，可能是传导性障碍或不对称性高频听力下降。

(5) 始终引导不出Ⅰ波，但其后各波存在且峰潜伏期延长时，如果Ⅲ～Ⅴ波峰间潜伏期正常，可能是脑干下段或听神经受损。

(6) Ⅴ/Ⅰ波幅比低于正常值 0.5，提示上部脑干受损。

四、视觉诱发电位

视觉诱发电位是指用光刺激，在枕部记录的皮质电位。视觉诱发电位的传导径路为视网膜经视神经到外侧膝状体再到枕叶视觉皮质。临床上广为应用的是模式翻转视觉诱发电位，其波形成分简单，记录到的分析成分 P100（P100 代表视野中心 3 度视锥细胞的电活动，源于枕叶视觉皮质）变异小、稳定可靠。

（一）检测方法

通常用显示屏上的黑白或彩色棋盘格翻转作为刺激，可以是双眼刺激，也可以是单眼刺激或 1/2 视野刺激。左右眼分别检测，非检眼用深色厚眼垫遮盖。在枕部用表面电极记录，记录随棋盘格翻转而发生的电位变化，平均 100 次即可。视觉诱发电位检查的基本波形较简单，有 N75、P100、N145（图 10-17），主要参数是 P100 的潜伏期和波幅。P100 的潜伏期与检查方法有关，一般左右差的变异较小，为 1.3±2.0 ms。波幅多取 N75 至 P100 的峰值，正常值约 10 μV，两眼差值不大于 50%。

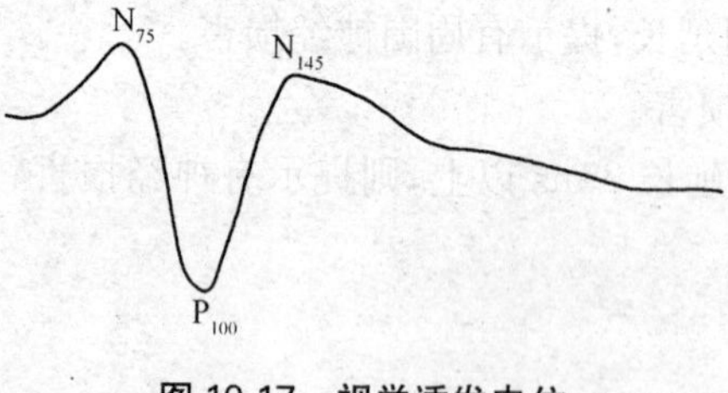

图 10-17　视觉诱发电位

（二）检测结果分析

(1) P100 潜伏期延长达 35～45 ms 或更多，提示视觉传导径路的脱髓鞘变化，见于多发性硬化和视神经炎等疾病。

(2) 波幅下降或波形畸变，潜伏期略延长，提示轴索变性，多为颅内肿瘤、脊髓小脑变性、Huntington 舞蹈病等所致。

(3) P100 潜伏期延长、波幅降低，提示病变既有轴索变性又有脱髓鞘或角膜不透明、视网膜病变等视敏感度降低和注视不良的疾病。

五、运动诱发电位

运动诱发电位是指应用电或磁刺激皮质运动区或脊髓，产生兴奋，通过下行传导径路，使脊髓前角细胞或周围神经运动纤维兴奋，在相应肌肉表面记录到的电位。运动诱发电位评定的是神经系统运动传导的功能状态，提供病变的损坏程度。根据刺激不同分为经颅电刺激和经颅磁刺激两种，前者需要较高的电压，患者难以接受，临床应用受到限制；后者是临床常用的一项神经电生理学检查方法。

(一) 检测方法

刺激脊髓时，线圈中心对准颈椎或腰椎的棘突；刺激运动皮质时，线圈中心对准 Cz(上肢)或 Cz 前 2～6 cm 间(下肢)。使用表面电极在拇短展肌肌腹(上肢)或胫前肌(下肢)处记录。上肢分析时间为 50 ms，刺激强度为刺激器最大输出量的 75%～85%。下肢分析时间为 100 ms，刺激强度为刺激器最大输出量的 80%～100%。带通频率 2 Hz 至 10 kHz，重复 5～10 次，取波幅最大、潜伏期最短的运动诱发电位进行分析。其计算公式是：

锥体束的中枢运动传导时间＝运动诱发电位总潜伏期(头部刺激引出)

－周围性运动诱发电位潜伏期(颈部刺激引出)

(二) 检测结果分析

(1) 运动诱发电位的潜伏期延长、波幅降低和时程增宽，以及锥体束的中枢运动传导时间延长，见于脑卒中患者，且运动诱发电位的异常程度与脑受损轻重呈正相关。此外，运动诱发电位异常与脑损伤的部位关系密切，皮质病变严重时，运动诱发电位可消失；而皮质下病变时，运动诱发电位表现为延迟。

(2) 运动诱发电位的潜伏期缩短、时程增宽、波幅增高，提示脊髓或皮质运动神经元兴奋性增加，见于帕金森病等。

六、事件相关电位

事件相关电位是通过平均叠加技术从头颅表面记录到的人对某客体进行认知加工时的大脑电位，它包括 N1、P2、N2、P3(P300)、P4、N400 等成分(图 10-18)，与人的认知有关。目前研究得最多、使用最广的是潜伏期在 300 ms 左右的正向 P300 电位。

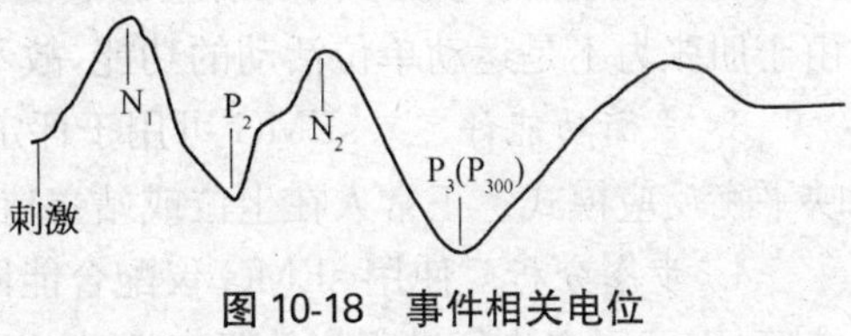

图 10-18　事件相关电位

(一) 检测方法

用声、光、电、机械刺激，刺激数不少于两个，组成刺激序列(oddball 刺激序列)。刺激分为靶刺激和非靶刺激，两者随机排列，靶刺激在刺激总数中≤30%。检测时要求受试者对靶刺激做计数或按键反应。记录电极置于 Cz 点，FPz 接地，参考电极为耳垂。分析时间为 1 000～1 200 ms，滤波带通 0.01～100 Hz，平均叠加 20～50 次。

(二) 检测结果分析

(1) P300 潜伏期延长超过正常人的 2 倍标准差为异常，提示大脑对靶刺激的辨认速度和决定过程缓慢,见于脑卒中、颅脑损伤、痴呆、帕金森病、脑肿瘤、代谢性脑病等。

(2) P300 的波幅下降,提示大脑对信息接受和反应的量相应减少。上述各种脑损害疾病均可发生。

第四节　表面肌电图

表面肌电图(surface electromyography, sEMG),也称运动肌电图或动态肌电图,是使用表面电极在静止状态或运动过程中持续记录肌肉活动的肌电动态变化。sEMG 是一种安全、无创、客观、准确的运动功能评定方法。

一、表面肌电图检测的目的

(一) 用于观察不同肌肉收缩时的生理变化

肢体做等长收缩时,sEMG 可敏感地反映肌张力的变化,尤其在痉挛时出现明显异常。而在不可控制速度的等张收缩时,sEMG 不能直接反映肌肉张力。

(二) 间接评定肌力

虽然,sEMG 与肌肉力量之间有十分密切的关系,但 sEMG 不能直接作为评定肌力的指标。这是由于不同的肌肉长度、不同的收缩速度和不同收缩形式都会影响 sEMG 波幅大小,同时 sEMG 记录的是单个肌肉的肌电活动。而肌力是原动肌、拮抗肌和协同肌等相互作用的合力,故 sEMG 只能间接评定肌力。

(三) 量化评定肌肉疲劳程度

当肌肉重复收缩而产生疲劳时可出现运动单位的同步性、慢(快)肌纤维的募集顺序改变、代谢状况改变(包括能量产生形式的改变、H^+ 浓度增加等)。此时,sEMG 信号的频率也会出现相应改变,故应用 sEMG 信号可以进行疲劳测定。

(四) 协助完成其他康复评定

1. *徒手肌力评定*　在徒手肌力评定时,sEMG 可帮助确定所评定肌肉周围的肌肉是否处于静息状态,以避免协同肌替代原动肌。

2. *肌张力评定*　正常的静息肌张力是指肌肉由于肌纤维的弹性和黏弹性成分导致的静息张力,并反映肌肉对收缩的反射应答或准备状态。根据这一定义,在肌肉保持肌张力的状态下,由于肌张力不是运动单位活动的功能,故不应存在可测定的 sEMG 活动。

3. *平衡功能评定*　sEMG 可用于评定坐位或站立时下肢肌群开始活动的波幅和时长,以反映平衡反应模式。正常人在坐位或站立位时下肢肌群的活动最小。

4. *步态分析*　使用 sEMG 仪配合能同步记录运动迹线的仪器,如足踏开关、三维数字化系统等,则可测定步行过程中的肌肉活动,以提供有价值的信息。

5. *疼痛(扳机点)评定*　正常肌肉在运动前处于静息状态,在运动过程中 sEMG 活动适当增高并变密,运动后 sEMG 活动水平仍保留较大的密集程度,且包含头发样成分。若存在扳机点的肌梭失调,sEMG 则不易回到运动前基线水平且缺乏头发样成分,表现为肌肉运动后的应激性。

6. *受损肌肉的功能评定*　通过测定损害肌肉的中位频率转变可对受损肌肉的功能情况进

行评定。若在运动的初始时出现频率降低，且频率突然低平时力量输出未降低，则提示受损的肌肉未参与运动，而由其他肌肉替代产生力量。

（五）指导或评价康复治疗

1. *判断被动运动时的放松程度*　正常人被动牵张放松的肌肉时，无论运动速度大小均不会引出可察觉的 sEMG 活动。患者若在被动运动时无 sEMG 活动，则表明患者处于自主的放松状态。

2. *帮助加强平衡训练*　在坐位或站立时对患者下肢肌群进行 sEMG 检查，与正常人平衡时 sEMG 的表现模式进行对比，并对特定肌群进行促进或抑制训练，以加强平衡能力。

3. *观察运动治疗模式的效果*　应用 sEMG 可观察各种运动治疗模式的效果。尤其是在训练模式(共收缩或交互抑制等)不能用肉眼直接观察时，客观的 sEMG 信号是特别有用的评定工具。

二、表面肌电图信号特点

sEMG 的起源是运动单位动作电位，sEMG 信号实质上是众多的运动单位以非同步的模式被激活所形成的代数和，其波幅在 1～5 000 μV，频率范围为 10～400 Hz。信号受中枢神经系统控制且与肌肉收缩之间有着十分密切的关系。一般情况下，当肌肉轻度收缩时，肌电信号相对较弱，频率较低；而肌肉强力收缩时，肌电信号则较强，频率较高。

三、表面肌电图仪的工作原理

（一）表面电极下肌电信号的传导

当下传的神经冲动分别至多个运动单位，然后分别传出信号，多个运动单位传出信号在记录装置上叠加则形成表面肌电图信号。靠近皮肤表面的运动单位由于最靠近记录电极，故 sEMG 信号较强，远离皮肤的运动单位因离记录电极远，则电极记录到的 sEMG 信号较弱。

此外，脂肪层越厚，抵达电极的信号量则越小；电极处的皮褶越厚则 sEMG 的波幅越小。

（二）阻抗

阻抗是指电流通过物质时所遇到的阻力，一般电极处的阻抗需低于 5 000～10 000 Ω 才可得到清晰的信号。因此，检测时需要保持表面电极与皮肤之间的阻抗尽可能低，且使两个记录电极之间的阻抗平衡。临床上常采用酒精棉球擦拭皮肤以降低阻抗，并使用一些电解质媒介，以提高电极表面和皮肤表面之间的导电性。

（三）差分放大器和共模抑制

肌肉的活动电位通过电极-皮肤界面后，则将进一步进入差分放大器和共模抑制过程。在放大过程中，信号被增大(称为增益)，增益量决定了视觉显示时信号的大小。在差分放大过程中，需要三个电极(二个记录电极，一个参考电极)，记录电极置于肌肉，而参考电极则与身体某处良好接触即可。共模抑制比说明信号与共模的电位之间差分放大的有效程度，共模抑制比越高则性能越好，一般其值应为 90～140 dB。

（四）肌电信号的滤波

肌电信号经差分放大器“增益”后，进入的下一个程序为滤波。肌电信号的滤波由计数刻痕滤波器和波段通过滤波器完成。计数刻痕滤波器可消除记录环境中共模抑制所不能去除的 60 Hz电磁噪声；波段通过滤波器的带通频率高于 20 Hz、低于 300 Hz，它的作用是仅允许通过某一频率范围的、需要进一步量化和显示的肌电信号。

（五）频率谱分析

肌电信号与光相似，为一频率谱。抵达差分放大器的 sEMG 信号包含的是许多运动单位释放电位的总和，即放大器上所获得的往往为合成信号，sEMG 仪通过快速傅立叶转换系统，将其分解成不同的频率成分，并显示其频率范围。频率谱分析对判断肌肉疲劳有重要作用，疲劳肌肉的频率谱的变化特征为较高频率减小而较低频率增大。

（六）表面肌电图的视觉显示

sEMG 信号被放大、滤波后，下一步进入视觉显示和量化表达。sEMG 视觉显示的主要类型为原始 sEMG 和处理过的 sEMG。

原始 sEMG 显示是未经处理的、峰值至峰值的示波显示形式，是最简单的显示形式（图 10-19）。对原始的 sEMG 采用一定的方法对信号进行全波整流并使其变得平滑，从而降低肌电活动信号的变异，使肌电信号平滑、流畅而容易理解，这种图形是处理过的 sEMG（图 10-20）。

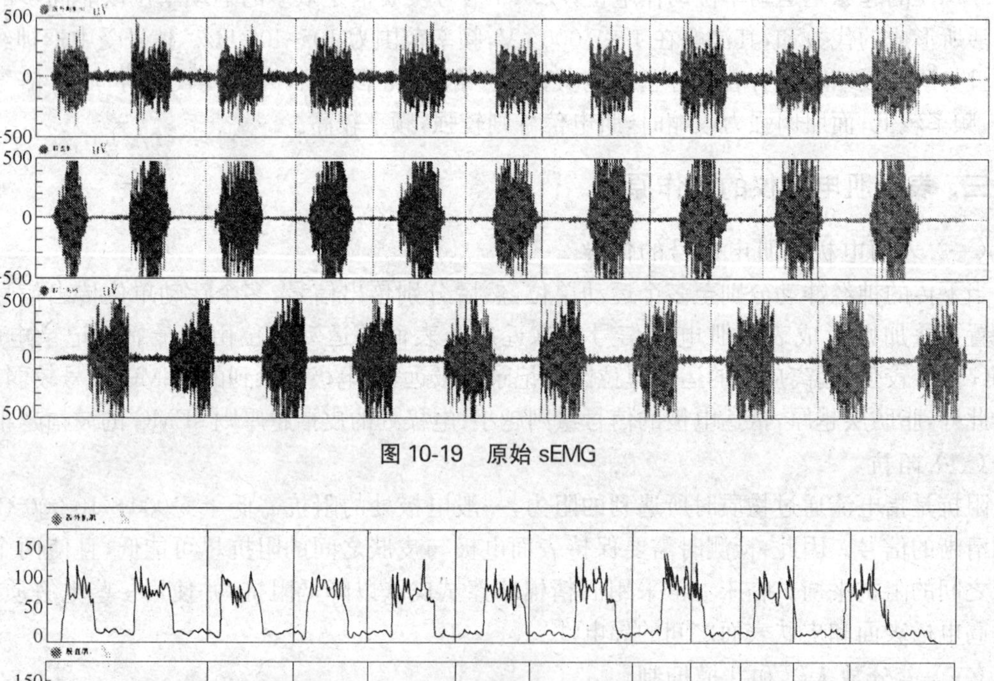

图 10-19 原始 sEMG

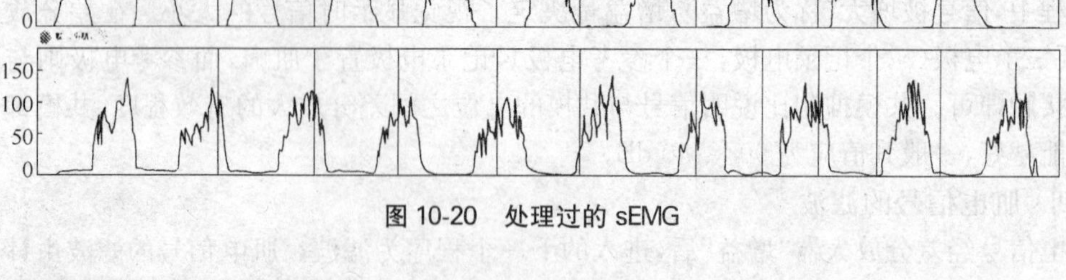

图 10-20 处理过的 sEMG

（七）表面肌电图信号的量化

通过量化处理，可将肌电信号以数量的形式予以表达，常用的 sEMG 信号量化方法为峰值至峰值、积分平均值和平方根等。

峰值至峰值：用于原始 sEMG 记录，表达的是从迹线始端到末端的测量值，即其宽度。

积分平均值（μV/sec）：用于处理后的 sEMG 信号，表达的是在某一时间单位内整流后 sEMG 的简单数学平均值。原始 sEMG 数据的加、减符号被忽略，以绝对值的形式将给定时间段内的各值相加，除以观察值的数目。

平方根：是通过将数据平方后相加，除以测定数目总和，最后开平方根后的值。由于积分平均时有删除效应，故这一量化方法较积分平均值更为常用，且平方根的变形程度较低。

（八）表面肌电图的听觉显示

一些 sEMG 仪具有听觉显示的功能，有些甚至可听到原始 sEMG 信号。原始信号声类似白噪音；当沾染了 60 Hz 干扰时，可听到明显的嘀嘀声。sEMG 波幅越高，则音调越高。音调常与阈值有关，阈值可用于确定 sEMG 信号的高低。

四、表面肌电图检测的注意事项

(1) 不同 sEMG 仪，操作程序不尽相同，应按照说明书进行操作。

(2) 装有心脏起搏器等植入性医疗仪器者禁用 sEMG。

(3) 为了能够对不同个体、不同肌肉之间甚至不同时间段之间的 sEMG 结果进行比较，应采用一定的标准化措施，包括操作的标准化和分析的标准化。

五、表面肌电图的检测方法

进行 sEMG 检测的主要步骤包括以下方面。

（一）选择检测肌肉

当测定单一肌肉活动时，表面电极应尽可能置于肌腹并尽量靠近，以免邻近肌肉的溢流活动。由于功能性运动通常由肌群所完成，一般选择肌群中有代表性的肌肉或原动肌。若肌群中肌肉的相互位置较近，如指屈肌，电极可置于整个肌群，并以肌群活动的综合模式解释结果。

（二）放置电极

采用砂纸打磨皮肤角质层，并用酒精棉球擦拭皮肤，以降低皮肤阻抗。

一般应将电极置于神经分布区域中心和肌腱之间的中点，也可通过触诊的方法将表面电极置于肌腹。在需要更换表面电极的重复检查时，需使用标记法以确保两次放置电极的位置相同。

电极中心之间的间距为 2～10 mm。体积小的肌肉使用小的电极，且电极间的间隔距离宜小。地线电极应靠近记录电极，且为身体的同侧。

（三）选择滤波器

根据检查目的和检查部位，选择相应的滤波器。例如，20～300 Hz 的滤波器可较准确地显示 sEMG 信号，并对肌肉疲劳敏感；面部 sEMG 记录时，应选择 25～500 Hz 波段通过滤波器，因为面部肌肉容易发散频率达 500 Hz 的信号；对躯干肌肉检查时，使用 100～500 Hz 滤波器可以有效地消除心率伪差；当噪音和伪差难以消除时，可使用 100～200 Hz 的窄波段通过滤波器。

（四）降低噪音和伪差

噪音和伪差是指包含在 sEMG 信号内、操作者不需要的任何成分。

1. *心电图伪差*　这是肌电图最常见的噪音源，在任何靠近躯干的部位均可被清晰地记录，最常见于身体左侧，使用 100～200 Hz 波段通过滤波器可使其最小化。

2. 运动伪差　这是电极在表面皮肤周围滑动时，产生自身电位差所致，故良好地固定电极可以降低运动伪差。

3. 呼吸伪差　这是另一常见的生物学伪差，常见于颈部和躯干上部，呼吸辅助肌更多见。

4. 60 Hz 电流产生的噪音　包括 60 Hz 的灯具、办公电器、sEMG 仪配备的计算机等的电流。降低 60 Hz 噪音的方法包括使用特殊的记数刻痕滤波器、尽可能缩短导线长度、应用屏蔽导线、将计算机等设备远离患者等。

5. 电台频率　来自于区域性电台，可通过改变记录环境予以解决。

（五）操作的标准化

由于诸多个体差异因素的存在，如年龄、肌纤维类型、皮下脂肪厚度、肌肉静息长度、肌肉收缩速度和方式等。因此，若要进行个体间、肌肉间的 sEMG 信号比较分析就必须进行标准化，包括操作的标准化和分析的标准化，但两者是密不可分的，操作的标准化是分析标准化的基础。例如，在使用三维动作解析系统、等速肌力测试仪等仪器的同时，使用表面肌电图，将会使结果更具有可比性。

六、表面肌电图检测结果分析

（一）原始sEMG 信号

原始 sEMG 信号是未经处理的和叠加的运动单位动作电位被放大后的视觉显示形式。其特点是波幅在正、负极间振荡，且密集程度和高度随时间而变化。原始 sEMG 的测量单位是峰-峰电位（单位：mV），可反映曲线的密集程度。曲线的密集程度在一定程度上可反映收缩的幅度或力量，密集程度越高、sEMG 信号越强，则收缩越强。

原始 sEMG 信号对波幅的细微变化难以辨别，但更容易发现各种伪差形式和某些异常的肌电信号，并可直观地显示肌电活动起始和结束的关系，而不必考虑波幅。

（二）处理过的sEMG信号

处理过的 sEMG 信号最为常用，其波幅是由所选择的频谱区域内所有数据点的平均值计算所得。这样，就可用于不同受试者、不同肌肉或不同测试时间之间的比较分析。具体可分为如下几大类分析内容：信号或运动单位形态分析；平行多通道分析（即可同时进行左右侧同名肌测试或原动肌、拮抗肌对比）；伸展、屈曲等特定运动过程中肌肉或肌群时间差的分析；在频率域或时间域中进行频率构成分析；肌肉向心收缩（离心收缩）相的波幅分析等。

（三）频率谱分析

通过频率变化的特点可确定疲劳和神经肌肉系统的异常，有关疲劳（或耐力测试）的指标包括：

1. 中位频率　将所统计的频谱区域分为 1/2 时的频率。

2. 平均能量频率　是一个表示时间功能的指标，即平均频率被有关频率资料除权的指标，是反映局部疲劳的较好指标。

3. 零线相交率　即信号上升或下降通过零线的比率。

4. 负向斜率　以上三个参数的变化率。

（四）波幅概率分布

波幅概率分布函数是相对较新的 sEMG 信号图形显示和分析技术。把波幅显示于 X 轴上，

Y 轴上为给定波幅范围所用时间的百分比。当直方图显示高值时，给定波幅的时程就大，如此可显示肌电图平方根的概率。这种分析方法在放松训练中有意义，在临床上还可观察工作期间间歇休息的发生率。

（五）分析的标准化

分析的标准化具体可有如下三种形式，每种方法均采用与波幅有关的定标，以计算其他活动与定标间的百分比。

1. *最大自主等长收缩*　这是最常用的方法，要求患者进行三次 6 s 的被测定肌群最大自主等长收缩，记录 6 s 收缩中间 2 s 的肌电信号，取三次测定的平均值作为定标。然后，其他的记录值均与其相比，并以%表达。

2. *将记录到的收缩作为动态自主收缩环的函数*　当应用峰值作为评定单一肌肉的参数时，可测定同一运动中相应的其他肌肉的平均值作为定标点，一般以自主收缩的百分比作为指标。这一分析方法在测定步态运动中某些肌肉活动时常用，不仅可比较步态周期中不同肌肉的活动模式，而且可测定每一块肌肉的最小值（静息时）及募集、退募集的速率。

3. *动态运动中左右同名肌群不对称百分比*　计算公式为：不对称%＝（高峰值－低峰值）÷高峰值，一般 40%～50%有较大的特异性。

第十一章
心肺功能评定

导学

心肺功能作为人体生理功能的重要组成部分，是维持人体生命所必需的功能。随着康复医学的发展，除了神经系统疾病康复、骨关节疾病康复等传统康复医学领域，心肺康复等内脏功能康复也逐渐得到发展。对患者的心肺功能做出客观、准确的评价，有助于明确患者的心肺功能状况，制订切实可行的心肺康复计划和措施并检测康复治疗的效果，从而对患者进行恰当的心肺康复治疗或其他多方位的全面康复治疗，给广大心肺功能障碍患者带来福音。因此，心肺功能评定是康复评定中的重要内容。

学习本章应掌握代谢当量的概念，心电运动负荷试验的常用实施方案、实施步骤、注意事项，心功能的评定分级，肺功能检查的注意事项，呼吸功能的评定分级；熟悉代谢当量在康复评定中的应用，心电运动负荷试验的分类和结果分析，基本肺容积和肺容量的测定以及肺通气功能的测定；了解心肺功能评定的目的，动脉血气分析、呼吸气分析、有氧代谢和无氧代谢能力评定，呼吸肌功能测定。

第一节　心功能评定

广义的心功能包括以下三方面：①机械功能，即泵血功能，主要指心脏的收缩功能和舒张功能。②电生理功能，指心肌细胞的电生理特性，心肌细胞组成的心脏内特殊传导系统具有自律性、传导性及兴奋性的特点。③神经内分泌功能，指心脏可以分泌和产生多种神经递质和内分泌激素。

狭义的心功能是指心脏的机械功能。心脏作为一个循环动力器官，规律有序地排出血液，完成射血功能，并推动血液沿着单一方向循环不息，承担了维持全身血液循环的任务。反映心脏这种功能特征的主要指标包括：心率、心输出量、每搏输出量、左心室收缩末期容量、左心室舒张末期容量、射血分数等，这些指标可准确地反映心脏功能的强弱。

一、心功能评定的目的

心脏功能损害的病因是多方面的，常见的如心肌细胞减少（心肌梗死、心肌炎）、应力负荷过重（机械和容量负荷）、心室重塑（心肌肥厚和心室扩大）等，均可在不同程度上影响心功能。为了了解患者的心功能状况，制订具有针对性的心脏康复计划和措施，在对患者进行心脏康复前和康复治疗过程中，需要多次地从不同方面、不同角度对患者进行心功能评定，检验康复治疗的效果。心功能评定的目的主要包括以下几方面。

1. *辅助临床诊断*　心功能评定对冠心病、心律失常等心脏疾病有辅助诊断作用。运动中诱发的典型心绞痛、收缩压下降和心肌缺血的 ST-T 变化都可以辅助诊断冠心病。运动中诱发或加剧的心律失常提示有器质性心脏病，而心律失常在运动中减轻甚至消失则提示心功能明显改善。

2. *确定功能状态*　通过心功能评定可以判断冠状动脉病变严重程度及预后，运动中发生心肌缺血的运动负荷越低、心肌耗氧水平越低、ST 段下移的程度越大，则冠状动脉病变越严重，预后越差。心功能评定还有助于判定体力活动能力和残疾程度，通过心功能评定得出的代谢当量是判断残疾的重要指标。

3. *指导康复治疗*　通过心功能评定可确定患者运动的安全性，心电运动试验中诱发的各种异常均提示患者运动危险性增大，如低运动负荷时出现心肌缺血、运动诱发严重心律失常、运动诱发循环不良症状或心力衰竭症状等，从而为康复治疗制订运动处方提供依据，以提高运动训练的效果和安全性。通过心功能评定还能使患者感受实际活动能力，解除顾虑，增强参加日常活动的信心。

4. *评价康复效果*　心功能评定中的心率、血压、运动时间、运动量、吸氧量、心肌耗氧量、心肌缺血的心电图和症状以及患者主观感受均可作为康复治疗效果的定量评判依据。

二、代谢当量在康复评定中的应用

代谢当量（metabolic equivalent，MET）是以安静、坐位时的能量消耗为基础，表达各种活动时相对能量代谢水平的常用指标，是评估心肺功能的重要指标。1 METs 相当于耗氧量 3.5 ml/(kg·min)，即安静坐位时，人体每千克体重、每分钟消耗氧气 3.5 ml。

1. *判断体力活动能力和预后*　根据患者所能进行最大强度运动的代谢当量，可对体力活动能力做出判断并预测其康复前景。具体判断标准如下：最大代谢当量＜5 METs 的 65 岁以下患者预后不良；最大代谢当量为 5 METs，则日常生活受限，相当于急性心肌梗死恢复期的功能储备；最大代谢当量为 10 METs，则属于正常健康水平，使用药物治疗预后与其他手术或介入治疗效果相当；最大代谢当量为 13 METs，即使运动试验异常，预后仍然良好；最大代谢当量为 18 METs，达到有氧运动员水平；最大代谢当量为 22 METs，属高水平运动员。

2. *判断心功能及相应的活动水平*　心功能水平对应于一定的代谢当量水平，根据代谢当量水平的高低可判断心功能和可进行的活动，确定活动水平。按照纽约心脏病学会心功能分级方法，如心功能状态处于Ⅰ级时，其代谢当量的水平≥7 METs，相应可进行如下活动：携带 10.886 kg(24 磅)重物连续上 8 级台阶；携带 36.288 kg(80 磅)重物、铲雪、滑雪；打篮球、手球或踢足球；以 8.047 km/h(5 英里/h)的速度慢跑或行走。

3. *表示运动强度，制订运动处方* 采用 METs 表示运动强度可直接反映运动情况，并据此选择适当的运动方式，通过把全天的 METs 总量分解到各项活动中去，形成运动处方。

4. *指导日常生活活动与职业活动* 康复医疗中常采用心电运动负荷试验确定患者的安全运动强度，并根据日常生活活动、职业活动及娱乐活动对应的代谢当量选择合适、安全的活动，见表 11-1。

表 11-1 主要日常生活、职业及娱乐活动的代谢当量

项目	活动	METs	活动	METs
生活活动	修面、站立	1.0	步行 1.6 km/h	1.5～2.0
	坐椅、坐床	1.2	步行 2.4 km/h	2.0～2.5
	坐位自己进食	1.4～1.5	步行 4.0 km/h	3.0
	上下床	1.65	步行 5.0 km/h	3.4
	洗手、穿衣、坐床边	2.0	步行 6.5 km/h	5.6
	挂衣	2.4	步行 8.0 km/h	6.7
	穿脱衣	2.5～3.5	下楼	5.2
	备饭	3.0	上楼	9.0
	擦窗	3.4	骑车（慢速）	3.5
	站立热水沐浴	3.5	骑车（中速）	5.7
	坐厕	3.6	慢跑 1.6 km/10 min	10.2
	铺床	3.9	园艺工作	5.6
	床上用便盆	4.0	劈木	6.7
	扫地	4.5	拖地	7.7
	擦地（跪姿）	5.3		
职业活动	秘书、缝纫（坐）	1.6	机器组装、砖瓦工、焊接工	3.4
	织毛衣	1.5～2.0	油漆、轻木工活	4.5
	写作（坐）	2.0	挖坑	7.8
	开车	2.8		
娱乐活动	打牌	1.5～2.0	长笛	2.0
	桌球、手风琴	2.3	弹钢琴	2.5
	小提琴	2.6	交谊舞（慢）、排球	2.9
	击鼓	3.8	游泳（慢）、乒乓球	4.5
	羽毛球、交谊舞（快）	5.5	网球、有氧舞蹈	6.0
	游泳（快）	7.0	跳绳	12.0

三、心电运动负荷试验

心功能评定主要通过详细的病史询问，系统的体格检查，借助仪器、设备的针对性指标检测，将不同角度、不同侧面得到的资料相互补充并综合，从而对心功能进行全面评定。运动负荷试验是目前心功能评定的主要方法。

运动负荷试验是在一定运动量的负荷下，使心脏储备力全部动员进入最大或失代偿状态，诱发一定的生理或病理反应，从而判断心功能情况。运动负荷试验包括心电运动负荷试验、呼吸及代谢运动试验、心脏核素运动试验和超声心动图运动试验，其中心电运动负荷试验是应用最早和最广泛的运动负荷试验。心血管系统具有巨大的储备能力，某些心脏功能的异常在安静时常常难以被检出，但在运动时可由于负荷增加而诱发出心血管异常反应，并通过运动心电图的检测、记录而得以发现。因此，心电运动负荷试验能敏感而准确地评定心功能状态。

（一）心电运动负荷试验的分类

根据运动试验的终止标准和运动方式的不同可将心电运动负荷试验分成不同的类型。

1. 按终止标准分类

(1) 症状限制性运动试验：此类运动试验以运动诱发呼吸或循环不良的症状和体征、心电图异常表现以及心血管运动反应异常作为运动终点。适用对象为病情稳定的心脏病患者、急性心肌梗死恢复期患者和正常人，可为诊断冠心病、评估心功能等级和体力活动能力、制订运动处方提供依据。

(2) 低水平运动试验：此类运动试验以特定的心率、血压和症状作为运动终止指标，适用于稳定型心力衰竭、急性心肌梗死后或病情较重患者。实施时要求运动中最大心率＜130～140次/min，比安静时增加＜20 次/min，最高血压＜21.3 kPa(160 mmHg)，比安静时增加＜2.7～5.3 kPa(20～40 mmHg)。

2. 按运动方式分类

(1) 活动平板试验：是一种常见的逐级运动试验。活动平板是装有电动传送带的运动装置，传送带的坡度和运动速度可调节，检测时患者在传送带上步行或跑步，根据运动中和运动后心电、症状判断心功能。本试验在运动中可连续监测患者心电改变情况，安全性好，敏感性和特异性高，接近日常活动生理，试验所得结果可直接用于指导患者进行步行训练，患者主观的干扰作用小。其缺点是肌肉活动及软组织的弹性作用会对心电图记录有一定的干扰，平板运动需要一定的空间、运动时噪声较大。

(2) 踏车运动试验：患者坐在功率自行车上进行踏车运动，利用机械的或电动的方式，逐步增加蹬车的阻力，加大患者的运动负荷。该试验的主要特征为运动负荷随一定的运动时间增加而递增，在评定冠心病患者心功能方面的价值与运动平板相似。该试验的优点包括血压、心电图记录干扰少，噪声小，只需要较小的空间，患者心理负担小等。其缺点为需要患者的主观配合以保持稳定的运动量，对某些体力较好或双下肢肌力不足者往往达不到最大心脏负荷。

(3) 手摇车运动试验：是踏车运动试验的替代，以上肢摇车取代下肢踏车，适用于下肢功能障碍者，在诊断上的敏感性和特异性近似于踏车试验。该试验在较低的运动负荷即可诱发较强的心血管反应，虽然该试验的最高运动负荷明显低于下肢运动，但两者能达到的最高心血管反应却相似。

(4) 等长收缩运动试验：常用握力试验。采用握力计作为试验工具，以最大收缩力的30%～50%作为运动强度，持续收缩 2～3 min。还可采用定滑车重量法，即通过滑轮将重锤提供的重力引向患者的手或腿，患者做抗阻屈肘或伸膝动作，并始终保持恒定的关节角度。

(5) 6 分钟步行试验：测试患者在 6 min 内用尽可能快的速度行走的距离，是运动量较小的次级量运动试验，该试验无需特殊设备，简便易行，重复性及安全性较好，患者易于接受，结果客观稳定。目前被广泛用于临床，可判断体力活动能力，评估患者心衰程度。

（二）心电运动负荷试验的实施方案

运动负荷试验应根据患者的具体情况选择实施方案。进行运动负荷试验时运动的起始负荷低于患者的最大承受能力，每级运动负荷持续 2～3 min，以达到心血管稳定状态，患者运动试验时间一般持续 6～12 min。心功能评定常用的心电运动负荷试验方案主要有以下几种。

1. *活动平板试验方案*

（1）改良 Bruce 方案：改良 Bruce 方案是目前最常用的活动平板试验方案。该方案主要特征为变速变斜率运动，通过同时增加速度和坡度以增加负荷，并规定了各级的运动时间，实施时以心率或症状限制选择运动试验的终点。该方案耗氧量和运动增量较大，较易达到预定心率，既可定量，又便于对患者进行功能评定。但老年人、体力差、心功能差或病重的患者往往难以完成试验，亦不易精确测定缺血阈值。此外，该方案类似一种走-跑试验，在试验中开始是走，速度较慢，以后负荷逐渐增加，并达到跑的速度，在走-跑速度临界时，患者的节奏往往难以自控，心电图记录质量也难以保证。改良 Bruce 方案的具体实施分级见表 11-2。

表 11-2　活动平板改良Bruce 方案

分级	速度(km/h)	坡度(%)	运动时间(min)	代谢当量(METs)
0	2.7	0	3	2
1/2	2.7	5	3	3.5
1	2.7	10	3	5
2	4.0	12	3	7
3	5.5	14	3	10
4	6.8	16	3	13
5	8.0	18	3	16
6	8.9	20	3	19
7	9.7	22	3	22

（2）Naughton 方案：该方案的主要特征为恒速变斜率试验，主要优点是运动起始负荷低，每一级斜率增加 3.5%，耗能增加 1 METs，故总做功量较小，虽然对健康人或可疑患者而言运动量较轻，达到预期心率所需时间较长，但对病重患者则较适宜，患者易耐受，也能较精确地测定缺血阈值。适用于急性心肌梗死出院时检查，以及心力衰竭或体力活动能力较差的患者检查。Naughton 方案的具体实施见表 11-3。

表 11-3　活动平板Naughton 方案

速度(km/h)	坡度(%)	代谢当量(METs)
1.609	0	1.6
3.218	0	2
4.827	3.5	3
3.218	7.0	4
3.218	10.5	5
3.218	14.0	6
3.318	17.5	7

（3）Balke 方案：该方案活动平板速度不变，仅依靠增加坡度来增加运动负荷。速度固定在 5.47 km/h。Balke 方案对心肌梗死后的早期运动最合适，也可用于心力衰竭或体力活动能力较差的患者。Balke 方案的具体实施见表 11-4。

表 11-4　活动平板Balke 方案

级别	速度(km/h)	坡度(%)	持续时间(min)	METs
1	5.47	2.5	2	4.3
2	5.47	5.0	2	5.4
3	5.47	7.5	2	6.4
4	5.47	10.0	2	7.4
5	5.47	12.5	2	8.5
6	5.47	15	2	9.5
7	5.47	17.5	2	10.5

(4) STEEP 方案:该方案的主要特征为运动负荷的增加通过增加速度或坡度来实现,但速度和坡度不同时增加。起始负荷为 2 METs,以后每级负荷均比前一级增加 15%,使患者容易适应。STEEP 方案的具体实施见表 11-5。

表 11-5　活动平板STEEP 方案

速度(km/h)	坡度(%)	运动时间(min)
2.414	0	1
3.218	0	2
3.218	1.5	3
3.218	3	4
4.023	3	5
4.023	5	6
4.023	7	7
4.837	7	8
4.837	9	9
4.837	11	10
5.632	11	11
5.632	13	12
5.632	16	13
6.758	16	14
8.045	16	15

2. 踏车运动试验方案　运动负荷逐级递增,男子从 300(kg・m)/min 起始,每 3 min 增加 300(kg・m)/min;女子从 200(kg・m)/min 起始,每 3 min 增加 200(kg・m)/min;有呼吸障碍的患者每级运动持续时间为 2 min。踏车的频率与做功效率有关,一般选择50～60 圈/min。踏车运动试验方案的具体实施见表 11-6。

3. 手摇车运动试验方案　运动起始负荷 150～200(kg・m)/min,每级负荷增量 100～150(kg・m)/min,时间为 3～6 min。

4. 等长收缩运动试验方案　采用握力计时,以所测最大收缩力的 30%～50%作为运动强度,持续收缩 2～3 min。采用定滑车重量法时,受试重力可从 2.5 kg 开始,每级持续 2～3 min,负荷增加 2.5 kg,直至患者不能继续保持关节角度为止。

表 11-6　踏车运动试验方案

分级	运动负荷[(kg·m)/min]		运动时间(min)
	男	女	
1	300	200	3
2	600	400	3
3	900	600	3
4	1 200	800	3
5	1 500	1 000	3
6	1 800	1 200	3
7	2 100	1 400	3

5. 6 分钟步行试验方案　要求患者在 6 min 时间里尽可能快地行走，测定其步行的距离。测试前先让患者熟悉测试方法，然后在安静的、长为 20～30 m 的走廊上用尽可能快的速度来回行走，必要时可自行调整步速，最后测量 6 min 行走的距离，一般需重复进行多次。试验中若出现头晕、心绞痛、气短等不适则立即终止试验。患者行走的距离越长，则其体力活动能力越好。6 分钟步行试验主要用于体能无法进行活动平板或踏车试验的患者。

（三）心电运动负荷试验的实施步骤

(1) 测量试验前安静状态下的心率、血压，安放心电导联电极并记录心电图。

(2) 过度通气试验。大口呼吸 30 s 或 1 min 后立即描记心电图，正常人此时心电图可能出现 ST 段下移。若过度通气试验中见 ST 段下移，而进行心电运动负荷试验时出现 ST 段改变，则不一定是心肌缺血的结果。

(3) 按运动试验方案逐级增加负荷，试验中观察心率、血压、心电和症状情况，每级运动结束前 30 s 测量记录血压，结束前 15 s 记录心电图。

(4) 试验结束后，逐渐降低活动平板或其他检测设备的速度，使患者逐渐停止运动，在运动结束 30 s 内和结束后 2 min、4 min、6 min 记录心电图，以后 5 min 记录 1 次直至恢复至运动前水平。

（四）心电运动负荷试验的适应证和禁忌证

心电运动负荷试验已在国内外广泛开展，为评定心功能提供了许多重要信息。但值得重视的是，运动中常会引起严重的缺血反应，出现室性心动过速、心脏停搏或心室颤动，甚至引起猝死。为确保运动试验安全进行，应严格把握适应证和禁忌证。

1. 适应证　心电运动试验适用于病情稳定的心脏疾病患者，包括急性心肌梗死后、冠状动脉旁路移植术后、冠状动脉成形术后、左心室功能不全，以及可控制的心力衰竭、先天性心脏病、后天性瓣膜病、慢性阻塞性肺疾病等。

2. 禁忌证　目前，国际上并无完全统一的禁忌证标准。一般情况下，凡是病情不稳定者均应属于心电运动试验的禁忌证。具体包括以下绝对和相对禁忌证。

(1) 绝对禁忌证：①未控制的心力衰竭或急性心力衰竭。②严重的左心功能障碍。③血液动力学不稳的严重心律失常，包括室性或室上性心动过速、多源性室早、快速型房颤等。④不稳定型心绞痛、增重型心绞痛、近期心肌梗死后的非稳定期。⑤急性心包炎、心肌炎和心内膜炎。⑥未控制的严重高血压病。⑦急性肺动脉栓塞或梗塞，或肺水肿。⑧全身急性炎症、传染病和下肢功能障碍等。⑨确诊或怀疑主动脉瘤、严重主动脉瓣狭窄、血栓性脉管炎或心脏血栓形成。

⑩精神疾病发作期或严重神经症。

(2) 相对禁忌证：①严重高血压病(高于 26.7/16.0 kPa)和肺动脉高压症。②中度瓣膜病变和心肌病。③明显的心动过速或过缓、高度房室传导阻滞及高度窦房传导阻滞。④中至重度主动脉瓣狭窄或严重梗死型心肌病。⑤心脏明显扩大。⑥严重冠状动脉左主干狭窄或类似病变。⑦病情稳定的心力衰竭患者。⑧运动会导致恶化的神经肌肉疾病、骨骼肌疾病或风湿性疾病，明显骨关节功能障碍、运动受限或可能由于运动而使病变恶化者。⑨严重肝肾疾病及未能控制的糖尿病、甲状腺功能亢进症、血电解质紊乱、慢性感染性疾病、重症贫血。⑩晚期妊娠或妊娠有并发症者。

(五) 心电运动负荷试验的注意事项

1. *认真筛选适应证，严格掌握禁忌证*　要详细询问病史，进行细致的体格检查，阅读 12 导联常规心电图和各种临床检查资料。向患者和家属介绍运动试验的目的、方法，重点向患者家属详细说明运动中可能会发生的严重并发症，如心绞痛、急性心肌梗死、室性心动过速、心脏停搏、偶有猝死等。患者同意做运动试验后，要填写检查知情同意书并由患者或家属签字。

2. *加强安全防护，避免意外发生*　新出现症状(如初发心绞痛)的患者，往往处于病情不稳定状态，要注意避免心电运动试验，以防意外发生。运动试验室应备有必要的急救药品、氧气、除颤器等，并且在运动中监测心电和血压，及时发现心血管异常并处理心脏骤停、严重心律失常和心肌梗死等严重并发症。

3. *以等张运动为主，尽量避免等长运动*　等长运动引起的心血管效应主要为外周血管阻力增加，血压升高，心脏后负荷增加，冠脉血管阻力增加，冠脉灌注减少，故此种运动形式对心血管患者不利，应尽量避免。而等张运动引起的心血管效应主要为心排出量增加，血压轻度升高，冠状血管扩张，冠脉血流量和流速增加，故等张运动(如步行、跑步、踏车等)最符合人体的生理条件，是健康人和心血管患者宜采用的运动形式。

4. *严密注意运动时心肌缺血表现*　心电运动负荷试验中常见的心肌缺血表现如心绞痛、ST 段移位、心律失常、心脏最大泵功能降低等。运动引起的心绞痛常随运动负荷增加而加重，终止运动才能缓解，心电图可见缺血性 ST 段改变，如果出现真正的心绞痛，则需立即终止运动试验，并采取急救措施。

5. *准确把握运动终点*　运动试验要量力而行，适可而止，及时终止运动量，保证运动试验的安全性。症状限制性运动试验的运动终点是出现症状(中等程度以上心绞痛，神经系统症状如共济失调、头晕、恶心，末梢循环灌注不良症状如面色苍白、发绀、冷汗)、心电图异常、心率和血压异常(当运动负荷增加时，心率不增加，甚至下降，收缩压低于安静水平；或收缩压超过 33.3 kPa，或舒张压超过 16 kPa)、运动诱发严重心律失常(如阵发性室性心动过速、房颤、房扑、室颤、室扑、完全性左束支传导阻滞等)。若出现心电仪器故障、心脏起搏器故障和患者要求停止运动时也应该终止试验。此外，还需掌握运动终点的相对指征，包括 ST 段下移或上抬(弓背向上)≥2～4 mm 或电轴明显偏移；胸痛加剧，疲劳，呼吸急促或困难，下肢无力；持续的一般性心律失常；束支阻滞加重，与室性心动过速难以鉴别；运动负荷增加而收缩压降低 1.3～2.7 kPa。

6. *减少影响因素，提高结果准确性*　要获得准确的测试结果，需要避免影响因素的干扰。试验前应采用通俗、扼要的方式向患者介绍心电运动试验方法，取得患者的合作，试验前停用影响试验结果的药物(如硝酸甘油、双嘧达莫等)，试验前 1 d 内不参加重体力活动，试验前 2 h 禁止吸烟、饮酒，试验前适当休息 30 min 左右。试验时保持室温 22 ℃左右，湿度<60%；饱餐或空腹时不进行心电运动负荷试验，一般于饭后 2 h 左右进行试验，感冒或其他病毒、细菌性感染后 1 周内不参加试验。

（六）心电运动负荷试验的结果分析

心电运动负荷试验中涉及的参数众多，影响结果的因素也较多，检查结果无法简单地用阳性或阴性概括。在评定中，要求评定者全面了解所有运动试验参数，尽可能准确客观地应用各种试验资料。心电运动负荷试验主要参数的分析如下。

1. *心率*　一般情况下，正常人运动负荷每增加 1 METs，心率增加 8～12 次/min，心率过快和过慢是两类主要的心率异常：①心率过快分为窦性心动过速和异位心动过速。运动中窦性心动过速发生很早，增加过快常提示体能较差。异位心动过速有室上性、房性、室性心动过速，出现异位心动过速时应该立即停止运动，提示患者应该限制体力活动。②心率过慢见于窦房结功能减退、严重左心室功能不全和严重多支血管病变的冠心病患者，要警惕发生心血管意外的可能性。

2. *血压*　血压反映血管舒张功能状态。良好标志为：①运动时的收缩压随运动负荷的增加而进行性升高，舒张压无显著变化或可明显下降。②运动负荷每增加 1 METs，收缩压相应增高 0.67～1.60 kPa(5～12 mmHg)。③以运动时收缩压达到 29.3 kPa(220 mmHg)，舒张压 16.0 kPa(120 mmHg)为高限。功能异常的反应有：①运动中收缩压不升或升高不超过 17.3 kPa(130 mmHg)或血压下降，甚至低于安静水平，提示心脏收缩功能储备力很小，患者心功能不良。②运动中舒张压明显升高，比安静水平高 2.0 kPa(15 mmHg)以上，甚至可超过 16.0 kPa(120 mmHg)，常见于严重冠心病患者。运动中收缩压越高，则心源性猝死的发生率越低。

3. *每搏量和心输出量*　运动时每搏量逐步增加，心输出量也逐渐增大，最高可达安静时的 2 倍左右。但到 40%～50%最大吸氧量时，每搏量不再增加，此后心输出量增加主要依靠心率加快实现。

4. *两项乘积*　两项乘积是指心率和收缩压的乘积，与心肌耗氧量高度相关，康复医学中广泛采用两项乘积反映心肌的耗氧水平。运动试验中，发生心肌缺血表现时的两项乘积越高，说明冠状血管储备越好，而较低的两项乘积提示病情严重。康复训练后两项乘积提高，提示冠状血管侧支循环生成增加，冠状血管储备力提高。

5. *ST 段*　正常 ST 段应始终保持在基线，运动中 ST 段出现明显偏移为异常反应。在运动试验中，ST 段异常发生得越早，心率越低，负荷越小，程度越重，常说明患者病变越严重，心功能越差，预后越差。ST 段偏移主要有以下几种情况：①ST 段下移，包括水平形、下垂形、上斜形和盆形，提示心肌缺血，其中前两者诊断价值较大。②ST 段上抬，有 Q 波的 ST 段上抬提示室壁瘤、室壁运动障碍，可见于前壁心肌梗死和下壁心肌梗死患者。无 Q 波的 ST 段上抬提示严重的冠脉病变和穿壁性心肌缺血。③ST 段"正常化"：是指安静时有 ST 段下移，在运动中反而下移程度减轻，甚至消失，这种情况见于严重冠心病患者，也可见于正常人 ST 段偏移的功能性改变。

6. *运动性心律失常*　运动性心律失常的原因常与交感神经兴奋性增高和心肌需氧量增加有关。利尿剂、洋地黄制剂、冠心病、饮酒和咖啡因可诱发或加重运动性心律失常，以室性早搏最常见，其次是室上性心律失常。运动试验诱发的室性早搏常与急性心肌缺血有关，有诱发室性心动过速或心室颤动的危险性。单独出现的运动诱发性室上性心律失常与冠心病无关，可能与肺疾患、近期饮酒或服咖啡因有关。

7. *心脏传导障碍*　窦性停搏偶见于运动后即刻，多为严重缺血性心脏病患者。运动引起心脏传导阻滞少见，多为一过性或阵发性，若在心率<125 次/min 时发生有一定的病理意义，提示与冠心病有关。

8. *症状*　正常人在亚极量运动试验中无症状，极量运动时可有疲劳、呼吸困难、胸闷、气急、下肢无力、轻度眩晕、恶心和皮肤湿冷等。如在较低负荷量或低心率时出现明显呼吸困难或疲劳，应该高度怀疑心功能不全。运动中出现面色苍白和皮肤湿冷是循环不良的早期表现，若伴头晕、血压下降、ST 改变，更应高度注意，及时终止试验。运动量达到高峰时出现跛行、下肢关节疼痛，且伴下肢皮肤苍白湿冷，提示粥样硬化或糖尿病，需立刻终止试验。运动试验中出现典型心绞痛表现时，应立刻终止试验。

四、心功能评定分级

（一）纽约心脏病学会心功能分级

对心脏功能进行初步评定时，常应用纽约心脏病学会心功能分级方法（表 11-7）。该法由患者根据自身感受到的心悸、呼吸困难、乏力等主观症状的轻重进行评定分级，虽然评定结果有时存在一定差异，但简便易行，故被广泛接受。

表 11-7　纽约心脏病学会心功能分级方法

级别	表　　现	METs
Ⅰ级	体力活动不受限，一般的体力活动不引起过度的乏力、心悸、气促和心绞痛	≥7
Ⅱ级	轻度体力活动受限，一般的体力活动即可引起心悸、气促等症状	5～7
Ⅲ级	体力活动明显受限，休息时尚正常，低于日常活动量也可引起心悸、气促	2～5
Ⅳ级	体力活动完全丧失，休息时仍有心悸、气促	<2

（二）6 分钟步行试验判断心衰程度

由于日常体力活动的强度小于最大运动量，通过 6 分钟步行试验测定亚极量的运动能力，可为评定患者心脏储备功能、评价药物治疗和康复治疗的疗效提供有用的信息，是一种简便、易行、安全有效的方法。6 分钟步行试验的结果可以独立地预测心衰致残率和病死率。判断标准见表 11-8。

表 11-8　6 分钟步行试验判断心衰程度

6 分钟内步行距离	心衰程度
<150 m	严重心衰
150～425 m	中度心衰
426～550 m	轻度心衰

（三）Borg 主观劳累程度分级

主观劳累程度分级是根据运动者自我感觉劳累程度来衡量相对运动水平的半定量指标，目前在运动试验和康复临床中已经广泛采用。由瑞典学者 Borg 提出，有 6～20 分和 0～10 分两种记分法（表 11-9），运动试验时受试者（包括运动员、健康人或患者）根据自己感觉和确认的负荷量大小所引起的疲劳程度，报出级别并记录。

表 11-9　Borg 主观劳累程度分级

15 级记分法		10 级记分法	
记分	主观感觉	记分	主观感觉
6	非常轻	0	不用力
7	非常轻	0.5	极轻
8	非常轻	1	很轻
9	很轻	2	轻
10	很轻	3	中
11	较轻	4	较强
12	较轻	5	强
13	稍累	6	强
14	稍累	7	很强
15	累	8	很强
16	累	9	极强
17	很累	10	极量
18	很累		
19	非常累		
20	非常累		

第二节　肺功能评定

肺功能的含义包括广义和狭义两方面，广义的肺功能包括呼吸、防御、代谢、贮血、水液调节等；狭义的肺功能主要指呼吸功能（包括气体代谢功能），即进行内外环境间的气体交换，从而为全身组织细胞提供氧气并清除其代谢产生的二氧化碳，以维持最佳的内环境，这是肺最基本和最重要的功能。人体与外界环境所进行的气体交换，是不断从外界摄取氧气并不断向外界排出二氧化碳的过程，称为外呼吸，包括肺通气和肺换气两个过程。此外，呼吸功能还包括肺循环毛细血管和体循环毛细血管之间的气体运输、血液通过组织液与细胞之间的气体交换（内呼吸）两部分。肺功能是维持人体新陈代谢和功能活动的重要保证。

一、肺功能评定的目的

肺功能障碍会对人体生命活动、新陈代谢产生不利影响，轻者可造成人体组织缺氧，严重者可危及生命。造成肺功能损害的病因是多方面的，如肺、胸膜、胸廓的疾病和神经肌肉疾病等。在对患者进行肺功能康复前及治疗过程中，应了解其肺功能状况，进行肺功能评定，从而制订针对性的康复计划和措施。肺功能评定的目的主要包括以下几方面。

1. *辅助诊断肺疾患*　通过相应检查和评定，不仅可检出肺和气管的某些早期病变，协助判断肺功能损害的病因，进行定性诊断，还可以鉴别通气障碍的类型，对上呼吸道阻塞进行部位诊断。

2. *确定肺功能状态*　通过呼吸功能检查获得定量数据，可了解肺功能是否受损，判断呼吸功能不全的性质、严重程度及预后，预计耐受呼吸康复训练的能力，并可评定患者的劳动力及指导其日常生活活动。

3. 指导肺功能康复治疗　肺功能评定的结果可作为施行康复治疗的依据，从而据此拟定相应的康复方案及呼吸康复处方，进行相应的呼吸训练、呼吸肌训练、胸廓活动度训练、运动疗法等，以改善患者呼吸困难症状、增加呼吸肌的运动能力、运动耐力和日常生活活动能力。还可进行放松训练和心理治疗，使患者放松紧张情绪，去除顾虑，感受实际活动能力，增强参加日常活动的信心。

4. 评价肺功能康复效果　肺容积、肺容量、肺通气量、动脉血气分析、呼吸气分析等均可作为康复治疗效果定量评判依据，据此既可评定已开展的康复治疗疗效，又可指导今后进一步的治疗。

二、肺功能检查的注意事项

1. 检查的一般要求　检查前 24 h 内戒烟、酒，停服影响代谢的药物，且不能参加剧烈活动。检查在饭后 2～4 h 进行，检查仪器提前预热，检查室里保持空气新鲜、流通，室温保持在 15～25 ℃。

2. 排除客观因素的影响　肺功能检查的仪器和方法较复杂，其测定结果可受仪器、操作者和受试者等众多内外因素的影响。因此，进行肺功能检查时，要注意排除客观因素的影响。

3. 取得患者的配合　为了得到准确的结果，还需要向患者详细说明检查的目的和方法，以获取患者正确充分的配合。

4. 综合分析判断检查结果　因肺功能检查结果受到众多因素的影响，故对所获得的结果不能孤立地评价，而应结合患者的其他临床资料加以综合分析判断，以利于对患者的呼吸功能做出全面而正确的评价。

5. 严格掌握禁忌证　对近期内心功能不稳定的患者，或有大咯血、气胸、巨大肺大泡且不准备手术治疗者，慎做需用力呼气的肺功能检查；全身急性炎症、传染病、血栓性脉管炎和运动会导致病情恶化的神经肌肉疾病以及精神疾病发作期间或严重神经症均不宜进行肺功能检查。

三、基本肺容积和肺容量测定

在呼吸运动中，肺的容积随着胸腔空间的增减而不断改变，其肺容量的大小取决于呼吸运动的深浅。正常人由于肺容积和肺容量随年龄、身高、体重和性别等变化而差异较大，故一般用占预计值的百分比来确定肺容积和肺容量是否正常，通常将增减 20%以上视为异常。

肺内的气体容积可分为基本肺容积和肺容量(图 11-1)。

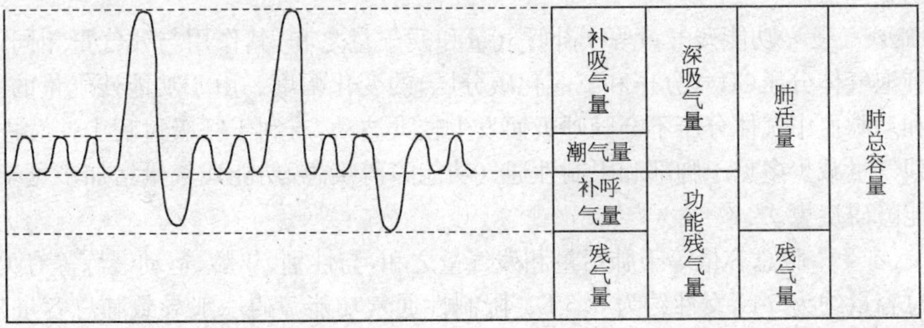

图 11-1　基本肺容积和肺容量组成及其关系示意图

(一) 基本肺容积

基本肺容积包括四项基本容积，即潮气量、补吸气量、补呼气量和残气量，基本容积互不重叠,均可用肺量计直接测定,全部相加等于肺总容量。

1. 潮气量　潮气量与测试者的年龄、性别、体表面积、运动量、机体代谢情况、呼吸习惯和情绪等有一定关系,并与延髓呼吸中枢的调节有关。正常成年人平静呼吸时潮气量为0.4～0.6 L。运动时,潮气量将增大,甚至最大时可达肺活量的大小。限制性肺疾患时潮气量减少,阻塞性肺疾患时潮气量增加。

2. 补吸气量　补吸气量主要反映吸气肌的力量和人体的吸气储备量,正常成年人为1.5～2 L。

3. 补呼气量　补呼气量反映呼气肌、腹肌的力量和人体的呼气储备量,正常成年人为0.9～1.2 L。体位对补呼气量有显著影响,仰卧位时补呼气量明显少于立位。肥胖、腹水、肠胀气和阻塞性通气功能障碍患者都可导致补呼气量减少。

4. 残气量　正常成年男性约为1.5 L,女性约为1 L。限制性通气功能障碍疾患时残气量减少,肺气肿等阻塞性通气功能障碍疾患残气量增加。

(二) 肺容量

肺容量是指基本肺容积中两项或两项以上的联合气量,即深吸气量、肺活量、功能残气量、肺总容量。

1. 深吸气量　深吸气量等于潮气量和补吸气量之和,是衡量最大通气潜力的一个重要指标。它与胸肺顺应性、吸气肌力量大小有关,胸廓、胸膜、肺组织和呼吸肌等病变可使深吸气量减少,从而降低最大通气潜力。深吸气量也是最大通气量和肺活量的主要成分(约占肺活量的75%),故要保证正常肺活量和最大通气量,必须保证足够的深吸气量。限制性通气功能障碍的患者,往往深吸气量降低。

2. 肺活量　肺活量等于潮气量、补吸气量和补呼气量之和,是静态肺功能的重要指标之一,可反映一次呼吸中肺的最大通气能力,也常作为健康检查的指标。肺活量与受试者性别、年龄、体表面积、身材大小、体位、胸廓结构、呼吸肌强弱、职业和运动锻炼等因素有关。正常成年男性肺活量约为3.5 L,女性约为2.5 L。肺活量有较大的个体差异,临床判断时均以实测值占预计值的百分比作为衡量指标,比值>80%为正常,60%～79%为轻度降低,40%～59%为中度降低,<40%为重度降低。阻塞性通气功能障碍时肺活量正常或轻度降低,限制性通气功能障碍时肺活量明显降低。

3. 功能残气量　功能残气量等于补呼气量和残气量之和,其作用与残气量相同,可缓冲呼吸过程中肺泡气体分压(氧气分压和二氧化碳分压)的变化幅度。由于功能残气量的稀释作用,使肺泡气和动脉血中气体分压不会随呼吸而发生较大波动,有利于呼吸过程中持续进行气体交换。功能残气量减少多见于胸部和限制性通气功能障碍疾患,功能残气量增加多见于慢性阻塞性通气功能障碍疾患。

4. 肺总容量　肺总容量等于肺活量和残气量之和,与性别、年龄、运动锻炼等有关。正常成年男性肺总容量约为5 L,女性约为3.5 L。限制性通气功能障碍一般导致肺总容量减少,阻塞性通气功能障碍一般导致肺总容量增加。

四、肺通气功能测定

肺通气功能测定有助于进一步了解患者的基础肺功能情况,区别通气功能障碍的类型、受损程度及预后，并能客观和动态地评价治疗效果。测定的主要指标包括每分通气量、肺泡通气量、最大通气量和用力肺活量、时间肺活量等项目。

（一）每分通气量

每分通气量等于潮气量与呼吸频率的乘积。静息状态时，正常成年人潮气量为 0.4～0.6 L，呼吸频率为 12～18 次/min，则每分通气量参考值为 5～9 L，男性平均约 6.6 L，女性平均约 5 L。每分通气量的多少与年龄、性别、身材及肺活量有较大关系，并随代谢水平的提高而增加。此外，人体安静时肺的通气功能有极大的储备量，许多肺部疾病患者，其肺功能已明显受损，但在静息状态下每分通气量仍无明显变化。当患者通气功能严重受损或通气调节能力降低时，每分通气量会发生改变。

（二）肺泡通气量

肺泡通气量反映每分钟吸入气量中能到达肺泡进行有效气体交换的通气量，其大小因人而异，一般为 3～5 L。人体每次吸入的气体中停留在从上呼吸道至呼吸性细支气管以前的呼吸道内的气量以及进入肺泡却未与血液进行有效气体交换的气量为无效腔气量，肺泡通气量=（潮气量－无效腔气量）×呼吸频率。其反映了有效通气量，即真正有效的气体交换量。肺泡通气量不足，常见于呼吸中枢疾患、神经肌肉疾患、胸部疾患和气道阻力增高等。另外，从气体交换的效果来看，浅而快的呼吸对机体不利，适当深而慢的呼吸可提高肺泡通气量，从而提高气体交换的效率。

（三）最大通气量

最大通气量反映通气功能的最大潜力。正常成年人可达 70～120 L/min。最大通气量的正常值变异较大，与年龄、性别、肺容量、气道阻力、肺的顺应性、胸廓活动度、气管支气管的功能状态和呼吸肌肌力都有一定关系。一般以正常值±20%为正常范围，即正常人最大通气量应大于预计值的 80%以上，如 60%～79%为轻度降低，40%～59%为中度降低，小于 40%为重度降低。最大通气量降低常见于气道阻力增加（如慢性阻塞性肺疾病、支气管哮喘等）、胸部畸形或神经肌肉病变（如脊柱后侧凸、膈肌瘫痪等）、肺组织病变（如肺水肿、肺间质病变等）。阻塞性和限制性肺疾患最大通气量都降低，可根据气速指数来鉴别。

$$\text{气速指数} = \frac{\text{最大通气量占预计值百分比}}{\text{肺活量占预计值百分比}}$$

正常人气速指数为 1，若气速指数<1，提示为阻塞性通气功能障碍；气速指数>1，提示为限制性通气功能障碍。

通气储量百分比用以判断通气功能的储备能力，公式如下。

$$\text{通气储量百分比} = \frac{\text{最大通气量} - \text{每分平静通气量}}{\text{最大通气量}} \times 100\%$$

通气储量百分比≥93%，说明肺通气存在很大的储备能力。

（四）用力肺活量和时间肺活量

由于测定肺活量时，并不限制呼气的速度和时间，故不能充分反映气道通畅程度和肺组织的弹性状态，即不能充分反映通气功能的状态。而用力肺活量和时间肺活量（用力呼气量）这两项指标具有此方面的优势，尤其是时间肺活量是一项动态指标，不仅能反映肺活量的大小，而且能反映呼吸所遇到阻力的变化，是评定肺通气功能的较好指标。

1. 用力肺活量　当气道阻力正常时，用力肺活量非常接近肺活量；若有严重气道狭窄或阻塞，则患者用力肺活量明显小于肺活量。

2. 时间肺活量　又称为用力呼气量，是指尽力最大吸气至肺总容量位后，再尽力快速呼气至残气位，分别测定呼气的第一、第二、第三秒末所呼出的气体量（分别以 FEV_1、FEV_2、FEV_3 表示）。通常用它所占用力肺活量的百分数表示（$FEV_1\%$、$FEV_2\%$、$FEV_3\%$，正常值分别为 83%、96%、99%）。第一秒末所呼出的气体量占用力肺活量的百分比（即 $FEV_1\%$）称为第一秒用力呼气率，这是评定通气功能障碍的主要指标。阻塞性疾病 $FEV_1\%$ 减少（低于 70%，老年人低于 60%），可见呼气曲线坡度平坦，常见于肺气肿、支气管哮喘。限制性疾病 $FEV_1\%$ 正常或增高，其呼气曲线陡峭，时间肺活量通常提前完成。

将用力肺活量分 4 等分，取中间 2 等分除以呼出中间 2 等分容量所花费的时间，即为最大呼气中期流速（maximal mid-expiratory flow curve，MMEF）。用力呼气中期流速评定意义与时间肺活量、最大通气量相似，由于它排除呼气初始与用力有关的肺容量以及呼气终末呼气速度明显减低部分的肺容量，故能更敏感地反映气道阻塞情况和小气道功能。正常成年男性约为 3.369 L/s，女性约为 2.887 L/s。

（五）通气功能障碍分型

一般情况下，按肺功能异常的特征，可将通气功能障碍分为阻塞性、限制性和混合性三种类型。阻塞性通气功能障碍是气道阻塞引起气流通过障碍，主要见于慢性阻塞性肺病、支气管哮喘、支气管扩张。限制性通气功能障碍是肺的扩张受到限制而造成通气困难，主要见于胸膜疾病、胸廓疾病、神经肌肉疾病。兼有两种类型特点者属于混合性。临床上必须结合病史资料和肺功能各项测定指标进行综合分析，方能做出准确评定。三种类型通气功能障碍的肺功能表现见表 11-10。

表 11-10　通气功能障碍的分型

		阻塞性	限制性	混合性
肺容量	肺活量	正常或减少	明显减少	减少
	功能残气量	明显增加	明显减少	不一定
	肺总容量	正常或增加	明显减少	不一定
	残气量/肺总容量	增加	不一定	不一定
肺通气量	用力肺活量	正常或减少	明显减少	明显减少
	第一秒用力呼气量	明显减少	减少	明显减少
	第一秒用力呼气率	明显减少	正常或增加	正常或减少
	最大通气量	明显减少	减少	明显减少
	最大呼气中期流速	明显减少	减少	明显减少
	气速指数	<1	>1	不一定

五、动脉血气分析

呼吸运动的生理意义在于气体交换，在高效、顺利地进行肺通气的前提下，保证静脉血的动脉化，保持肺泡气的动脉血氧分压和二氧化碳分压相对稳定。血气分析是对呼吸生理功能的综合评定。因静脉血的气体随身体各组织成分、代谢率、血流灌注量的不同有所不同，而全身动脉血的气体及其他成分都相同，故多以动脉血为分析对象评定肺功能。动脉血气分析的基本方法是抽取动脉血，测定血液中的气体分压及其含量，并以此推算全身的气体代谢和酸碱平衡状况。动脉血气分析常用指标及其评定意义见表 11-11。

表 11-11　动脉血气分析常用指标及其临床意义

指　标	含　　义	正常参考值	评　定　意　义
pH	体液内 H^+ 浓度的负对数	7.35～7.45	反映体液总酸度，受呼吸和代谢双重因素影响
$PaCO_2$	血浆中物理溶解的 CO_2 分子所产生的压力	35～45 mmHg	基本上反映肺泡中 CO_2 情况，是呼吸性酸碱平衡的重要指标。增高表示通气不足，为呼吸性酸中毒；降低表示过度换气，为呼气性碱中毒
PaO_2	血浆中物理溶解的 O_2 分子所产生的压力	80～100 mmHg	正常值随着年龄增加而下降
SaO_2	单位血红蛋白的含氧百分数	97%	当 PaO_2＜60 mmHg，血红蛋白氧解离曲线处于陡直段时，SaO_2 才反映出缺氧状态
HCO_3^-	即实际碳酸氢盐，指隔绝空气的血液标本在实验条件下所测得的血浆 HCO_3^- 值	22～27 mmol/L，平均值 24 mmol/L	反映酸碱平衡代谢因素的指标。在代偿性呼吸性酸中毒时，HCO_3^- 继发性升高
碱剩余	表示血浆碱储量增加或减少的量	±3 mmol/L	反映酸碱平衡代谢性因素的指标。正值时表示缓冲碱增加；负值时表示缓冲碱减少或缺失

动脉血气分析虽然可以测定人体气体代谢，但由于此方法只能反映采血瞬间的情况，不能做运动试验及长时间观察；动脉血气分析为创伤性检查，若行多次重复检查不宜被患者接受，故在康复评定中受到一定的限制。

六、呼吸气分析

呼吸气分析通过测定通气量和呼出气体中氧气和二氧化碳的含量，推算吸氧量、二氧化碳排出量等各项气体代谢的参数。呼吸气分析无创、无痛、可多次重复及长时间观察，可以进行运动试验和动态观察，用于测定基础代谢率、运动能力等，故在康复评定中具有较大的实用价值。呼吸气分析的方法一般分为化学法和物理法两种。

通过呼吸气分析仪可直接测得以下参数：①每分通气量；②氧吸收率（呼气与吸气氧含量的差值，或呼气与空气中氧含量的差值）；③二氧化碳排出率（呼气与吸气二氧化碳含量的差值，或呼出气中二氧化碳含量与空气中二氧化碳含量的差值）。根据公式可进一步推算出吸氧量、二氧化碳排出量等相关推算参数，具体推算方法及参数意义见表 11-12。

表 11-12　呼吸气分析推算参数

参　数	含　　义	计　算　公　式	评　定　意　义
吸氧量（耗氧量、摄氧量）	人体吸收或消耗氧的数量。一般表达为每分钟容量，也可进行体重校正，采用 ml/(kg・min)作为单位	吸氧量 = 每分通气量 × 氧吸收率	反映人体能量消耗的情况，也可反映人体摄取、利用氧的能力
二氧化碳排出量	通过肺排除的代谢产物——二氧化碳的数量	二氧化碳排出量 = 每分通气量 × 二氧化碳排出率	绝对数值代表人体能量代谢的强度，与有氧代谢状态有关
氧当量	代表通气与换气效率的代偿关系	氧当量 = 每分通气量 ÷ 氧吸收率	数值越大，说明气体交换的效率越低
二氧化碳当量	代表通气与换气效率的代偿关系	二氧化碳当量 = 每分通气量 ÷ 二氧化碳排出率	数值变化反映的是无氧代谢所占的比重与通气反应关系
氧脉搏	每次心搏所能携带的氧量，代表体内氧运输效率	氧脉搏 = 吸氧量 ÷ 心率	数值降低说明心血管功能不良，心率代偿性增加太明显
呼吸商	二氧化碳排出量与摄氧量之比。标志体内能量产生的来源和体内酸碱平衡状况	呼吸商 = 二氧化碳排出率 / 氧吸收率 = 二氧化碳排出量 / 吸氧量	代谢性酸中毒时，或体内代谢的主要方式由有氧代谢转化为无氧代谢时，呼吸商可明显升高
恢复商	运动中吸氧量增值和运动后氧债的商	恢复商 =（运动中吸氧量 － 安静吸氧量）÷（运动后吸氧量 － 安静吸氧量）	作为体力评定的重要指标，恢复商升高说明运动后氧债增大，可能为氧运动系统功能不良或细胞内呼吸功能障碍

七、有氧代谢和无氧代谢能力评定

（一）有氧代谢能力评定

有氧代谢运动是指在整个运动过程中，人体吸进氧气大体与需求平衡，通过运动并可增强人体吸入、输送和使用氧气的能力。这是一种最常见的有益运动，也是目前人们开展健身锻炼的有效方法。

反映有氧代谢能力的最常用指标为最大吸氧量（又称最大摄氧量、最大耗氧量，VO_{2max}），每分钟最大吸氧量是指人体在运动时每分钟所能摄取的最大氧量。在康复评定中，最大吸氧量是综合反映人体在极量负荷时的心肺功能状态和体力活动能力的主要指标，可反映机体氧的运输系统及肌肉细胞有氧代谢功能是否正常。其数值大小主要取决于心输出量、肺通气量、动静脉氧分压差和氧弥散能力。

运动时消耗的能量随运动强度加大而增加。在康复训练中，一般采用最大吸氧量的百分比表示运动强度，运动强度越大则耗氧量越大。最大吸氧量的百分比可根据心率计算，公式如下。

$$最大吸氧量百分比 = (实测心率 - 安静心率)/(最大心率 - 安静心率)$$

最大吸氧量可通过极量运动试验直接测定，或通过亚极量负荷时的心率、负荷量间接推算。其绝对值以每升每分钟（L/min）为单位，相对值以毫升每分钟千克体重[ml/(kg·min)]为单位，因相对值消除了体重的影响，更适宜于横向比较。

1. *直接测定法*　通过极量运动试验，在心肺功能自动分析仪上直接获得心输出量、动静脉氧分压差、肺通气量、呼吸气氧分压差等数值，从而自动计算出 VO_{2max}。但因该法要求运动量达到生理最大限度，运动危险性较大患者不易接受检查，且需要即刻能记录分析的气体分析设备，而达到 VO_{2max} 的标准又不易掌握，故直接测定 VO_{2max} 具有一定的局限性。直接测定法主要包括：①心输出量和动静脉氧分压差测定，VO_{2max}＝心输出量×动静脉氧分压差＝（每搏输出量×心率）×动静脉氧分压差。每搏输出量和心率是影响吸氧量的主要因素，说明循环系统在气体代谢中具有重要作用，气体代谢的改变也可以用于评估循环系统的功能。②呼吸气分析测定，VO_{2max}＝吸气量×呼吸气氧分压差。吸气量（肺通气量）与 VO_{2max} 呈线性相关，此指标可用于心肺疾患和其他各系统患者心肺功能、体力活动能力的评定。

2. *间接推算法*　利用心率与运动功率、耗氧量所呈的线性关系，通过建立推算公式来间接推算 VO_{2max}。其方法简单易行，但不十分准确，且个体差异较大，只作为总体分析时的参考。Fox 法，在自行车测功仪上以 150 W 功率骑 5 min，获得次极量心率，再计算 VO_{2max}。预测公式为：VO_{2max}（L/min）＝6 300－19.26×次极量心率（次/min）。

（二）无氧代谢能力的测定

无氧代谢运动是指肌肉在没有持续氧气补给情况下的运动。无氧运动时能量的使用不充分、供给不足，如 50～100 m 短跑、举重、各种高强度短时间的超负荷运动和心脏的运动负荷试验等均属于无氧运动。无氧代谢运动是与有氧代谢运动相对而言的，无氧代谢能力也是反映心肺运动能力的重要指标，测定主要包括无氧阈测定和无氧耐力测定两类。

1. *无氧阈测定*　无氧阈（anaerobic threshold，AT）是指机体内的供能方式由有氧代谢为主向无氧代谢过渡的临界点，或在血乳酸和乳酸/丙酮酸比值没有持续增高的状态下人体所能达到的最高吸氧量。在达到无氧阈时,体内会产生一系列相应的生理反应,包括血乳酸含量、肺通气量、二氧化碳排出量和通气当量的急剧升高。无氧阈表明心肺系统和体力活动能为肌肉提供足以维持有氧代谢摄氧量的最高水平,与最大吸氧量相比,无氧阈更能反映人体的有氧工作能力,从而反映心肺耐力。无氧阈的高低对判断患者的运动耐力有重要价值,无氧阈较高者,其耐力较强。而心血管病患者耐力较弱,其运动训练最好控制在无氧阈以下,以免发生意外。

无氧阈的测定主要采用递增负荷运动试验的方法。受试者坐在座高适宜的自行车功量计上,试验前根据需要佩戴面罩,安放心电、肌电电极,连接气体分析仪,然后进行递增负荷的运动试验。在试验前和每一运动阶段末(2 min)行耳垂采血,直至力竭,检测此时的摄氧量、乳酸浓度变化情况和心率、肌电、每搏量、血压的变化。达到无氧阈的具体标准如下。

(1) 通气无氧阈:达到无氧阈时,运动从有氧运动开始向无氧运动过渡,肺通气量与吸氧量递增的线性相关关系消失,肺通气量/吸氧量的百分比急剧增高;肺通气量和二氧化碳排出量出现非线性增加的转折点,肺通气量/二氧化碳排出量的百分比无降低。一般正常人此时的吸氧量不低于最大吸氧量的40%。

(2) 血乳酸无氧阈:在递增负荷运动试验中,当血乳酸含量突然急剧增高时(可达4 mmol/L),说明体内代谢酸性产物开始明显增多,有氧代谢潜能已经达到极限,运动开始向无氧运动过渡。这种反应往往同时伴有肺通气量、吸氧量和血液pH的改变。

(3) 心率无氧阈:一般情况下,心率随着耗氧量的增加而增快,心率与最大吸氧量呈线性相关。在递增负荷运动试验中,若随着运动负荷的增加,心率发生非线性增长,提示运动从有氧运动开始向无氧运动过渡。

(4) 肌电无氧阈:在递增负荷运动试验中,若肌电图的波形积分由平稳状态转为陡峭升高,提示运动从有氧运动开始向无氧运动过渡。

2. *无氧耐力测定* 无氧耐力是指在无氧状态下人体运动的持续能力,其水平与无氧阈之间并无决定性关系。测试受试者的无氧耐力,可作为选拔运动员的参考。对于某些以无氧代谢为主的运动项目,应选择无氧耐力较高者,以有利于提高运动成绩。此项测定一般不用于心血管病患者,目前在康复医学中单独测定无氧耐力较少,必要时可以作为参考指标,以综合评估无氧运动能力。测定方法为:测试前先让受试者做准备运动,充分活动身体,使活动时的心率达到150~160次/min。准备运动后休息3~5 min,开始正式踏车运动试验,嘱患者竭尽全力以最快的速度踏车,计算持续的时间。

八、呼吸肌功能测定

呼吸肌是呼吸运动的动力,呼吸肌功能的衰竭可导致肺的通气功能障碍。呼吸肌功能测定可作为评价呼吸肌训练和药物治疗对呼吸肌影响的客观指标,在呼吸衰竭诊治中具有重要的作用。

(一) 呼吸肌的组成

人体的呼吸肌主要由膈肌、肋间肌(肋间内肌、肋间外肌)和腹肌组成,颈部肌、肩带肌为辅助呼吸肌群。根据其功能分类,呼吸肌可分为吸气肌和呼气肌。膈肌、肋间外肌和胸锁乳突肌等为吸气肌,肋间内肌和部分腹肌为呼气肌。吸气时,膈肌的作用占呼吸肌的60%~80%,故膈肌是主要的吸气肌。在自然呼吸中,胸骨旁肋间肌和斜角肌也参与吸气过程,用力吸气时还会动用胸锁乳突肌和肋间外肌。主要的呼气肌是腹肌，尤其是腹横肌，腹肌可调节腹腔压力以协助呼吸。腰方肌在用力呼气时可固定下部肋骨。

（二）引起呼吸肌疲劳或无力的因素

呼吸肌疲劳是指在呼吸过程中，呼吸肌不能维持或产生需要的或预定的力量。引起呼吸肌疲劳或无力是多因素的，如呼吸中枢驱动不足、神经肌肉疾患、肌肉初长度和形态改变、负荷增加、能量供应不足、代谢障碍、快速呼吸的呼吸模式以及呼吸肌在呼吸做功中的不协调等，但呼吸肌营养供应和需求比率的改变是导致呼吸肌疲劳或无力的重要原因。慢性阻塞性肺疾患导致呼吸肌无力或疲劳与上述因素均有关系，呼吸肌疲劳可引起呼吸时胸腔内的压力变化不明显，出现气促增加、呼吸浅快、动用辅助呼吸肌、反常呼吸等临床表现，甚至出现呼吸肌衰竭。

（三）呼吸肌功能测定的方法

呼吸肌功能测定一般可分为力量测定、耐力测定和疲劳测定三个方面，且这三个方面是互相联系和重复的。

1. *呼吸肌力量测定*　呼吸肌力量指呼吸肌最大的收缩能力。主要指标有：

(1) 最大吸气压和最大呼气压：最大吸气压是指在功能残气位和残气位气流阻断时，通过口器与其相连管道，用最大努力吸气所产生的最大吸气口腔压(维持至少 1 s)，它是对全部吸气肌强度的测定。最大呼气压是指在肺总量位气流阻断时，用最大努力呼气所产生的最大口腔压，它反映全部呼气肌的综合呼气力量。不同的年龄、性别和受试者的主观因素，都可以影响到最大吸气压和最大呼气压。但因其测试设备简单，实验重复性好，临床应用较多。

(2) 跨膈压与最大跨膈压：跨膈压为腹内压与胸内压的差值。腹内压常用胃内压来代表，胸内压用食管压来代表。跨膈压反映膈肌收缩时产生的压力变化，通常取其吸气末的最大值。在正常情况下，吸气时食管内压力为负值，而胃内压力为正值，跨膈压实际是胃内压与胸内压两个绝对值之和。最大跨膈压是指在功能残气位气管阻断后，受试者以最大努力吸气时产生的跨膈压最大值。当膈肌疲劳时，跨膈压与最大跨膈压均明显下降，可作为膈肌疲劳的判断指标。

2. *呼吸肌耐力测定*　呼吸肌耐力是指呼吸肌维持一定的力量或做功时对疲劳的耐受性。对呼吸肌来说，耐力比力量更重要，呼吸肌耐力与肌纤维的组成、血液供应、兴奋收缩耦联和肌肉收缩特点有关。呼吸肌耐力下降的常见原因为：膈肌、肋间肌基础能量储备减少；呼吸肌能量的需求超过能量的供给；呼吸功增加，呼吸功效减低，致呼吸肌氧耗量增加。呼吸肌耐力测定常用的指标和方法如下。

(1) 膈肌张力时间指数：这是膈肌做功的个体化定量指标。吸气时，膈肌所做的功等于膈肌收缩产生的跨膈压与其收缩持续时间的乘积。跨膈压越大，持续时间越长，做功越大，越可能产生疲劳。膈肌张力时间指数＝(跨膈压/最大跨膈压)×(吸气时间/呼吸周期总时间)，其中跨膈压/最大跨膈压的比值反映膈肌收缩强度，吸气时间/呼吸周期总时间的比值反映膈肌收缩持续时间。

(2) 呼吸肌耐受时间：这是指呼吸肌在特定强度的吸气阻力或特定的膈肌张力-时间指数负荷下收缩所能维持而不发生疲劳的时间。常用的耐力试验方法有吸气阻力法、吸气阈值负荷法、可耐受吸气压，均需要特定的器械进行测定。

(3) 膈肌功能动态监测：在运动过程中予以监测。

(4) 通气耐受试验：一般通过最大通气量方式测定。

3. 呼吸肌疲劳测定

(1) 反映或预示疲劳的测定：肌电图频谱改变；吸气肌松弛率下降或松弛时间常数增大；膈肌张力时间指数或呼吸肌耐受时间超过疲劳阈值；呼吸浅快，动用辅助呼吸肌，呼吸不同步或反常呼吸。

(2) 直接测定：最大等长收缩压力或力量下降；无法达到预设的吸气压力和力量；膈神经电刺激诱发的跨膈压下降；电刺激胸锁乳突肌的反应下降。

九、呼吸功能的评定分级

(一) 呼吸功能的徒手评定分级

通过让患者做一些简单的动作或短距离行走，根据患者出现气短的程度初步评定其呼吸功能。徒手评定一般简单地分为 0～5 级(表 11-13)。

表 11-13　呼吸功能的徒手评定分级方法

呼吸功能的级别	表　现	呼吸功能的级别	表　现
0 级	日常生活能力和正常人一样	3 级	慢走 100 m 以内即感气短
1 级	一般劳动较正常人容易出现气短	4 级	讲话、穿衣等轻微动作便感到气短
2 级	登楼、上坡时出现气短	5 级	安静时就有气短，不能平卧

(二) 呼吸困难分度

根据美国医学会《永久损伤评定指南》(1990 年修订第 3 版)，呼吸困难分为 3 度，详见表 11-14。

表 11-14　呼吸困难分度

呼吸困难程度	表　现
轻度	在平地行走或上缓坡时出现呼吸困难。与同年龄、同体格的健康人相比，在平地行走时步行速度相同，上缓坡、楼梯时则出现步行速度变慢
中度	与同年龄、同体格的健康人相比，在平地行走或爬一段楼梯时出现呼吸困难
重度	在平地上按自己的速度行走超过 4～5 min 后即有呼吸困难，患者稍用力即有气短，或甚至在休息状态下也有气短

(三) 肺通气功能分级

根据肺通气功能的有关指标，可将肺通气功能分为五级，具体见表 11-15。

表 11-15　肺通气功能分级

级　别	肺活量或最大通气量实测/预计(%)	第一秒用力呼气量/用力肺活量(%)
基本正常	＞80	＞70
轻度减退	80～71	70～61
显著减退	70～51	60～41
严重减退	50～21	≤40
呼吸衰竭	≤20	

(四) 慢性阻塞性肺疾患的严重程度分级

慢性阻塞性肺疾患的康复是肺功能康复的主要内容，根据慢性阻塞性肺疾病防治全球倡议，将本病的严重程度分为 4 级(表 11-16)。

表 11-16　慢性阻塞性肺疾患的严重程度分级

级　别	表　　现
0 级(危险期)	有慢性症状(咳嗽、咳痰);肺功能正常
Ⅰ级(轻度)	伴或不伴慢性症状(咳嗽、咳痰);第一秒用力呼气量/用力肺活量＜70%,第一秒用力呼气量≥80%的预计值
Ⅱ级(中度)	伴或不伴慢性症状(咳嗽、咳痰、呼吸困难);第一秒用力呼气量/用力肺活量＜70%,30%的预计值≤第一秒用力呼气量＜80%的预计值
Ⅲ级(重度)	第一秒用力呼气量/用力肺活量＜70%,第一秒用力呼气量＜30%的预计值,或第一秒用力呼气量＜50%的预计值伴有呼吸衰竭或右心衰竭的临床征象

第十二章
言语-语言功能评定

导学

语言是人类独有的复杂认知心理活动，是智能的最基本特性和思维成熟发展的特征。人类运用语言来描述和表达他们的思想，人类相互间的活动和经验也同样融于语言中。语言是人格的基础，可以表现出人们的内在类型及精神境界。语言功能的评定属于大脑高级功能的评定。

学习本章应掌握言语、语言、失语症、构音障碍的概念，失语症的主要语言症状、分类及各类失语症的临床特点；熟悉言语-语言功能评定的注意事项，汉语失语症成套测验的主要结构、汉语失语症的分类诊断流程，构音障碍的类型及言语障碍特征，Frenchay构音障碍评定法的主要内容及分级规律；了解言语的产生、传递和接受过程，言语-语言功能障碍的主要类型，言语-语言功能评定的目的。

第一节 概 述

一、言语与语言

语言是人类社会生活中约定俗成的符号系统，人们通过应用这些符号达到交流的目的。语言包括对符号的运用（表达）和接受（理解）的能力。言语是口语交流的机械部分。

语言是人与人之间交流思想感情的工具，它有理解和表达两个方面。人们常用的交流形式是口语和文字，即听、说、读、写四种功能是人类交流的基本方式。言语偏重于口语，是沟通语言的基本方法。为使口语发声清晰，需要相应的神经肌肉协同活动，单纯的言语障碍为构音障碍。言语和语言又相互依赖，常常难以区分，单纯使用语言障碍或言语障碍都不能完全概括这一领域发生的所有异常。

二、言语的产生、传递和接受过程

人们在平时的生活中，产生和运用言语的过程常常是无意识的，意识不到言语器官如何进行活动。但实际上言语的处理过程是非常复杂的，可分为言语学水平、生理学水平和声学水平三个环节。言语学水平是在大脑完成的，无论哪一种言语都是以一定的符号为基础，然后用语言学概念将要说的内容组合起来。要说的内容确定后，就要利用构音器官说出想要说的内容，构音器官包括横膈、声带、腭、唇等，通过上述器官在大脑支配下的协调运动才能正确说出单词、句子和段落。说出的内容一方面通过听者的听觉器官传到其听觉中枢，另一方面也传到说者的听觉中枢，以便调节说话的音量、语速等，这就是言语复杂的生理学水平。说话者通过构音器官的协调运动说出的内容以声的形式传递，包括声的大小（强度）、声的高低（音调）和音色三方面要素，即言语的声学水平。不管是先天的大脑发育障碍还是后天的疾病、损伤都会影响言语学水平和生理学水平，进而影响声学水平。

三、言语-语言功能障碍的主要类型

言语-语言障碍分为儿童语言发育迟缓、失语症、构音障碍、听力障碍所致的言语障碍、口吃及发声障碍等。

1. *儿童语言发育迟缓* 儿童语言发育迟缓是指语言发育没有达到实际年龄应有的水平，常见于大脑功能发育不全、脑瘫和自闭症等疾病，多有发声缺陷、口齿不清、口吃、语音节律异常等。

2. *失语症* 失语症是指语言功能获得后的障碍，多由脑血管疾病或颅脑损伤而致大脑半球的语言中枢损伤导致，表现为理解和运用语言符号能力的障碍，有听、说、读、写、计算等多种语言形式的缺陷。

3. *构音障碍* 构音障碍是指由于周围或中枢神经系统或两者同时损伤而致的言语肌肉本身或中枢神经系统对言语肌肉的控制失调引起的一组发声障碍。构音障碍有运动性、器质性和功能性构音障碍之别。由神经肌肉病变引起的构音器官的运动障碍，表现为发声不准，吐字不清，语调、语速异常等症状者，称为运动性构音障碍，常见病因有脑血管病、脑外伤、脑瘫、多发性硬化等。由腭裂等疾病所致的构音器官形态结构异常而产生的构音障碍，称为器质性构音障碍。构音器官不存在任何运动障碍和形态异常，但发声存在明显异常者，称为功能性构音障碍，多见于学龄前儿童，这种构音障碍通过训练可完全恢复。

4. *听力障碍所致的言语障碍* 听力障碍所致的言语障碍包括获得言语之前和获得言语之后的障碍。儿童在7岁左右言语发育完成后，称之获得言语，获得言语之后的听觉障碍的处理只是听力补偿问题。获得言语之前特别是婴幼儿时期的中度以上的听力障碍所导致的言语障碍，不经听觉言语康复治疗，获得言语就会很困难。

5. *口吃* 口吃是指言语的流畅性障碍，表现为重复说初始的单词或语音、停顿、拖音等。口吃与部分儿童在言语发育过程中不慎学习了口吃有关，或与遗传和心理障碍等因素有关，通过训练大多数可以得到改善。

6. *发声障碍* 发声障碍是指发声的异常，也包括发声时伴有疼痛等不舒适状态。发声障碍多由呼吸及喉头调节存在器质或功能异常引起，多见于声带、喉头疾病。

四、言语-语言功能评定的目的

对于脑部损害、周围神经损伤导致语言交流异常的患者应进行言语-语言功能的评定，评定的主要目的包括：

（1）了解患者是否存在言语-语言功能障碍，判断障碍的性质、类型、程度和可能的原因。

（2）判断患者是否需要进行言语治疗，为选择正确的治疗方法、评价治疗效果提供依据。

（3）预测患者言语-语言功能障碍恢复的可能性。

五、言语-语言功能评定的注意事项

（1）意识障碍、严重痴呆、情绪不稳定等无法合作者不宜进行言语-语言功能评定。

（2）评定环境应安静，最好采取"一对一"形式评定，避免干扰。陪伴人员在旁时不可暗示、提示患者。

（3）评定前准备好评定用具，如录音机、图片等。

（4）评定要在融洽的气氛中进行，评定时注意观察患者的情况、是否合作、疲劳等。

（5）评定过程中不要随意纠正患者的错误，注意记录患者各种反应（如替代语、手势、肢体语言、书写表达等）。

第二节　失语症的评定

失语症是由于脑损害所致的语言交流能力障碍，是指后天获得性的对各种语言符号（口语、文字、手语等）的表达及认识能力的受损或丧失。具体而言，是通过口语或书面语言或手势语来传达思想、感情、意思和需要的交流能力，即听、说、读、写能力的缺陷。患者虽然没有意识、精神和严重的智能障碍，也没有视觉及听觉缺损及发声器官肌肉瘫痪等现象，却不能说出要表达的意思，也不理解或写不出病前会读、会写的字句，且还会出现听不懂别人及自己讲的话等症状。失语症常见于脑血管疾病、颅脑损伤、脑肿瘤等。

一、失语症的主要语言症状

（一）听觉理解障碍

听觉理解障碍是指患者对口语的理解能力降低或丧失，是失语症患者常见的症状。根据失语症的类型和程度的不同，表现在理解字词、短句和文章时出现不同水平的障碍。

1. *语音辨认障碍*　患者听力正常，但对所听到的讲话声音不能辨认，给人一种似乎听不见的感觉，患者可能会说听不懂你的话或不断地反问或让对方重复。典型症状即纯词聋，但临床上偶见。

2. *语义理解障碍*　在失语症中最多见。患者能正确辨认语音，但存在着连续音义的中断，以致部分或全部不能理解词意。重症患者对日常生活常用物品名称或简单的问候语不能理解，轻症患者往往在句子较长、内容和结构复杂时不能完全理解。

（二）口语表达障碍

1. *发声障碍*　失语症的发声障碍与构音障碍不同，发声障碍多由于言语失用所致，而构音障碍是与言语产生有关的周围神经肌肉结构损害所致。症状严重时，可无发声。症状中度时，可见到随意说话和有意表达分离现象，即有意识地刻意说话时发声很困难，而说很熟悉的系列语言如数数、说熟悉的诗词等，发声可改善。模仿语言发声不如自发语言，且发声错误常不一

致，可有频率失调和四声错误。

2. 说话费力 一般常与发声障碍有关，表现为说话时费力，言语不流畅，欲说出一个词时需要用力以面部表情、手势、姿势或深呼吸来辅助。

3. 错语 包括语音错语、词意错语和新语。语音错语是音素之间的置换，如将“香蕉”说成“香茅”。词意错语是词与词之间的置换，如将“水瓶”说成“杯子”。新语则是用无意义的词或新创造的词代替说不出的词，如将“报纸”说成“被各”。

4. 杂乱语 在语言表达时，大量错语混有新词，缺乏实质词，以致说出的话难以理解，称为杂乱语。

5. 找词困难 在谈话中，很难或不能说出恰当词，多见于名词、动词和形容词。谈话中因找词困难常出现停顿，甚至沉默，或表现出重复结尾词、介词或其他功能词。失语症患者都有不同程度的找词困难，如果患者找不到恰当的词表明意思，而以描述说明等方式进行表达时，称为迂回现象。

6. 刻板语言 多见于重症患者，可以是刻板单音，如“塔”、“塔”、“八”、“八”，也可以是单词，如“妈妈”、“妈妈”，“人啊”、“人啊”。这类患者对任何问题都以刻板语言回答，有时会出现无意义的声音。

7. 言语的持续现象 在表达中持续重复同样的词或短语，特别是在找不到恰当的表达方式时出现，如有的患者在看图描述时，虽已更换了图片，但仍不停地说前图的内容，此即为言语的持续现象。

8. 模仿语言 模仿语言表现为强制性地复述评定者的话。如评定者问“你多大岁数了”，患者重复“你多大岁数了”。多数有模仿语言的患者还有语言的补完现象，如评定者说“1，2”，患者可接下去数数，评定者说：“白日依山尽”，患者会接下去说：“黄河入海流”。有时补完现象只是自动反应，实际患者并不一定了解内容。

9. 语法障碍 表现为失语法和语法错乱。失语法是指表达时缺乏语法结构，不能很完整地表达意思，而是罗列名词和动词，类似电报文体，称电报式言语。语法错乱是指句子中存在实意词、虚词，但用词错误，结构及关系紊乱。

10. 言语的流畅性与非流畅性 根据患者谈话的特点可将失语症的口语分为流畅型和非流畅型，这在失语症的诊断上有鉴别意义。流畅性失语症口语的特点是语量多，语调正常，发声清晰，短语长短正常，说话不费力，有强迫语言，缺实质词，有文法结构，有错语，信息量少。非流畅性失语症口语的特点是语量少，语调障碍，构音障碍，短语短，说话费力，无强迫语言，有实质词，无文法，信息量较多。

11. 复述障碍 患者不能准确复述评定者说出的内容。

（三）阅读障碍

阅读障碍是阅读能力受损，也称失读症，由大脑病变所致。阅读包括朗读和文字的理解，这两者可以出现分离现象。

1. 形、音、义失读 患者对文字既不能正确朗读，也不能理解其意义，表现为词与图的匹配错误，或完全不能将词与图或实物配对。

2. 形、音失读 患者虽不能正确朗读文字，但却理解其意义，可以将字词与图或实物配对。

3. 形、义失读 患者能正确朗读文字，却不理解其意义。对文字的阅读理解也表现在语句的层次上，如能正确朗读文字，将文字与图正确匹配，但组成句子后却不理解。

（四）书写障碍

书写不仅与语言本身有关，还与视觉、听觉、运动觉、视空间功能和运动功能有一定的关系。所以，要判断书写障碍是否属失语性质，应进行自发性书写、系列书写、看图写词、写句、描述书写、听写和抄写等项目的检查。失语症的书写障碍常有以下几种表现。

1. 书写不能　完全性书写障碍，只能简单划一二画，构不成字形，也不能抄写。

2. 构字障碍　写出的字在形状上像该字，但有笔画错误，可见笔画增添或缺少，或者写出的笔画全错。

3. 镜像书写　见于右侧偏瘫用左手写字患者，书写时笔画正确，但方向相反，与镜中所见相同。

4. 书写过多　类似口语表达中的言语过多，书写中混杂一些无关字、词或造字。

5. 惰性书写　写出一个字词后，要写其他词时，仍不停地写前面的字词，与口语的持续现象相似。

6. 象形书写　不能写字，而以图表示。

7. 错误语法　书写句子时出现语法错误，常与口语中的语法障碍相同。

二、失语症的分类和各类失语症的特征

根据失语症的临床特点及病灶部位，结合我国的实际情况，我国学者参照以 Benson 为代表的近代失语症分类法，制订了汉语失语症分类法（表 12-1）。

表 12-1　汉语失语症分类

类　　型	病灶部位
外侧裂周围失语综合征	外侧裂周区
Broca 失语（Broca aphasia，BA）	
Wernicke 失语（Wernicke aphasia，WA）	
传导性失语（conduction aphasia，CA）	
经皮质性失语	分水岭区
经皮质运动性失语（transcortical motor aphasia，TCMA）	
经皮质感觉性失语（transcortical sensory aphasia，TCSA）	
经皮质混合性失语（mixed transcortical aphasia，MTA）	
完全性失语（global aphasia，GA）	优势侧额、顶、颞大病灶
命名性失语（anomic aphasia，AA）	优势侧顶、枕、颞结合区
皮质下失语综合征	丘脑或基底节
丘脑性失语（thalamic aphasia，TA）	
基底节性失语（basal ganglion aphasia，BaA）	

大脑病变导致的失语症可表现为自发谈话、听理解、复述、命名、阅读、书写六个基本方面的障碍。根据病因和病变部位的不同，失语症的临床表现也不尽相同，多以某一种语言障碍为主，同时伴有不同程度的其他语言功能受损，也可伴有失用症、失认症或肢体瘫痪等。

（一）Broca 失语

Broca 失语曾称为表达性失语、运动性失语。临床以口语表达障碍为最突出特点，口语呈非流利型、电报式，语量少，每分钟讲话常少于 50 个字。表现为讲话费力，语调、发声障碍，找词困难；听

理解相对保留，但对含语法词句和长句不理解；复述、命名、阅读及书写都有不同程度受损。病变多累及优势半球额下回后部的 Broca 区及皮质下白质、脑室周围白质甚至顶叶及岛叶。

（二）Wernicke 失语

Wernicke 失语曾被称为接受性失语、感觉性失语。其突出特点为听理解严重障碍，轻者可以理解常用词、简单句，重者对别人和自己讲的话均不理解，常答非所问。谈话为流利型，因找词困难和大量错语，以致说出的话难以被理解。患者同时表现出与理解障碍大体一致的复述及听写障碍，存在不同程度的命名、朗读及文字理解障碍。病变位于优势半球颞上回后部的 Wernicke 区。

（三）传导性失语

传导性失语的主要临床特点是复述不成比例受损，口语倾向流利型。患者口语清晰，发声、语调正常，能自发讲出有完整意义的短语或短句，以及语义完整、语法结构正常的句子。但复述不成比例的受损是最有诊断意义的特点，患者能听懂的词和句不能复述，或自发谈话时容易说出的词，在复述时说不出或以错语复述，多为语音错语（如将"铅笔"说成"先北"）。常自知错误欲纠正而显口吃，或因找词困难而常中断，以致说话不很流利。命名及朗读中出现明显的语音错语，伴不同程度的书写障碍。病变部位于优势半球缘上回皮质或深部白质内的弓状纤维。

（四）经皮质性失语

经皮质性失语又称分水岭失语综合征。此类失语的共同特点是复述相对保留，病灶均在分水岭区，因病变部位有所不同，临床表现亦不一样，可分为经皮质运动性失语、经皮质感觉性失语、经皮质混合性失语。①经皮质运动性失语者谈话为非流利型，患者说话费力，发声和语调障碍比 Broca 失语者轻，主要是言语扩展有困难。听理解尚可，对语法句和长句的理解有困难。复述较好，表达性命名障碍，阅读有轻度障碍，书写障碍较重。病变主要在优势半球 Broca 区的前、上部。②经皮质感觉性失语者谈话为流利型，口语表达有错语，听理解障碍重，但比 Wernicke 失语者轻些。复述较好，倾向模仿，命名和阅读严重障碍，书写不正常。病变主要在优势半球颞、顶分水岭区。③经皮质混合性失语谈话为非流利型，主要特点除复述相对保留外，所有语言功能均明显受损，可有模仿语言，听理解、命名、阅读和书写均严重障碍。病变常为优势半球分水岭区大片病灶。

（五）完全性失语

完全性失语又称混合性失语，是最严重的失语类型。临床特点为所有语言功能均有明显障碍，口语常限于刻板言语，以刻板言语回答或表达。听理解、复述、命名、阅读和书写均严重障碍，预后差。患者可逐渐学会通过非语言形式，如结合语境、表情、手势、姿势、语调变化等进行交流。多见于优势侧大脑半球较大范围的病变，如大脑中动脉分布区的大片病灶。

（六）命名性失语

命名性失语的主要临床特点是命名不能，大多可接受选词提示。在口语表达中表现为找词困难、缺实质词，多以描述物品功能代替说不出的词，表现出赘语和空话较多，听理解和复述较好。病灶多在优势半球颞中回后部或颞枕交界区。

（七）皮质下失语

皮质下病变产生的失语较皮质病变少见，症状常不典型。丘脑性失语表现为音量小、语调低甚至似耳语，发声尚清晰，找词困难，可伴错语。基底节性失语则以发声和语调的变异为主，患者说话含混不清，字音和语调不准，但不影响对语意的理解。

三、汉语失语症的评定

（一）常用的汉语失语症检查法

20世纪80年代中期，随着康复医学被引入国内，失语症的检查评定方法也不断地被引进并完善，河北省人民医院康复中心将波士顿失语症检查法引进国内，改编为波士顿诊断性失语症的汉语版。北京医科大学王新德、高素荣等将Benson的失语症分类方法引进我国，逐步取代了我国对失语症分类一直沿用旧二分法的时代。中国康复研究中心又将失语症分类的新二分法（流利型失语、非流利型失语）引进我国。目前在国内常用的汉语失语症检查法有北京医科大学的汉语失语症成套测验、中国康复研究中心的标准失语症检查法、河北人民医院康复中心改编的波士顿诊断性失语症汉语版和实用能力交流检查。

1. *汉语失语症成套测验*(aphasia battey of Chinese, ABC)　此法是北京医科大学神经心理研究室王新德、高素荣等于1988年参考波士顿诊断性失语症检查法和西方失语症成套测验并结合汉语的特点，经探索、修改而拟定的。按规范化要求此检查法制定了统一指导语、统一评分标准、统一图片和文字卡及统一失语症分类标准，为减少文化水平的差异，该测验大多测试语句比较简单。此检查法已通过标准化研究，客观有效。自1988年初应用于临床以来，已逐步在全国各省市推广应用。汉语失语症成套测验评定项目见表12-2，具体评定内容和方法见附录5。

表12-2　汉语失语症成套测验评定项目

评定项目	分　测　验
谈话	1.问答、叙述；2.系列语言
理解	1.是否题；2.听辨认；3.执行口头指令
复述	
命名	1.视命名；2.反应命名；3.列名
阅读	1.视——读；2.听字——辨认；3.朗读——画匹配；4.读指令——执行；5.选词填空
书写	1.写姓名、地址；2.抄写；3.系列书写；4.听写；5.看图写字；6.写短文
结构与视空间	1.照画图；2.摆方块
运用	1.面部；2.上肢；3.复杂
计算	1.加法；2.减法；3.乘法；4.除法

2. *中国康复研究中心失语症检查法*(Chinese rehabilitation research centre aphasic examination, CRRCAE)　该法是参考了日本的标准失语症检查，以北京地区40名成人测试为基础制定的。检查由30个分测验组成，分成九个大项，大的项目包括听、复述、说、读、阅读理解、抄写、描写、听写和计算。在患者的反应时间和提示方法上都有比较严格的要求，还设立了终止标准，通过患者各项目正答数连线即可得到患者语言功能测试曲线。此检查只适合成人失语症患者。

3. *波士顿诊断性失语症汉语版*　波士顿诊断性失语症检查(Boston diagnostic aphasia examination, BDAE)是失语症的权威性检查法之一，在国际上广泛应用。但波士顿诊断性失语症检查有些地方不适合我国的文化和语言背景，从而使该测验在实际运用上受到限制。河北省人民医院康复中心在引进原版检查技术的基础上，根据我国实际情况进行修订，制定了评分标准,组建了测验常模,形成波士顿诊断性失语症检查汉语版(简称 BDAE 汉语版)。BDAE 汉语版对不符合中国的社会文化背景的图片画面进行更换,但不改变测验难度,尽可能符合原版中的测验思想,且对原版中听理解测验、语言表达测验、阅读理解测验、书写测验等部分均进行了修改。

4. 日常生活交往能力检查(communicative abilities in daily living test, CADL) 主要参考日本的同名检查法并结合中国国情做了部分修改,共设 34 个分项,包括问候、介绍自己情况、填写门诊病历、阅读医院标志、定量服药、买车票、购物、价格判断、问路、打电话、报告时间等。与传统标准失语症的检查方法不同,实用交流能力检查主要采用实际的生活用品进行刺激,在语言治疗师与失语症患者相互自然交流中观察实用性传递功能的有无及水平,同时还可以找到在交流中诸如代偿反应、自我纠正等各种对应策略的线索,便于治疗师从治疗角度出发,指导和训练患者,使之能建立最有效的交流方式。

(二)失语症的分类评定流程

对于有言语障碍的患者,首先要根据有无听理解障碍确定是语言还是言语障碍。如果患者既有口语表达障碍,又有听理解障碍,则可判断为语言障碍,即失语症。然后要通过口语表达的特点,确定口语表达障碍属于流利型、非流利型还是其他类型。

复述障碍对分类评定很重要,根据复述障碍的有无,将流利型和非流利型失语各分为复述有障碍的流利型和非流利型失语、复述相对保留的流利型和非流利型失语两类,然后再根据听理解障碍的严重程度做出最后的分类。复述和听理解是严重受损还是相对保留的判定,应该将各项计分汇总并换算成百分率,百分率<40%为严重受损,百分率在 41%~60%为中度受损,百分率在 61%~89%为相对保留。听理解的判断则需要综合三个亚项的评分。以上分类步骤可供在评定时参考,准确的失语症分类评定还需要具体分析,可参照失语症分类中对各型失语特点的描述进行。汉语失语症失语类型鉴别程序见图 12-1。

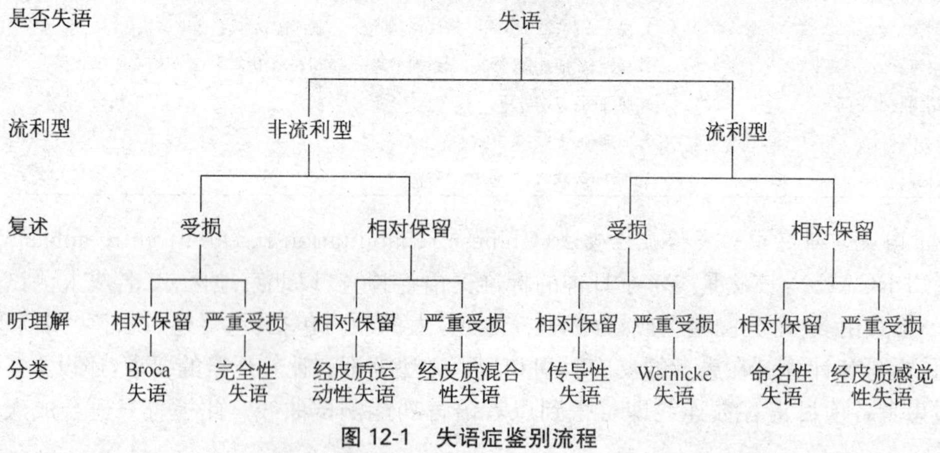

图 12-1 失语症鉴别流程

四、国外常用失语症的评定方法

(一)波士顿诊断性失语症检查

该检查法是由美国波士顿大学失语症研究中心、波士顿退伍军人管理局医院、波士顿大学医学院的 Harold Gooldglass 和 Edith Kaplan 在 1972 年编制发表的，是目前英语国家普遍采用的标准失语症检查法，许多国家都在此基础上进行修改制定本国的诊断测验。此检查由 5 大项 27 个分测验组成，每个大项都分别针对语言行为的一个主要侧面，其内容包括对话和自发言语、听觉理解、言语表达、书面语理解、书写等五大项，还附加一组评价顶叶功能的非言语分测验，包括计算、手指辨认、左右辨认、时间辨认和三维木块图测查等。它既包括语言功能本身的检查，又包括非语言功能的检查。既可对患者语言交流水平进行定量分析，又可对患者语言障碍进行质的分析，并对每一个患者言语特征进行分析，包括节奏、短语长度、构音能力、语法形式、错语、复述和找词能力等多方面。同时制定了患者失语症严重程度、发声和言语特征的分级标准，以评价患者口头言语的交流能力。通过检查言语表达、听理解、阅读和书写各种功能，以了解患者的语言功能保留和损害的情况，全面综合评价患者的语言功能和恢复倾向以指导治疗。但此方法检查所需时间较长，评分较困难。

（二）西方失语症成套测验

此检查法由加拿大人 Andrew Kertesz 在 1982 年根据波士顿诊断性失语症检查修改后的短缩版，是目前广泛应用的失语症检查方法之一。此检查法通过对自发言语、口语理解、复述及命名 4 个项目的检测，计算出失语指数，以确定患者是否有失语症，通过分析可得出失语症的分类。并且通过阅读、书写、运用、结构、计算能力等非语言功能内容的检查，测算出操作性指数及大脑皮质指数，可反映大脑的非口语性功能和大脑认知功能。此检查法评分标准、项目构成、内部一致性、复查的可信度、检查不同患者之间的可信度、不同检查者之间的可信度等，全部满足标准化检查条件，是较好的失语症检查法。它克服了波士顿诊断性失语症检查冗长的缺点，在 1 h 内检查可完成，比较实用。

（三）标记测验

标记测验是 Renzi 及 Vignolo 在 1962 年提出的，De Renzi 和 Faglioni 于 1978 年将原始检查缩减一半设立了 37 个条目的短版标记测验。它是针对那些在正常交谈中有轻微语言障碍或完全没有失语症的患者设计的，可检查出轻微的或觉察不出的口语理解障碍，是一种检查口语听理解能力的敏感测验，被国外失语症研究者广泛使用。此方法适用于失语症患者的研究，还能反映大脑损伤后，语言功能以外的智能、认知、运用、记忆、注意等功能的改变，对有痴呆、失认、失用、记忆障碍、注意障碍患者的多方面脑功能障碍的研究也大有裨益。但此测验对不同类型失语症无区别，对患有听记忆和纯言语听理解缺陷者，假阳性较高。

第三节　构音障碍的评定

构音障碍属于言语障碍，主要由于发声器官神经肌肉的病变而引起的发声器官肌肉无力、肌张力异常和不协调等，表现为发声不准、吐字不清和语调、语速、节奏等言语运动控制障碍。患者通常听理解正常并能正确地选择词汇和按语法排列词句，但不能很好地控制重音、音量和音调。

构音障碍常见的病因有脑血管疾病、脑炎、脑外伤、急性感染性多发性神经根炎和舌咽神经、迷走神经、舌下神经损伤，以及运动神经元病、多发性硬化、重症肌无力等。

一、构音障碍的类型

根据构音障碍的病因将构音障碍分为器质性构音障碍、功能性构音障碍和运动性构音障碍三大类。

（一）器质性构音障碍

器质性构音障碍是由于发声器官结构异常所致，常见病因包括先天性唇腭裂、先天性面裂、巨舌症、齿列咬合异常、外伤、神经疾患导致的构音器官麻痹、先天性腭咽闭合不全。

（二）功能性构音障碍

功能性构音障碍患者构音器官无形态异常和运动功能异常，找不到构音障碍的病因，听力在正常水平，仅表现为固定状态的错误构音。导致功能性构音障碍的原因目前尚不清楚，可能与语音的听觉接受、辨认、认知因素和获得构音动作的技能因素等有关，一般通过构音训练可以完全恢复正常。

（三）运动性构音障碍

运动性构音障碍是由发声器官神经肌肉病变造成的言语肌瘫痪、肌张力异常和运动不协调等因素所致的言语障碍。运动性构音障碍又分为弛缓型、痉挛型、共济失调型、运动减少型、运动过多型和混合型六类。

1. *弛缓型构音障碍* 常见于下运动神经元疾病如颅神经核、颅神经病变，还可见于重症肌无力等构音肌肉的病变。言语异常的特点是呼吸音、鼻音过重，辅音不准，单音调音量降低，气体由鼻孔逸出而语句短促。临床伴见进食呛咳，流涎，舌肌萎缩、震颤，咽反射减弱。

2. *痉挛型构音障碍* 常见于上运动神经元病变，如脑卒中、脑炎、脑外伤、脑肿瘤等疾病所致的假性延髓麻痹。言语异常的特点是辅音不准，单音调，紧张窒息样声音，鼻音过重，偶尔音调中断，言语缓慢无力、音调低、语句短。临床伴见吞咽困难、流涎、舌唇运动减弱。

3. *共济失调型构音障碍* 常见于小脑系统疾病。言语异常的特点是不规则的言语中断，音调和响度辅音不规则、不正确，发元音变调，刺耳音，音节重音相同，音节与字间隔延长，发音不清、含混、不规则，常表现为爆发性言语。临床伴见运动不协调，肌张力低下，运动缓慢等症。

4. *运动减少型构音障碍* 常见于帕金森病及药物中毒等疾病。言语异常的特点是单音调，重音减弱，辅音不准，不适当的沉默寡言，刺耳音，呼吸音，语音短促，速率缓慢。临床伴见运动缓慢、活动范围受限，肌强直，丧失自主运动，震颤等症。

5. *运动过多型构音障碍* 常见于舞蹈症、肝豆状核变性、手足徐动症等锥体外系疾病。言语异常的特点是语音不准、拖长，说话时快时慢，辅音不准，元音延长、变调，刺耳音，语音不规则中断，音量变化过度或声音终止。临床伴见快速不自主运动，肌张力异常，扭转或扭曲运动，运动缓慢等症。

6. *混合型构音障碍* 包括痉挛型与弛缓型，痉挛型、弛缓型与共济失调型。①痉挛型与弛缓型：常见于肌萎缩性侧索硬化、脑外伤等疾病。言语异常的特点是速率缓慢，低音调，紧张窒息音，鼻音过重，气体由鼻孔逸出。临床伴见无力、运动缓慢、活动范围受限。②痉挛型、弛缓型与共济失调型：常见于多发性硬化。言语异常的特点是音量控制障碍，刺耳音，鼻音过重，不适当的音调和呼吸音，重音改变。临床伴见无力、肌张力增高、反射亢进等症。

二、Frenchay 构音障碍评定法

对构音障碍的评定是通过对构音器官功能检查和器械检查，了解言语产生过程中某一言语组成部分（呼吸、喉部声带、腭咽机制、口腔发声动作）受损的情况，做出正确判断，确定治疗目标，评定治疗效果。构音器官功能检查包括：①倾听患者说话时的声音特征。②观察患者的颜面、双唇、舌、颔、腭、咽、喉部、呼吸在静态下的情况。③请患者做各种言语肌随意运动以确定其异常情况。器械检查则可采用空气动力学测量、声谱分析、放射学检查、纤维镜观察、肌电图检查。

构音器官功能检查常常受评定者经验的影响，器械检查则可进一步明确某一言语组成部分解剖结构与生理功能的受损严重程度，以便确定治疗重点，两者可以相辅相成。Frenchay 构音障碍评定法是常用的构音器官功能检查法，我国张清丽、汪洁等依据汉语的特点，对 Frenchay 构音障碍评定法进行了增补和修改，目前已广泛应用。

（一）Frenchay 构音障碍评定法的内容

Frenchay 构音障碍评定法包括 8 个项目 29 个分测验，具体见表 12-3。

表 12-3　Frenchay 构音障碍评定法的内容

项　目	分　测　验
反射	1. 咳嗽；2. 吞咽；3. 流涎
呼吸	1. 静止状态；2. 言语时
唇的运动	1. 静止状态；2. 唇角外展；3. 闭唇鼓腮；4. 交替动作；5. 言语时
颌的位置	1. 静止状态；2. 言语时
软腭运动	1. 返流；2. 软腭抬高；3. 言语时
喉的运动	1. 发声时间；2. 音高；3. 音量；4. 言语
舌的运动	1. 静止状态；2. 伸舌；3. 抬高；4. 两侧运动；5. 交替运动；6. 言语时
言语	1. 读字；2. 读句子；3. 会话；4. 速度

（二）Frenchay 构音障碍评定法的评定标准

Frenchay 构音障碍评定法的每个项目均根据障碍严重程度由轻到重分为 a～e 5 个等级，其中 a 为无异常，e 为最严重的异常，具体评定内容和分级标准见附录 6。根据 Frenchay 构音障碍评定标准，8 个项目 29 个分测验中，每个分测验项目均分成 a～e 5 个等级，可根据 a 级所占的比例评定构音障碍的损伤程度，详见表 12-4。

表 12-4　构音障碍的损伤程度

评定指标	损伤程度				
	正　常	轻度障碍	中度障碍	重度障碍	极重度障碍
a 项数/总项数	28～29/29	27～18/29	17～14/29	13～7/29	6～0/29

第十三章
认知功能评定

导学

认知功能是人们感知外周世界、适应客观环境的重要保证。当某些伤病损伤脑组织后常导致认知功能障碍，进而影响患者对外界环境的感知和适应，使其发生社会适应性障碍而难以独立生活和工作。认知功能的评定是大脑高级功能评定的重要内容，是康复评定的重要组成部分。

学习本章应掌握认知、认知障碍、注意、记忆、痴呆的概念，注意障碍的表现特征、记忆障碍的类型、失认症的种类和痴呆筛查量表的使用；熟悉认知功能评定的注意事项，注意、记忆的常用评定方法，失认症的表现及评定方法；了解认知功能评定的目的、实施方法，注意的特征，记忆的基本过程，痴呆的分类及临床表现，认知功能成套测验的主要内容及使用要点。

第一节 概 述

一、认知与认知障碍

认知是认识和知晓事物过程的总称。认知是人类大脑所特有的高级功能，是人们为了适应环境的需要而获得和应用信息的能力，包括注意、知觉、思维和记忆等过程。

认知障碍是脑损伤导致大脑为解决问题而摄取、储存、重整和处理信息的基本功能出现的异常表现，包括注意障碍、记忆障碍、推理能力降低、判断力差及交流障碍等。

认知障碍常见于影响脑功能的任何过程，不同脑区的损害导致不同的认知障碍表现，大脑右半球主要与视觉、触觉和空间信息的处理有关，大脑左半球主要与听觉、语言及言语处理有关。额叶病变可引起记忆、注意和智能方面的障碍，顶叶病变可引起空间辨别障碍、失用症、躯体失认、忽略症和体象障碍，枕叶病变往往引起视觉失认和皮质盲，颞叶病变可引起听觉理解和短期记忆障碍，广泛的大脑皮质损伤可出现全面的智能减退甚至成为痴呆。

二、认知功能评定的目的

(1) 了解患者认知功能是否存在异常，以及异常的类型、程度、性质和范围，为制订康复计划、判定康复疗效提供重要依据。

(2) 在康复治疗过程中，能够及时认清由于认知功能障碍可能对肢体功能训练产生的不利影响，并将其降到最低程度。

(3) 及时发现认知功能障碍，有助于正确判断患者的功能状况，提高患者日常生活的独立性。

三、认知功能评定的实施方法

(一) 筛查法

筛查法是从总体上大致检出患者是否存在认知障碍的方法，用于筛选检查患者的认知功能有无异常。但这种方法不能确定认知功能障碍的类型，临床上不能仅仅依靠筛查来判断患者存在何种认知障碍。进行认知功能评定时，首先应使用最简单的方法确定患者有无认知障碍，常用的筛选方法如简易精神状态检查量表、长谷川痴呆量表等。

(二) 特异性检查法

大致检出患者存在认知障碍后，还需要进一步评定患者属于哪一种特殊类型的认知障碍，从而制订针对性的治疗计划。通过筛查法发现患者存在脑的器质性改变后，需要进一步通过特异性检查法来明确这种改变是局灶性的还是弥漫性的，是否需要治疗。

(三) 成套测验法

成套测验法主要用于认知功能的较全面的定量测定，其信度和效度均经过检验，当分值低于正常范围时提示该患者存在认知障碍。成套测验由各种单项测验组成，每一个具体检查项目都可以看做是独立的特异性检查。成套测验可以全面评定脑的主要功能，单项的特异性检查结果异常仅能说明某种认知功能存在的缺陷。认知功能的常用成套测验主要有 Halstead-Reitan 神经心理学成套测验、韦氏记忆量表和洛文斯顿作业认知评定成套试验等。

(四) 功能检查法

功能检查法是通过直接观察患者从事日常生活活动的情况来评定相关的认知功能障碍程度的方法。由于认知功能障碍及其受损程度与日常生活活动能力密切相关，故功能检查法能更加准确、直接地评价认知功能障碍对患者实际生活的影响情况。Arnadottir 作业疗法-日常生活活动神经行为评定就属于功能检查法。

四、认知功能评定的注意事项

1. *专业人员实施评定*　认知功能评定必须由经过训练的专业人员实施，否则可能会因为评定者对测试程序的运用不当而得不到正确结果，也可因为评定者的用语不当，导致患者理解错误而影响结果的准确性，还可因评定者的记分不合要求而导致所得结果不能应用。

2. *评定环境优良*　认知功能的评定应选择安静的房间，尽量避免有第三者在场，最好以"一对一"的形式进行。陪伴人员在旁时，嘱其不得暗示或提示患者，避免干扰。

3. *正确实施评定*　评定前评定者向患者或家属说明评定目的、要求和主要内容，以取得充分合作。同时要了解患者的背景资料，根据患者的情况，事先进行评定内容(包括用具)和顺序的准备。

评定中不仅要记录患者反应的正误，还应记录患者的原始反应(包括替代语、手势、体态语、书写表达等)。不要随意纠正患者的错误反应，要注意观察患者的状态，有无疲倦感和身体不适感，注意力能否集中。在检查过程中，若患者不能按照指令进行作业，评定者应进一步给予提示。通过观察患者对提示的反应，判断患者是否可以从提示中受益，从何种提示中受益，通过提示产生了什么样的变化。

4. 正确分析评定结果　认知功能评定的得分虽然能够提示患者是否存在某种认知障碍和障碍的程度，但不能说明该认知障碍发生的原因。因此，检查过程中，除了注意得分这一结果外，还应注意患者是如何完成该项作业，是如何达到最终的分数，以及检查过程中所给予的提示是如何对其表现产生影响的。通过细致的观察，对可能的原因进行分析、判断，为选择治疗方案提供更加明确的依据。

第二节　注意的评定

注意是指在指定时间内关注某种特定信息的能力。注意是心理活动指向一个符合当前活动需要的特定刺激，同时忽略或抑制无关刺激的能力，是对事物的一种选择性反映。根据参与器官的不同，注意可分为视觉注意、听觉注意等。注意是记忆的基础，也是一切认知活动的基础。注意障碍表现为注意减退，由于注意与皮质觉醒程度有关，注意减退常被视为意识清晰程度降低的指标，各种原因的脑损伤可导致注意障碍。

一、注意的特征

1. 注意的广度　注意的广度是注意的范围特征，是指在同一时间内一个人所能清楚地把握注意对象的数量。正常成年人能注意到8～9个黑色圆点，4～6个没有关系的外文字母，3～4个几何图形。扩大注意的广度可以提高学习和工作的效率，一般来说，被知觉的对象越集中，排列上越有规律，越能成为相互联系的整体，注意的广度就越大，反之注意的广度就越小。此外，当任务复杂或需要更多地注意细节时，注意的广度就会缩小。

2. 注意的紧张度　注意的紧张度是注意的强度特征，是指心理活动对一定对象的高度集中程度。一个人对于注意对象是否有浓厚的兴趣和爱好以及良好的身体和精神状况，都有助于保持高度的注意紧张度。此外，注意范围的大小也是影响注意紧张度的因素。

3. 注意的持久性　注意的持久性是注意的时间特征，是指注意在某一对象上所保持时间的长短。在一定范围内，注意的持久性随着注意对象复杂程度的增加而有所提高。但如果注意对象过于复杂、难以理解，就容易导致疲劳，使注意力分散。

4. 注意的转移性　注意的转移性是根据新任务的要求，主动、及时地将注意从一个对象转移到另一个对象。对原来活动的注意紧张程度越高，注意的转移就越困难，转移的速度也越慢；反之，转移就越容易和迅速。此外，对新对象有浓厚的兴趣或符合其当时的心理需求时，注意的转移就会比较容易和迅速。自控能力强者能主动及时地转移注意，自控能力弱者则不然。

5. 注意的分配性　注意的分配性是指在进行两种或两种以上活动时能同时注意不同的对象。具备这样的能力需要两个条件：①有一种活动达到纯熟的程度以至于不需要太多的注意就能进行。②同时进行的几种活动之间必须相互关联并形成固定的反应系统。

二、注意障碍的表现特征

注意是完成各种有意识活动的必要条件，注意障碍常导致对于进行活动所必要的各种信息不能顺利地分析和处理，脑损伤后常出现各种注意障碍的表现。

1. 觉醒状态低下　觉醒状态低下表现为注意迟钝、缓慢，患者对痛、触、视、听及言语等刺激反应时间延迟，不能迅速、正确地做出反应，对刺激的反应能力和兴奋性均下降。

2. 注意范围缩小　患者的注意范围显著缩小，主动注意减弱，当患者集中于某一事物时，其他一般易于唤起注意的事物不能引起注意。

3. 保持注意障碍　保持注意障碍是指注意的持久性下降。患者在进行持续和重复性的活动时缺乏持久性，注意力涣散，随境转移，易受干扰，不能抑制不合时宜的反应。因此，患者不能完成阅读书报、听课任务。在康复训练时，由于患者不能将注意力长时间保持在所进行的活动上而影响康复治疗效果。

4. 选择注意障碍　选择注意障碍患者不能有目的地注意符合当前需要的特定刺激和剔除无关刺激。例如，脑损伤患者对突出刺激的注意和不相关信息的过滤存在缺陷，导致难以从复杂环境中提取所需信息。患者很容易受自身或外部环境因素的影响而使注意不能集中，如不能在较嘈杂的环境中与他人谈话，丧失了从复杂或嘈杂背景环境中选择一定刺激的能力。

5. 转移注意障碍　转移注意障碍患者不能根据需要及时地从当前的注意对象中脱离并及时转向新的对象，因而不能跟踪事件发展。额叶损伤患者常表现为注意固定，又称为持续状态。如果患者是一个学生，则无法交替地听老师讲课和记笔记。在进行康复训练时，患者根据新指令从一个动作转换到另一个动作会出现困难。

6. 分配注意障碍　分配注意障碍患者表现为不能在同一时间做两件事，不能同时利用相关的有用信息。例如，一偏瘫患者能够在他人的监护下行走，但是当另外一个人从他面前走过并向其打招呼时，患者就会因失去平衡而止步、踉跄甚至摔倒。这说明患者没有足够的注意力同时兼顾行走和任何其他的情况。

三、注意的常用评定方法

注意是所有有意识活动的基础，在不同程度上受到运动、知觉、认知行为的影响。因此，没有纯粹地检查注意的方法，临床上往往是根据需要选用相应的评定方法。

1. 视跟踪　要求患者的目光跟随光源做上、下、左、右移动，每一方向记 1 分，正常为 4 分。

2. 形状辨认　要求患者临摹画出垂线、圆形、正方形和 A 字形各一图。每项记 1 分，正常为 4 分。

3. 划削测验　有数字划削、字母划削、符号划削等不同的划削测验类型。测试时要求患者在专用的划削表中将指定的数字（或字母、符号）划去，从而对注意进行评定。例如，字母划削表中有 6 行随机排列的英文字母，每行有 52 个字母，每行都有要划削的字母分布其中，要求患者以最快的速度准确地划去指定字母“C”和“E”。患者操作完毕后，分别统计正确划削数与错误划削数，并记录划削时间。根据下列公式计算患者的注意持久性指数并作为治疗前后自身比较的指标。

$$\text{注意的持久性指数}=\frac{\text{总查阅数}}{\text{划削时间}}\times\frac{\text{正确划削数}-\text{错误划削数}}{\text{应划削数}}$$

4. 听认字母　在 60 s 内以每秒一个字的速度念出没有规则的字母排列，其中有 10 个为指定的同一字母，要求患者听到该字母举手示意，举手 10 次为正常。

5. 听跟踪　在患者闭目的情况下，在其左、右、前、后及头上方摇铃，要求指出摇铃的位置，每个位置记 1 分，少于 5 分为不正常。

6. 声识认　给患者播放各种声音的录音，如嗡嗡声、电话铃声、钟表声、号角声等。要求患者在听到号角声时举手示意，号角声出现 5 次，若举手少于 5 次为不正常。

7. 连线测验　有 A 型和 B 型两种类型。①A 型测验：一张纸印有 25 个小圆圈，标注着数字 1～25，要求患者按照数字顺序尽快将 25 个圆圈相连。②B 型测验：一张纸印有 25 个小圆圈，其中 13 个标注数字 1～13，其余 12 个标注字母 A～L，要求患者按照数字、字母间隔的形式顺序来连接圆圈，如 1-A-2-B……12-L-13，以完成的时间来评分。

8. 注意广度的检查　数字距尤其是倒叙数字距，是检查注意广度的常用方法。数字距检查是患者根据评定者的要求正向复述或逆向复述（倒叙）逐渐延长的数字串的测试方法。进行正向数字距检查时，评定者以每秒 1 位数的速度说出一组数字，要求患者将听到的数字以相同的顺序进行复述。进行逆向数字距检查时，要求患者将听到的数字以相反的顺序进行复述。数字距检查应先进行正向然后进行逆向检查，检查通常从 2 位数开始，每一个水平做两次检查，即同一数字距水平测试两组不同的数字，一个水平的检查通过后（两次检查中任意一次通过即可）进入下一个水平的测试。如果两次均失败，则检查结束。检查时评定者不要成串地将数字脱口而出，以免使检查的准确性受到影响。数字距检查用表见表 13-1。

表 13-1　数字距检查用表

正向复述	评　分	逆向复述	评　分
9-7	2	6-2	2
4-1	2	1-9	2
4-8-1	3	2-8-3	3
6-3-2	3	4-1-5	3
6-4-3-9	4	3-2-7-9	4
7-2-8-6	4	4-9-6-8	4
4-2-7-3-1	5	1-5-2-8-6	5
7-5-8-3-6	5	6-1-8-4-3	5
6-1-9-4-7-3	6	5-3-9-4-1-8	6
3-9-2-4-8-7	6	7-2-4-8-5-6	6
5-9-1-7-4-2-3	7	8-1-2-9-3-6-5	7
4-1-7-9-3-8-6	7	4-7-3-9-1-2-8	7
5-8-1-9-2-6-4-7	8	3-5-8-1-2-9-4-6	8
3-8-2-9-5-1-4-7	8	8-1-4-9-2-3-6-5	8
2-6-1-9-7-3-5-4-8	9		
7-2-8-3-5-1-6-9-4	9		
得分_______		得分_______	

正常人正数数字距为 7±2，倒数数字距为 6±2。数字距减小是注意障碍的一个特征，常见于额叶损伤患者。轻度阿尔茨海默病患者，其数字距基本正常，但中度至重度皮质下痴呆者数

字距减小。健忘症或记忆缺失的患者可能完全丧失情节记忆，但数字距检查正常。左侧局灶性脑损伤如失语症患者常常数字距减小。在分析数字距检查结果时，注意排除由于听觉或语言障碍所引起的复述困难。

9. 注意分配的检查　声光刺激同时呈现，要求患者对刺激做出判断和反应。

10. 行为观察　行为观察也是判断患者注意状况的一种重要方法。与患者交谈时，注意患者的谈话和行为。注意力不集中的患者趋向漫谈，常失去谈话主题，不能维持思维的连贯性，不能集中注意于一项具体的任务上，在很短的时间内即出现注意的转移，检查中东张西望，周围环境中的任何响动都可能引起患者的"探究反应"。漫不经心的行为可使患者不能掌握时间和完成任务，容易出现粗心的错误。

第三节　记忆的评定

记忆是过去经历过的事物在头脑中的反映，是以往曾经发生和经历过的事物在大脑中留下的痕迹。由于记忆功能的存在，人们能够利用以往的经验，学习新的知识。记忆常随年龄增长而衰退，记忆障碍是脑损伤后常见的认知功能障碍，也是各种类型痴呆的常见症状。此外，情绪、人格障碍患者也常出现记忆功能障碍。

一、记忆的基本过程

一般认为，记忆的基本过程包括识记、保存和回忆三个环节。识记是人通过感知在脑中留下的痕迹识别并记住事物的过程，它是记忆的第一个环节。保存是识记的事物在头脑中储存和巩固的过程，使痕迹储存免于消失，是记忆的第二环节，是实现回忆的必要前提。回忆是原来事物不在时痕迹的重新出现，即对头脑中所保存事物的提取过程，也是记忆的最后一个环节。回忆有再现和再认两种方式。再现是当识记过的事物不在时能够在头脑中重现，学生在做闭卷问答题时就需要通过再现学过的内容作答。再认是当识记过的事物再度出现时能够把它识别出来，学生考试时做选择题就是一种再认现象。

二、记忆障碍的类型

根据保持时间不同，可以将记忆分为瞬时记忆、短时记忆和长时记忆，这三种记忆可视为记忆系统信息加工过程中相互联系的三个阶段。记忆障碍也可分为瞬时记忆障碍、短时记忆障碍和长时记忆障碍。

1. 瞬时记忆障碍　瞬时记忆是指当感觉刺激停止后头脑中仍能保持瞬间映像的记忆。这种记忆只能维持数秒钟，如电话拨号时在头脑中记住电话号码就是瞬时记忆。也就是说，当作用于感觉器官的各种刺激消失后，感觉并不会随着刺激的消失而立即消失，仍有一个极短的感觉信息保持过程，瞬时记忆是人类记忆系统的第一阶段。瞬时记忆障碍表现为即刻记忆缺陷，如让患者复述四个不相关的词，其表现为只能复述出一个或一个也不能复述。

2. 短时记忆障碍　短时记忆是指信息保持在 1 min 以内的记忆，是瞬时记忆和长时记忆的中间阶段。在一般情况下，信息在短时记忆中仅保存 30 s 左右，如翻译的口译过程、查号台的服务、学生听课做笔记等都是短时记忆的功能表现。短时记忆障碍以保存过程异常和信息的储存时间缩短为主要表现，如对刚刚发生的事情一会就忘记了，反而对以往的事情记忆犹新，颅脑损伤、脑血管意外患者多属于这一类型的障碍。

3. 长时记忆障碍　长时记忆是指信息在头脑中长时间保留的记忆。长时记忆保留信息的时间在 1 min 以上，甚至是数日、数年直至终生。长时记忆是记忆系统的第三阶段，与短时记忆相比，长时记忆的功能主要是备用性的。长时记忆是信息的永久性仓库，其容量几乎无限大，永远不会“仓满为患”。储存在长时记忆中的东西不用时处于一种潜伏状态，只在需要时才被提取到短时记忆中。长时记忆障碍是由于存储的信息在提取时受阻而产生回忆过程障碍，先是短时记忆受累，随后长时记忆受到一定影响，痴呆患者多属于这一类型。

三、记忆的常用评定方法

记忆障碍是一种常见的临床症状，也是衰老的明显征象，在医疗、教育工作中都需要有客观的方法对记忆的障碍或减退进行评定。在康复医疗时，多采用韦氏记忆量表和临床记忆量表对记忆功能进行评定。其目的是了解患者记忆功能的情况，以便切合实际地为患者制订康复训练计划。

（一）韦氏记忆量表

1. 韦氏记忆量表的内容及使用方法　韦氏记忆量表（Wechsler memory scale，WMS）是历史悠久、世界公认的成套记忆测验方法。龚耀先等修订了本测验并制定了中国的标准化量表，其内容包括：①长时记忆，包含个人经历、时间空间记忆（定向）、数字顺序关系等三个分测验。②短时记忆，包含视觉再生、视觉再认、图片回忆、联想学习、触摸测验、理解记忆等六个分测验。③瞬时记忆，包含顺背和倒背数字。韦氏记忆量表的基本使用方法如下。

（1）经历：5 个与个人经历有关的问题。每回答正确一题记 1 分。

（2）定向：5 个有关时间和空间定向的问题。每回答正确一题记 1 分。

（3）数字顺序关系：包括顺数 1～100、倒数 100～1、从 1 起进行累加（每次加 3 至 49 为止）。限时记错、记漏或退数，按次数扣分分别按记分公式算出原始分。

（4）再认：每套识记卡片有 8 项内容，呈现给患者 30 s 后，让患者再认。根据患者再认内容与呈现内容的相关性分别记 2、1、0 或 −1 分，最高分 16 分。

（5）图片回忆：每套图片有 20 项内容，呈现 1.5 min 后，要求患者说出呈现内容。正确回忆记 1 分、错误扣 1 分，最高得分为 20 分。

（6）视觉再生：每套图片中有 3 张，每张上有 1～2 个图形，呈现 10 s 后让患者画出来。按所画图形的准确度记分，最高分为 14 分。

（7）联想学习：每套卡片上各有 10 对词，读给患者听，然后呈现 2 s，10 对词显示完毕后，停 5 s，再读每对词的前一词，要患者说出后一词。5 s 内正确回答 1 词记 1 分，3 遍测验的容易联想分相加后除以 2，与困难联想分之和即为测验总分，最高分为 21 分。

（8）触觉记忆：使用一副槽板，上有 9 个图形，让患者蒙眼用利手、非利手和双手分别将 3 个木块放入相应的槽中，再睁眼，将各木块的图形及其位置默画出来。计时并计算正确回忆和位置的数目，根据公式推算出测验原始分。

（9）逻辑记忆：3 个故事包含若干内容，将故事讲给患者听，同时让其看着卡片，念完后要求复述。回忆正确 1 个内容记 0.5 分，最高分为 25 分和 17 分。

(10) 背诵数目:要求顺背 3～9 位数、倒背 2～8 位数。以能背诵的最高位数为准,最高分分别为 9 和 8,共计 17 分。

2. 韦氏记忆量表的结果分析　将 10 个分测验的分值,分别根据“等值量表分表”转换为量表分,相加即为全量表分,将全量表分按年龄组查对“全量表分的等值 MQ 表”可得到患者的记忆商(memory quotient, MQ)。记忆商可以反映出患者记忆功能的好坏,如果低于标准分,则说明其记忆功能存在障碍。根据记忆商可以将记忆能力分为若干等级,具体分级见表 13-2。

表 13-2　记忆力等级

记忆商	记忆力等级	记忆商	记忆力等级
≥130	极超常	89～80	低于平常
129～120	超常	79～70	边界
119～110	高于平常	≤69	记忆缺损
109～90	平常		

(二) 临床记忆量表

1. 临床记忆量表的内容及使用方法　临床记忆量表是中国科学院心理研究所许淑莲等根据我国的实际情况主持编制的一套记忆量表。临床记忆量表是评定持续数分钟以内的一次性记忆或学习能力,包括 3 类 5 个分量表:①语文测验(指向记忆、联想学习);②非语文性质的测验(图像自由回忆、无意义图形再认);③语文和非语文之间的测验(人像特点联系回忆)。

本量表特点如下:①包括语文记忆和非语文记忆两方面的内容,便于对大脑两半球功能一侧化现象的检查或研究。②包括了与思维有关的记忆项目,观察和鉴别病理性思维对记忆的影响。③选用一次性记忆或学习能力的检查项目,测查近事记忆障碍或是学习新事物困难的记忆障碍。④结合实验心理学与一般心理测验的方法,对记忆的结果和过程两方面进行分析,测查包括回忆和再认在内的两种记忆活动。⑤选用受文化因素影响较小、难易适度并具有鉴别作用的项目。⑥编制了两套性质相同、难度相当的测验,为实施方便,所选的分测验限定在一定范围内,用时恰当,便于临床应用。临床记忆量表的基本使用方法如下。

(1) 指向记忆:本项目有两组内容,每组有 24 个词,每词由 2～3 个字组成,以 1 s 的速度读出,两个词之间间隔 2 s,其中有 12 个词属于同一类别,另外有 12 个相类似的词混淆在其中,要求患者记住指定的同类别词。24 个词随机排列,用录音机播放,每组词播放完毕后,要求患者立即回忆,说出要求记忆的一类词,不一定要按播放的顺序回忆,允许回忆时间不超过 2 min。评定者记录患者说出的词及反应时间。当患者对第一组词回忆结束后,评定者再播放第二组词,测试方法同第一组词。在第二组词回忆完毕后,要求患者回忆类别之外的词,进行“非指向记忆”的测试。该项检查的记分以两组指向记忆刺激词的正确回忆数之和来记分,并记录添加性错误的词,或其他的错误,以备分析研究用。

(2) 联想学习:共有 12 对词,每个词由 2 个字组成,包括容易的成对词和困难的成对词。用录音机播放三遍,每播放一遍后,评定者念每对词前面的刺激词,要求患者答出相应的后面的一个词,每对词允许回忆 5 s。该项目记分分为容易、困难以及两者之和三种分数,每答对一个容易的词记 0.5 分,每答对一个困难的词记 1 分。

(3) 图像自由回忆:本项包括两组黑白勾画图片,每组 15 张,内容都是人们所熟悉、常见和易于辨认的东西。图片随机排列,每张图片呈现 4 s,图片间隔 2 s。15 张图片呈现完毕后,要求患者立即回忆，说出图片内容，不一定要按刺激呈现的顺序回忆。评定者按患者回忆的顺序进行记录，并记录总的反应时间。反应时间从主试者说“现在请您回答”算起，直到回忆结束，允许回忆时间不超过 2 min。第一组图片回忆测试结束后，进行第二组图片的检查，方法同前。本测试以两组图片的正确回忆数之和记分。

(4) 无意义图形再认：包括两组图片，第一组的 20 张目标刺激图片和 20 张混入刺激图片分别叠放，第二组的 20 张目标刺激图片与 20 张混入刺激图片混杂在一起。目标刺激为五种形式的无意义图形，每种各 4 张，共 20 张。先给患者呈现第一组图片，每张图片呈现 3 s，间隔 3 s，要求患者记住这些目标刺激。而后呈现第二组图片，要求患者分辨出所呈现图片是否为看过的目标刺激，每张允许回忆时间为 5 s。此项目计分方法为：再认分＝(正确再认的目标刺激数－错认的混入刺激数)×2。

(5) 人像特点联系回忆：共有 6 张黑白勾画的人面像，随机排列，每张人面像分别呈现 9 s，间隔 3 s，在呈现的同时，向患者口头介绍该人面像的姓氏、职业和爱好，要求患者将每张人面像和他的姓氏、职业、爱好特点联系起来。6 张人面像呈现完毕后，按另一随机序列分别呈现给患者，要求患者立即回答出该人面像的姓氏、职业和爱好三个特点，不一定按介绍时的顺序。每张人像允许回忆时间为 30 s。本项目分别记录正确回忆出的姓氏、职业和爱好的数目，每个姓氏记 2 分，职业和爱好各记 1 分，然后以三项总和记分。

2. 临床记忆量表的结果分析　本量表根据记忆商评价患者的记忆水平，并按“有文化部分”和“无文化部分”制定了两组换算用表。同时，制定了年龄量表分，可作为评定患者的单项成绩之用。粗分查“等值量表分表”得出各分测验量表分，再将 5 个分测验的量表分相加即为总量表分。根据年龄查“总量表分的等值记忆商(MQ)表”可得到患者的 MQ，MQ 分级标准与韦氏记忆量表的分级相同。

第四节　失认症的评定

失认症是指患者丧失了对物品、人、声音、形状或者气味的识别能力。虽然患者不能通过某一感觉通路辨识某些事物，但仍旧可以通过其他感觉通路实现对该事物识别的一类症状。也就是说，失认症并非由于感觉障碍、智力衰退、意识不清、注意力不集中等情况所致，而是感觉信息向概念化水平的传输和整合过程受到破坏的结果。失认症是大脑皮质功能障碍的结果，常见于脑外伤、脑卒中、痴呆和其他神经疾患的患者，对患者的日常生活能力和生活质量有严重的影响。与视、听、触觉有关的不同大脑皮质区域受损将导致不同类型的失认症。

一、视觉失认

视觉失认是指患者无法识别视觉刺激的意义，即在“能看见”的情况下，患者对所见的颜色、物体、图形等不能分辨其名称和作用。表现为物体失认、面容失认、颜色失认等。视觉失认与大脑左右半球颞、顶、枕叶联合区损伤有关，该区负责整合与记忆有关的视觉刺激。

(一) 表现与损伤定位

1. 物体失认的表现与损伤定位　物体失认是对呈现于视觉通路中的物体的辨识障碍，而同样的物体通过其他感觉通路却可以辨识，这是失认症中最常见的症状。虽然患者的视力和视神经功能正常，视觉刺激虽然能够正常通过眼睛和视束，但在枕叶皮质不能得到正确的解释。因此，患者虽然能看见呈现在面前的物品，却不认识它是什么，即不能通过"看"来识别。然而利用触觉、听觉等可以认出该物。如拿一个杯子问患者，"这是什么?"患者不认识，但用手触摸后知道是杯子。物体失认与双侧枕叶或颞叶皮质下部损伤密切相关，亦有仅为左半球损伤颞-顶叶后部引起。

2. *面容失认的表现与损伤定位*　面容失认是指患者不能识别熟悉的面孔如亲属朋友，甚至不能从镜子里认出自己，但患者可以从说话的声音、步态、服装或发型认出对方是谁。面容失认的本质是在同一种类中不能区别不同的项目，故除了区别人的面孔有困难外，在区别其他种类时也可以出现类似的情况，如识别动物或汽车。面容失认与双侧枕-颞叶损伤密切相关。

3. *颜色失认的表现与损伤定位*　颜色失认是由于脑损伤导致患者对以往所能辨识的颜色失去了认知的能力，但并不属于色盲。患者能指出两种颜色是否相同，但不能根据要求命名或选择颜色。颜色失认常与面容失认或其他视觉失认并存，通常为优势半球损伤的结果。左侧偏盲、失读症及颜色失认同时出现被称为枕叶综合征。

（二）评定方法

1. *物体失认的评定方法*　进行物体失认的评定时，评定者将一些常用的东西，如梳子、眼镜、钥匙、铅笔、硬币、牙刷等物品逐一呈现，要求患者命名并解释其用途。患者有运动性失语时，可由评定者说出物品的名称，患者从中挑出目标。在合理的时间内正确命名物品名称或挑出指定物品并说明其用途者为正常，如果"看"后不能说出物品名称但触摸后可正确回答，提示存在物体失认。

2. *面容失认的评定方法*　进行面容失认的评定时，评定者在患者面前摆放家人照片或若干张公众人物的照片，如国家领导人和体育、电影明星或歌星等，请其辨认。也可让患者照镜子，观察其是否能认出自己。能正确辨认者为正常，否则为异常。

3. *颜色失认的评定方法*　进行颜色失认的评定时，评定者给患者绘有苹果、橘子、香蕉形状的无色图形。嘱患者用彩笔在每张图上涂上相应的颜色，不能正确完成者存在颜色失认。

二、触觉失认

（一）表现与损伤定位

触觉失认是指不能通过触摸识别物品。尽管患者触觉、温度觉、本体感觉等基本感觉正常，但闭目后不能凭触觉辨别物品的大小、形状、性质，从而对早已熟悉的物品的名称、功能及用途等不能确认。最常见于右半球顶叶病变。

（二）评定方法

（1）在桌子上摆放各种物品，如球、铅笔、硬币、戒指、纽扣、积木、剪刀等，先让患者闭眼用手触摸其中一件，辨认是何物，然后放回桌面，再让患者睁开眼，从中挑出刚才触摸过的物品。能在合理的时间内将所有物品都辨认清楚者为正常，不能分辨者存在触觉失认。

（2）用塑料片做10个几何图形，如椭圆形、三角形、五星形、正方形、六角形、八角形、十字形、菱形、梯形、圆形。先让患者闭眼触摸其中一块，然后再睁开眼睛，从中寻找出与刚才触摸过的物品相同的图形。在合理的时间内能正确辨认图形者为正常，不能分辨者为异常。

（3）让患者闭眼用手触摸分辨粗砂纸、细砂纸、布料、绸缎等。能在合理的时间内正确辨认者为正常，不能分辨者为异常。

三、听觉失认

（一）表现与损伤定位

听觉失认是指患者在听力正常的情况下，不能识别听到声音的意义。

1. 非言语性声音失认　指患者不能将一种物体和它所发出的声音联系在一起，表现为不能分辨各种声音的性质，如患者无法分辨钟表声、门铃声、电话铃声、流水声、汽笛声。

2. 言语性声音失认　言语性声音失认又称为纯词聋，指仅仅不能识别言语声音的意义，而对言语声音以外的所有的听觉认识包括非言语声音的理解都正常保留。患者仅听觉理解破坏，其他语言功能如阅读理解、书写和自发语均正常。由于言语声音的理解受到损害而使纯词聋患者不能复述和听写。

听觉联合皮质损伤将导致听觉失认，单纯非言语性声音失认患者的皮质损伤位于右侧颞叶，言语性和非言语性声音的识别障碍同时存在时，大多数为双侧颞叶损伤（多为大脑中动脉梗塞）。

（二）评定方法

1. 听力检查　听力检查包括粗测和精测两种方法。粗测方法为：在安静的房间内，嘱患者闭目坐于椅子上，并用手指堵塞一侧耳道，检查者持机械手表自 1 m 以外逐渐移近被试者耳部直至被试者听到声音为止。测量能听到时的距离并将结果与正常人对照，听力正常时约在 1 m 处即可听到机械表声。精测应使用规定频率的音叉或电测听设备进行测试。

2. 非言语性听觉失认检查　检查时可在患者背后发出各种不同声响，如敲门、杯子相碰、拍手等，看患者能否判断是什么声音。

3. 言语性听觉失认检查　检查包括听理解、阅读理解、书写、自发语、复述、听写。

第五节　痴呆的评定

痴呆是一种由于脑功能障碍引起的获得性智能损害综合征，主要表现为全面的智能和记忆衰退，而无意识障碍。从临床角度出发，它是一种慢性、进行性、持续性的智能损害，痴呆患者的日常生活、正常工作以及与他人的人际关系等社会生活活动功能会受到影响。

一、痴呆的分类

痴呆的分类方法有很多，目前尚无统一的分类标准，根据病因和病变部位可分为如下几种。

（一）按病因分类

1. 原发性痴呆　其病因不明，如阿尔茨海默病。

2. 继发性痴呆　各种原因所致的痴呆，经治疗原发病后大部分患者的痴呆症状可以改善或基本消失，如血管性痴呆。

（二）按病变部位分类

1. 皮质性痴呆　大脑皮质及皮质下广泛性损害所表现的病理改变，如阿尔茨海默病。

2. 皮质下痴呆　大脑皮质功能基本保存，病变主要累及皮质下结构，如帕金森病所致痴呆。

3. *边缘性痴呆*　由大脑颞叶内侧、海马乳头体、视丘下部、胼胝体等部位病变引起，以记忆损害为主，其他功能损害较轻微。

4. *髓质性痴呆*　由大脑半球白质病变引起，如白质变性症。

5. *多发性硬化性痴呆*　病变可累及大脑皮质或皮质下，为血管多发性小梗塞引起的血管性痴呆。

二、痴呆的临床表现

由于痴呆发病原因的不同，临床表现方面也有许多差异，但痴呆较严重后，症状上则大同小异，临床常见的阿尔茨海默病和血管性痴呆的主要表现如下。

（一）阿尔茨海默病的临床表现

1. *发病缓慢、隐袭性起病*　患者本人及亲属说不清楚何时开始起病，其早期智能衰退的症状极其缓慢。

2. *三大主症*　日常生活能力下降、行为障碍和认知障碍是阿尔茨海默病的三大主要症状，其中重度痴呆患者表现十分突出，而早期患者的认知和行为障碍症状较轻，生活自理能力尚可。一般认为记忆障碍为本病的首发症状，然后才出现视空间技能损害、思维和判断能力障碍、语言障碍、计算障碍以及行为异常等症状。

（二）血管性痴呆的临床表现

1. *早期症状*　患者早期多无明显的痴呆症状，而多以头痛、肢体麻木、失眠、注意力不集中和全身疲乏等症状为主。

2. *局灶性神经系统症状*　患者多出现损伤部位相应的神经系统症状，如偏瘫、吞咽困难、失语、失认和失用等表现。

3. *痴呆*　患者早期出现记忆障碍，但有自知力，为防止遗忘会准备备忘录，其日常生活的自理能力、理解力、判断力及待人接物的礼仪习惯能较长时间保持良好的状态。随着疾病的发展，特别是发生急性脑血管病的时候，患者的痴呆会呈阶梯样加重，到晚期表现为全面性的痴呆。

三、痴呆的常用筛查方法

（一）简易精神状态检查量表

简易精神状态检查量表（Mini-Mental State Examination，MMSE）由 Folstein 于 1975 年编制，是国内外最普及、最常用的痴呆筛查量表。该量表测试内容易受到患者教育程度影响，对文化程度较高的老人有可能忽视轻度认知损害而出现假阴性，对低教育及说方言者也有可能出现假阳性。MMSE 强调语言功能，非言语项目偏少，记忆检查缺乏再认项目，且命名项目过于简单。因此，MMSE 主要用于痴呆筛查，不能用于痴呆的鉴别，作为认知功能减退的随访工具亦不够敏感。

1. *MMSE 的主要内容*　MMSE 包括时间定向（1～5 题）、地点定向（6～10 题）、即刻记忆（11～13 题）、注意和计算（14～18 题）、短时记忆（19～21 题）、物体命名（22～23 题）、语言复述（24 题）、阅读理解（25 题）、语言理解（26～28 题）、言语表达（29 题）、结构模仿（30 题）共 19 项内容，30 道题。具体内容见表 13-3。

表 13-3　简易精神状态检查量表

项　目	问　　题	评　分	
时间定向	今年的年份	1	0
	现在是什么季节	1	0
	今天是几号	1	0
	今天是星期几	1	0
	现在是几月份	1	0
地点定向	你现在在哪一省(市)	1	0
	你现在在哪一县(区)	1	0
	你现在在哪一层楼上	1	0
	你现在在哪一乡(镇、街道)	1	0
	这里是什么地方	1	0
即刻记忆	复述:皮球	1	0
	复述:国旗	1	0
	复述:树木	1	0
注意和计算	100－7＝	1	0
	93－7＝	1	0
	86－7＝	1	0
	79－7＝	1	0
	72－7＝	1	0
短时记忆	回忆:皮球	1	0
	回忆:国旗	1	0
	回忆:树木	1	0
物体命名	辨认:铅笔	1	0
	辨认:手表	1	0
语言复述	复述:44 只石狮子	1	0
阅读理解	闭上您的眼睛(按卡片上的指令执行动作)	1	0
语言理解	用右手拿纸	1	0
	将纸对折	1	0
	放在大腿上	1	0
言语表达	说一句完整句子	1	0
结构模仿	按样图作图	1	0
附作图样:			

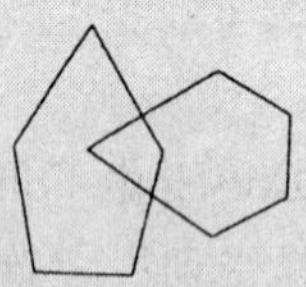

2. MMSE 的评分标准与结果判断　MMSE 的评分采用 0、1 两级评分,答对一题记 1 分,答错及拒绝回答记 0 分,满分 30 分。根据 MMSE 的总分进行痴呆的筛查,考虑到不同文化程度的差异,上海精神卫生中心制定了不同的划界分,文盲组＜17、小学组＜20、初中及以上组＜24 可考虑为痴呆。

(二) 长谷川痴呆量表

长谷川痴呆量表(Hasegawa dementia scale, HDS)由日本学者长谷川于 1974 年编制,1991 年修订,主要用途是在老年人中筛选出可能有痴呆的对象。HDS 修订版采用视觉实物记忆筛选痴呆对象，更易为国内患者接受，更少受教育程度影响，但缺点是操作稍繁，无“复述、理解指令、结构模仿”，无法对痴呆的机制做出判断。

1. HDS 的主要内容　HDS 共有 11 题，包括定向（1～2 题）、记忆（3～6 题）、常识（7～8 题）、计算（9 题）、数字铭记（10 题）、物体命名回忆（11 题）。具体内容见表 13-4。

表 13-4　长谷川痴呆量表

项目内容	评分				
1. 今天是几月？几日？星期几？	0	3			
2. 这里是什么地方？	0	2.5			
3. 你多大年纪？（加减 3 年为正确）	0	2			
4. 最近发生了什么事？（请事先询问知情者）	0	2.5			
5. 你在哪里出生？	0	2			
6. 中华人民共和国何时成立？（加减 3 年为正确）	0	3.5			
7. 一年有几个月？（或一小时有多少分钟？）	0	2.5			
8. 现任国家总理是谁？	0	3			
9. 计算从 100 依次减 7　100－7＝？　93－7＝？	0	2	4		
10. 逆读数字（6-8-2，3-5-2-9）	0	2	4		
11. 将纸烟、火柴、钥匙、表、钢笔 5 样东西逐一放在患者面前，令其说出名称，然后将物品隐藏，请患者回忆物品名称	0	0.5	1.5	2.5	3.5

2. HDS 的评分标准与结果判断　长谷川痴呆量表满分为 32.5 分，各题的得分不等，第 3、第 5 题答对各记 2 分；第 2、第 4、第 7 题答对各记 2.5 分；第 1、第 8 题答对各记 3 分；第 6 题答对记 3.5 分；第 9、第 10 题对 1 个记 2 分，对 2 个记 4 分；第 11 题对 2 个记 0.5 分，对 3 个记 1.5 分，对 4 个记 2.5 分，对 5 个记 3.5 分；各题答错或拒绝回答记 0 分。测试完毕将各项目得分相加得出总分。根据总分判断结果，文盲＜16 分、小学文化程度＜20 分，中学以上文化程度＜24 分，可评为痴呆。

第六节　认知功能的成套测验

认知功能的成套测验用于较全面地分析评定认知功能状况，常用的包括 Halstead-Reitan 神经心理学成套测验和洛文斯顿作业认知评定成套试验。

一、Halstead-Reitan 神经心理学成套测验

Halstead-Reitan 神经心理学成套测验（Halstead-Reitan Neuropsychological battery，HRB）是 1974 年美国心理学家 Halstead 以脑行为研究为基础制定的一套综合性能力测验，1955 年经 Reitan 修订。此测验有成人式（15 岁以上）、少年式（9～14 岁）和儿童式（5～8 岁），由言语和非言语的智力测验、概念形成测验、表达和接受性言语测验、听知觉测验、时间知觉测验、记忆测验、知觉运动速度测验、触觉操作测验、空间关系测验、手指测验、成对的同时刺激等测验组成，包括了从简单的感觉运动测验到复杂的抽象思维测验，较为全面地测评了各方面的心理能力。因此，对大脑损伤定侧定位评定敏感、可靠，是目前比较常用的神经心理学测验量表。

(一) Halstead-Reitan 神经心理学成套测验的主要内容

我国湖南医科大学龚耀先教授在 HRB 的基础上主持修订并建立了中国的标准化评定方法(HRB-RC),具体包括十个分测验。

1. 范畴测验　用于测查分析、概括和推理等能力的一组测验。要求患者发现在一系列图片(156 张)中隐含的数字规律,并在反应仪上做出应答。测验成绩用错误数多少表示,一般正常人错误数不超过 70 个。

2. 触摸操作测验　用于测查触知觉、运动觉、记忆和手的协调与灵活性等能力,其左右侧操作成绩有助于反映大脑左右半球功能的差异。测试时要求患者在蒙着双眼的情况下,凭感知觉将不同形状的形块放入相应的木槽中。分利手、非利手和双手三次操作,最后要求患者回忆这些形块的形状和位置,测验结果用完成任务的时间和回忆形块数的多少来表示。一般情况下,正常人完成任务的总时间在 20 min 左右。第一次利手与第二次非利手之比为 1∶4 左右,记忆块数在 3～4 个以上。

3. 节律测验　用于测验注意力的集中和保持、瞬时记忆和节律辨别能力,有助于了解大脑右半球功能。要求患者听 30 对音乐节律录音,辨别每对节律是否相同,测验结果用正确辨别数表示。一般正常人正确数在 15 个以上。

4. 手指敲击测验　检查双手精细运动,用机械装置客观记录单位时间内左右示指敲击动作的速率。要求患者分别用左右手示指快速敲击计算器的按键,测查精细运动能力,比较左右手敲击快慢的差异有助于反映大脑左右半球精细运动控制功能状况。结果用每 10 s 的平均敲击次数表示。正常人 10 s 平均敲击 40 次左右,右手比左手快 1.1 倍左右。

5. 失语检查　用于测查语言的理解和表达功能以及有无失语,包括语言接受和表达能力的几项测验,是语言能力的鉴别性测验。要求患者回答问题、复述、临摹图形和执行简单命令。结果根据有无错误、错误的多少和类型来判断。正常人的错误通常在 5%以下。

6. 语声知觉测验　用于测查注意力和语音知觉能力。要求患者在听到 1 个单词或 1 对单词的录音后,从 4 个备选词中找出相应的词,共有 30 个(对)词。结果用正确选择数表示,正常人正确数在 20 个以上。

7. 侧性优势测验　通过患者写字、投球、拿东西的动作来测定利手、利足、利眼、利肩等,进一步判断言语的优势半球。

8. 握力测验　用握力计客观测量,比较利手与非利手握力。左右握力的比较可反映大脑左右半球功能和运动功能差异。测试要求患者分别用左、右手紧握握力计,尽其最大的力量,测查运动功能。结果用握力的千克数表示。一般利手握力比非利手大 1.1 倍左右。

9. 连线测验　用于测查空间知觉、眼手协调、思维灵活性等能力。本测验分甲乙两式,甲式要求患者将一张 16 开大小纸上散在的 25 个阿拉伯数字按顺序连接;乙式除数字系列外,还有英文字母系列,要求患者按顺序交替连接阿拉伯数字和英文字母。结果用完成时间和连接错误数表示。正常人完成甲式时间为 1 min 左右,错误 1 个以内;完成乙式时间为 3 min 左右,错误 2 个以内。

10. 感知觉障碍检查　用于测查有无视野缺损、听觉、触觉和知觉障碍,内容包括听觉检查、视野检查、脸手触觉辨认、手指符号辨认和形块辨认等方面。结果用错误数多少表示。正常人在各部位感知错误少于 2 次。比较左、右两侧错误数的差别有助于了解大脑两半球功能的差别。

（二）Halstead-Reitan 神经心理学成套测验的结果分析

成人 HRB 神经心理测验采用划界分来判断各单项测验结果是否正常，并根据划入异常的测验数计算出损伤指数，再根据损伤指数判断有无脑损伤。损伤指数＝划入异常的测验数÷测验总数。根据损伤指数判断脑损伤程度的标准如下：0.00～0.14 为正常；0.15～0.29 为边缘状态；0.30～0.43 为轻度脑损伤；0.44～0.57 为中度脑损伤；＞0.58 为重度脑损伤。

二、洛文斯顿作业认知评定成套测验

洛文斯顿作业认知评定成套测验（the Loewenstein Occupational Therapy Cognitive Assessment Battery，LOTCA）是以色列耶路撒冷希伯来大学 Katz 博士和 Loewenstein 康复医院 Rahmani 心理学博士提出，是康复实践中常用的认知功能成套测验，常用于脑外伤、脑血管意外患者和健康儿童、成人及老年人。

LOTCA 的评定内容包括定向、视知觉、空间知觉、动作运用、视运动组织、思维操作、注意力及专注力七类内容，每一类中又包括若干评定细目。

1. *定向*　包括地点定向和时间定向。

2. *视知觉*　包括物体识别、形状识别能力、图形重叠识别、物体一致性识别。

3. *空间知觉*　包括身体方向、与周围物体的空间关系、图片中的空间关系。

4. *动作运用*　包括动作模仿、物品使用、象征性动作。

5. *视运动组织*　包括复绘几何图形、复绘二维图形、插孔拼图、彩色方块拼图、无色方块拼图、碎图复原、画钟面。

6. *思维操作*　包括物品分类、Riska 无组织的图形分类、Riska 有组织的图形分类、图片排序 A、图片排序 B、几何图形排序推理、逻辑问题。

7. *注意力及专注力*　包括完成以上各项评定内容时的注意力和专注力。

使用 LOTCA 进行认知功能评定时应使用标准的测试问题、图片并按照标准的测试步骤进行检查评定。本套测验的绝大部分测试项目的得分为 1～4 分，其中 1 分表示功能最差，4 分表示功能最好，但个别项目的最高分为 5 分或 8 分。

第十四章
心理功能评定

导学

康复医疗中常见的损伤和疾病不仅引起肢体功能的障碍，而且常常伴随认知障碍、性格改变和情绪异常等心理功能的变化，由于损伤多为突发性，其后果常严重影响患者的健康、工作、家庭生活，从而引起反应性精神和心理上的急剧改变。心理功能障碍不仅影响其他功能障碍的康复，也影响各项康复治疗方法的实施和治疗效果。因此，心理功能评定与躯体功能评定同样重要，在康复临床中不容忽视。对于躯体残疾伴随心理问题而影响康复进程的患者均可考虑进行心理功能的评定。

学习本章应掌握情绪测验的方法及结果分析；熟悉严重伤病后的心理变化过程，心理功能评定的实施方法、注意事项；了解心理功能评定的目的、智力测验的常用方法及人格测验的主要方法。

第一节 概 述

心理功能评定在康复评定中占有重要地位，它是应用精神病学、心理学理论和技术对人的各种心理特征进行量化概括和推断。严重的创伤和疾病常引起患者一系列的心理变化，心理功能评定可用于康复的各个时期，通过心理功能的评定能够准确地掌握患者的心理状况，帮助患者采取积极的应对措施，调整心理环境，这对于患者的康复具有重要的意义。

一、严重伤病后的心理变化过程

伤病、躯体残疾及心理变化三者之间具有相互作用、相互影响的交叉因果关系。心理异常可以导致病损的发生，而伤病和躯体残疾又可以直接影响患者的情绪，使得心理问题继续存在或出现新的心理问题，这些心理问题又在一定程度上影响患者全面康复，甚至中断康复或引起新的伤病。伴随伤病出现的心理变化过程大致经过以下几个阶段。

（一）心理休克

心理休克是指经历巨大创伤后的心理防御反应，主要特点是茫然失措、不知该做什么、出现一些无目的、下意识的动作和行为，有时可出现与现实的分离感，表现为麻木、惊呆，出乎意料的镇静和冷淡，表情淡漠，答语简短；对伤残及治疗反应平淡，甚至无动于衷；有时思维混乱，意识处于朦胧状态；有时也可能出现某种负性情绪并固执，甚至发展为适应行为不良。

（二）否认

患者的意识恢复后，往往陷入严重的恐惧和焦虑状态，他们无法面对残酷的现实，常采用否认机制来减轻心理反应，努力否定或低估疾病的严重性以降低焦虑反应水平，认为"这不会是我"、"这不可能"。否认机制在伤病的急性期可能有利于身心的适应，因为缺乏否认机制的患者往往会表现较高的焦虑和抑郁反应，影响到治疗。但否认机制对康复又有不利的影响，因为有否认倾向的患者缺乏进行康复的愿望和动力，对康复训练不能很好地配合，从而影响康复效果。

（三）愤怒

当患者意识到残疾已经不可避免或将病残看作不公正的人祸时，便会产生愤怒情绪。可表现为焦虑烦躁，对自己或他人产生无名怨恨情绪，对亲友和医护人员冷漠、敌视，严重者不能控制自己的情绪，发生毁物、打人或自伤、自残行为，事后可能又感觉后悔。

（四）抑郁

多数躯体病残者存在抑郁，其程度从轻度悲观至自杀不等。抑郁的程度与伤病的性质和程度有关，但又不完全由此决定，更多的是取决于患者的个性和残疾对个体的特殊意义。可表现为不愉快，自我贬低，对周围环境缺乏兴趣。严重者长时间情绪低落，自信心丧失，悲观失望，对生活失去兴趣，甚至出现自杀行为。

（五）自卑和自责

残疾者可能由于社会角色的改变，生活、家庭、事业等方面的损失，伤病的长期折磨，以及各种生理功能障碍等因素的影响，产生自卑心理。同时，他们感到自己给亲人和家庭带来了不幸和负担而自责，因而变得敏感、多疑，对生活失去热情。

（六）退化

心理危机冲击过后，有的患者可出现心理行为上的退化反应，这也是正常的适应性防御反应。成人表现为以自我为中心，依赖性增强，被动性加重，行为幼稚化，要求别人关心自己，不配合治疗，嗜睡等；儿童则表现为类似婴儿的行为，不合作，遗尿等。

（七）适应

大部分残疾者经过一系列的心理变化和抗争，最终逐步接受现实，在认知、情感和行为上逐渐适应。他们会重新评价自我，挖掘自己的潜能，寻找并抓住康复的机会，积极主动地配合治疗。

康复医疗中，不是每个患者都经历以上各个阶段，有的患者可能交叉出现上述心理变化。掌握患者心理变化的规律，有利于康复工作人员在理解患者的行为和情绪的基础上，帮助他们尽早调整和适应。

二、心理功能评定的目的

残疾人是社会不可忽视的群体，经过身体和心理的全面康复后，最终要回归社会，并为社会创造价值。在残疾人康复的整个过程中，心理功能评定都是不可缺少的手段。其目的在于：

1. *为康复治疗提供依据*　了解伤病引起的精神和心理上的变化，明确心理异常的范围、性质、程度和对其他功能的影响，为安排或调整康复计划提供重要依据。

2. *对康复效果进行评价*　预测康复过程中患者的心理和行为上的反应，采用适当方法进行引导或纠正，尽可能提高康复治疗的效果。心理功能评定也是客观评价康复疗效的重要指标，还能为估计预后提供参考。

3. *为回归社会做准备*　通过心理评定了解患者的潜在能力，对患者所需的行为改变做出具体说明，指出最易达到这些改变的途径和方法，从而对其职业选择提出恰当的建议，帮助其更好地回归社会。

三、心理功能评定的实施方法

心理功能评定的具体方法很多，可以通过直接观察或心理学测验获取患者目前的心理状况，还可根据患者及其家庭的生活经历来进行推断。一般而言，多种方法联合使用可以收集到更全面的资料，使评定结果更具有科学性和实用价值。常用方法有：

（一）个案史法

个案史法是通过收集患者的家庭史、疾病史、损伤史、教育背景史、职业和婚姻史、人格发展和形成历程，以及现在的心理状态等信息，对患者的心理特征做出系统而全面的判断。个案史法的信息多来源于患者本人、家属的回忆或由评定者查阅有关记录而获得，其评定的重点在于患者心理特征的纵向发展过程。

（二）观察法

分为自然观察和控制观察。自然观察是在不加控制的情况下，对人的行为（包括以往和现在、心理和生理）进行观察，包括直接观察和间接观察。直接观察即评定者与患者直接接触。间接观察是通过某些记录手段进行的观察，如通过录音、录像的方法。控制观察是指控制患者的条件，或对患者做了某种“处理”后，对行为改变进行观察。不论哪种观察，其结果的有效程度取决于评定者的洞察力、分析综合能力、客观性和被控制条件的严谨性。

（三）调查法

调查法是通过晤谈、访问、座谈或问卷等方式获得资料，并加以分析研究。

1. *晤谈法或访问法*　通过与患者晤谈，了解其心理信息，同时观察其在晤谈时的行为反应，以补充和验证所获得的资料，并进行描述或者等级记录以供分析研究。晤谈法的效果取决于问题的性质和评定者本身的晤谈技巧，多用于康复咨询。座谈也是一种调查访问手段，通过座谈可以从较大范围内获取有关资料，以提供分析研究。例如，冠心病康复期的心理行为问题可以通过定期与家属座谈，获得有关心理社会因素资料，并进行等级记录。

2. *问卷法*　在许多情况下，为了使调查不至于遗漏重要内容，往往事先设计调查表或问卷，列好等级答案，当面或通过邮寄供被调查者填写，然后收集问卷对其内容进行分析。问卷调查的质量决定于评定者事先对问题的性质、内容、目的和要求的明确程度，也决定于问卷内容设计的技巧性和患者的合作程度。

（四）心理测验法

心理测验法是心理功能评定的主要定量评定法。测验法使用经过信度、效度检验的现成量表，如人格量表、智力量表、症状量表等，以获得较高可信度的量化记录。心理测验种类繁多，必须严格按照心理测量科学规范实施，才能得到科学的结论。

上述方法各有优缺点，如观察法耗时较长，且某些内容难以操作，个案史法缺乏代表性，调查法受患者态度影响等。康复临床中应根据评定的内容和患者的情况对以上方法进行选择或组合，在与患者的接触中都可以应用简便的观察法，但若要为康复治疗提供依据时，则应选择较明确的调查法或量化的心理测验法。

四、心理功能评定的注意事项

心理评定是一项科学性很强的工作，对测验内容的编制必须保证有较高的信度、效度，评定必须按标准化程序进行。因此，在临床应用中，应注意以下几点。

1. 恰当的评定方法和评定内容　心理评定的方法很多，应用时要结合具体情况，灵活地选择应用，根据评定目的选择最适宜的项目，并把重点放在那些对确定康复目标和拟订康复计划有决定意义的方面。应事先了解患者的背景资料，根据患者的情况进行评定内容（包括用具）和顺序的准备。

2. 良好的评定环境和专业的评定者　心理功能评定应该选择安静的房间进行，避免干扰。要求由接受过专门训练的、具有一定心理学基础的人员担任评定工作，最好以“一对一”的方式进行评定。若有陪伴人员在旁时，嘱其不得暗示或提示患者，以确保评定结果的准确性和可靠性。

3. 良好的医患合作　评定前应向患者和家属说明评定目的、要求和主要内容，取得同意后进行评定，以争取患者的配合。评定要在融洽的气氛中进行，评定中注意观察患者的状态，是否合作，是否疲劳等。患者的身体状况不佳或情绪明显不稳定时，不要勉强进行，应根据患者的恢复情况，在适当的时间完成标准化的系统评定。

4. 标准的评定规则　心理评定要严格遵守评定规则，按照每一个程序的要求进行，使用标准化的指导语。评定中不要随意纠正患者的错误反应，应准确记录患者反应的正误，以及替代语、手势、体态语、书写表达等反应。

5. 合理的结果分析　对评定结果的分析和解释必须符合严格的科学原则，各种评定量表、测验要有标准的答案、统一的记分方法、有代表性的可资比较的常模。在对结果进行分析时必须注意心理评定仅是一种行为取样方法，在评定中的反应只是个性行为的一个片断，它不能反映丰富多彩的心理、行为方式的全部，评定结果并不能解释过去、将来所有的心理、行为特征，不能用于精确地预测患者未来的行为。

第二节　智力测验

智力也称智能，是指学习能力、保持知识、推理和应付新情景的能力，也是指个人行动有目的、思维合理的、应付环境有效聚集的、较全面的才能。它反映了人在认识事物方面的各种能力，是观察力、注意力、记忆力、思维能力和想象能力的综合，其核心成分是抽象思维能力和创造性解决问题的能力。

智力评定有多种形式，智力测验是客观地、科学地把智力数量化的一种测验形式，是心理评定中应用最多、影响最大的一种心理测量技术，主要用于评估人的智力发展水平、智力功能损伤或衰退的程度。智力测验中具有代表性的是韦氏智力量表，包括韦氏成人智力量表（WAIS）、韦氏儿童智力量表(WISC)、韦氏学龄前和学龄初期智力量表(WPPSI),覆盖4岁儿童至74岁老人,并具连续性。我国学者结合中国国情对上述量表进行修订,形成了中国韦氏成人智力量表(WAIS-RC)、中国修订韦氏儿童智力量表(C-WISC)、中国韦氏幼儿智力量表(C-WYCSI)。韦氏智力量表具有便于测量各种智力因素、测验的年龄覆盖范围大、测量的智力范围广和应用范围大的优点。

一、韦氏成人智力量表

我国学者龚耀先教授根据韦氏成人智力量表,于1981年主持修订成符合我国国情的韦氏成人智力量表(WAIS-RC),适用于16岁以上的成人。考虑到我国目前城市与农村的文化程度尚有一定差异,又分为城市和农村两个版本。

(一) 量表内容及评分标准

WAIS-RC包括言语量表和操作量表两部分,共11个分测验,各分测验的名称、内容和评分方法见表14-1。韦氏智力量表属于个别测验,使用时按手册规定将各分测验的项目逐一进行。有些分测验按年龄不同有一定起点,不必都从最初项目开始。各分测验还规定连续若干项目都失败时便终止该分测验。

表14-1 中国修订韦氏成人智力量表的内容及评分

测试名称和内容	所测能力	测试评分
言语测试		
知识:29个题目,包括历史、地理、天文等	知识、兴趣范围和长时记忆等能力	答对一题得1分,最高分为29分
领悟:14个题目,涉及社会风俗、价值观、成语等	对社会的适应程度,尤其是对伦理道德的判断能力	根据回答的概括水平和质量每题记2、1或0分,最高分为28分
算术:14个心算,要计时	对数的概念和操作(加、减、乘、除)能力,注意力及解决问题的能力	时限内答对1题记1分,后面4题提前完成且正确另加分,最高分为18分
相似性:有13对词,念给患者听时要求说出每对词的相似性	抽象和概括能力	根据回答的概括水平,每题记2、1或0分,最高分为26分
数字广度:念给患者听一组数字,要求顺背3~12位数、倒背2~10位数	瞬时记忆和注意力	以背出的最高位数为记分数,最高顺背为12分,倒背为10分
词汇:念40个词汇给患者听,要求在词汇表上指出并说明其含义	词语理解和表达词义的能力	根据在时限内回答的质量每词记2、1或0分,最高分为80分
操作测验		
数字符号:阿拉伯数字1~9各配一符号,要求患者给测验表上90个无顺序的数字配上相应的符号,限时90 s	手-眼协调、注意集中能力和操作速度	每一正确符号记1分,倒转记0.5分,最高分为90分
图画填充:21个图画,都缺失一个重要部分,要求说出缺失什么并指出缺失部分	视觉辨认能力、对组成物件要素的认识能力及扫视后迅速抓住缺点的能力	限时,正确回答1题记1分,最高分为21分
木块图案:要求患者用9块红白两色的立方形木块按照木块测验图卡组合成图案,共7个	辨认空间关系的能力、视觉分析综合能力	限时内完成1个记4分,提前完成另加分,最高分为48分
图片排列:把说明一个故事的一组图片打乱顺序后给患者看,要求摆成应有的顺序,共8组	逻辑联想、部分与整体的关系、思维灵活性	限时内完成一组记2分,后面三组提前完成另加分,最高分为38分
图形拼凑:把人体、头像等图形的碎片给患者,要求拼成完整的图形,共4个	想象力、抓住事物线索的能力、手-眼协调能力	限时内完成按各图形按标准记分,提前完成另加分,最高分为44分

(二) 结果分析

1. 粗分和量表分 WAIS-RC分数的评定按手册规定的评分标准计算。一个分测验中的各项得分相加，得出该分测验的粗分，按手册上的相应标准换算成量表分。言语和操作测验的各分测验量表分相加分别得出言语和操作量表分，所有分测验量表分相加，称全量表分。

2. 智商　根据相应用表，可将量表分换算成言语智商（verbal intelligence quotient，VIQ）、操作智商（performance intelligence quotient，PIQ）和全量表智商（full intelligence quotient，FIQ）。FIQ代表患者的总智力水平，VIQ代表言语智力水平，PIQ代表操作智力水平。智商与智力等级关系如表14-2，但智商与文化教育程度相关，不等同于社会适应能力，对智商的解释和应用必须十分谨慎。

表14-2　韦氏智力量表的智力水平分级

智　商	分　级	智　商	分　级
＞130	极超常	80～89	低于平常
120～129	超常	70～79	临界
110～119	高于平常	＜69	智力缺损
90～109	平常		

3. 言语量表与操作量表之间的差异分析　VIQ与PIQ之间的差异达到统计学意义上的显著水平时（$P<0.05$），则说明两者不平衡。此时FIQ已不能代表一般水平，故不再计算。两者不平衡与患者的总智力水平、受教育程度、智力结构特点等有关，也可反映大脑半球的功能。

4. 分测验之间的比较　一个分测验基本代表一种智力功能，不同的分测验偏重负荷不同的智力因素。言语量表大多负荷言语理解因素（A因素），操作量表大多负荷知觉组织因素（B因素），算术、背数和数字符号分测验大多负荷记忆/注意因素（C因素）。当一个分测验的量表分与分量表或全量表的平均分值的差异达显著水平时（$P<0.05$），说明该分测验为患者的强点或弱点，可以进一步用智力因素或剖析图等分析方法加以确认。

5. 分测验内部的平衡性分析　通过对患者在测验过程中的行为表现和回答问题的质量等进行分析，不仅可以评价本次测验的有效性，还可以反映患者的兴趣和思维模式等，有助于准确、全面地评估其智力特点和水平。

二、中国修订的韦氏儿童智力量表

韦氏儿童智力量表修订版（WISC-R）在中国有两种修订版：一种是林传鼎和张厚粲教授于1986年主持修订的韦氏儿童智力量表中国修订版（WISC-CR），分测验和项目基本沿用原本，部分项目做了修改，如表中某些项目改为图片表示，增加了迷津测验作为备用测验等，城市和农村儿童共用一个版本。另一种是龚耀先教授1993年主持再次修订的中国修订韦氏儿童智力量表（C-WISC），没有相似性测验，但增加了分类测验，其余各分测验与成人量表类似，适用于6～16岁人群。

三、其他智力测验量表

除了韦氏智力测验外，尚有斯坦福-比奈量表，其测验对象以2～18岁的儿童和青少年为主，测验得到的智商表明患者在同龄儿童中或青少年中的相对智力水平，在学龄儿童中使用比较准确。贝利婴儿量表是美国常用的婴儿智力量表，适用于1个月至30个月年龄组孩子，包括运动量表、心智量表和社会行为量表。丹佛发展筛选测验适用于从出生到6岁儿童的智能快速筛查。此外，还有格塞尔发展量表、绘人测验、图片词汇测验、新生儿行为量表等。

第三节　人格测验

人格又称个性，是指个体在适应社会的成长过程中，经遗传和环境的交互作用形成的稳定而独特的心理特征，包括需要、气质、性格、能力等。

人格测验是对人格特点的揭示和描述，即测量个体在一定情境下经常表现出来的典型行为和情感反应，通常包括气质或性格类型的特点、情绪状态、人际关系、动机、兴趣和态度等内容。人格测验同样是康复工作中进行心理鉴定、评价的重要方法，是心理咨询、心理治疗和职业咨询不可缺少的手段。

目前采用的人格测验方法有很多种，最常用的为问卷法和投射法，问卷法也称为自陈量表，临床上常用的人格自陈量表有明尼苏达多相人格调查、艾森克人格问卷等，常用的投射法测验有洛夏墨迹测验和主题统觉测验等。

一、艾森克人格问卷

艾森克人格问卷(Eysenck personality questionnaire, EPQ)是由英国伦敦大学的艾森克夫妇编制，分为儿童(7～15岁)和成人(16岁以上)两种类型。经过多次修订，在不同人群中试测具有可靠的信度和效度，为国际所公认。EPQ测验程序简便易行，内容也较适合中国的国情，故作为人格的评估工具在临床广泛应用。但其项目较少，信息量也相对较少，反映的人格特征类型有限。

(一) 艾森克人格问卷的结构

艾森克归纳出人格的三个基本因素：内-外倾性、神经质或情感稳定性、精神质。这三个因素构成了人格的三个相互正交的维度。EPQ就由这三个人格维度和一个效度量表组成。

1. N量表(神经质维度)　测查情绪稳定性。
2. P量表(精神质维度)　测查心理状态是否正常。
3. E量表(内-外向维度)　测查内向和外向人格特征。
4. L量表(掩饰)　这是一个效度量表，测查朴实、遵从社会习俗及道德规范等特征。

N及E都是双向维度，如情绪可从极度稳定移行至极度不稳。同时各维度又是交叉的，如内向(或外向)的人同时也可能属于情绪稳定(或不稳定)者，还可能有或没有明显的神经质。将N维度和E维度结合，以E为X轴，N为Y轴，交叉成十字，可以分出四种人格特征：外向-情绪不稳(胆汁质)、外向-情绪稳定(多血质)、内向-情绪稳定(黏液质)、内向-情绪不稳(抑郁质)，各型之间还有移行型。

(二) 艾森克人格问卷的内容

我国龚耀先修订的EPQ有88项，陈仲庚修订的有85项，前者的具体内容详见附录7。EPQ要求被试者根据问卷中的指导语对题目做出“是”或“否”的回答，根据回答情况进行记分。

(三) 评分方法及结果分析

EPQ根据手册规定的标准予以记分，按性别、年龄对照换算出相应标准T分(量表分)，根据T分的高低判断人格倾向和特征。N量表高分反映易焦虑、抑郁和较强烈的情绪反应倾向等特征。P量表高分可能具有孤独、缺乏同情心、难以适应环境、好攻击、不友好等特征，也可能具有与众不同的人格特征。E量表高分反映个性外向、爱交际、热情、冲动等特征，低分反映个性内向、好静、稳重、不善言谈等特征。L量表高分表明患者过分掩饰、隐瞒，测试结果往往不够真实。

二、明尼苏达多相人格调查表

明尼苏达多相人格调查表(Minnesota multiphasic personality inventory, MMPI)是明尼苏达大学心理学家哈特卫与精神科医生麦金利于20世纪40年代合作编制而成，到目前为止，它已被翻译成各种文字版本达100余种，广泛应用于人类学、心理学和医学领域。我国宋维真等于1980年初完成MMPI修订工作。1989年，MMPI的出版者对MMPI做了重大修改，推出了MMPI-2。1991年，中国内地和香港合作着手MMPI-2的修订工作，建立了现代中国常模。MMPI适用于16岁以上至少有6年以上教育年限者，MMPI-2提供了成人和青少年的常模，可用于13岁以上青少年和成人。

(一) 明尼苏达多相人格调查表的结构

MMPI共有566个自我陈述形式的题目，其中1～399是与临床有关的，其他属于一些研究量表。题目内容范围很广，包括身体各方面的情况、精神状态、神经失调、家庭、婚姻、宗教、政治、法律、社会等方面的态度和看法。要求被试者根据问卷中的指导语对题目做出“是”、“否”或“不能说”的回答。根据回答情况进行量化分析，做出人格剖面图。临床工作中MMPI常用4个效度量表和10个临床量表(表14-3)。

表14-3　MMPI的基本量表

序号		略语	测量内容
临床量表			
1	疑病	Hs	疑病倾向及对身体健康的不正常关心
2	抑郁	D	情绪低落、焦虑等问题
3	癔病	Hy	对身心症状的关注和敏感，自我中心等特点
4	精神病态性偏倚	Pd	社会行为偏离特点
5	男子气或女子气	Mf	男子女性化、女子男性化倾向
6	妄想	Pa	是否有病理性思维
7	精神衰弱	Pt	精神衰弱、强迫、恐怖或焦虑等神经症特点
8	精神分裂症	Sc	思维异常和古怪行为等特点
9	轻躁狂	Ma	被试感情发生的速度、强度和稳定性
10	社会内向	Si	内外向性格
效度量表			
1	问题	Q	未选择“是”、“否”答案或“是”、“否”答案均选的问题数，如超过30个题目，测验结果不可靠
2	掩饰	L	测量患者对该调查的态度，高于10分则结果不可靠
3	效度	F	测量任意回答倾向，高分表示错误理解、任意回答、诈病或确系偏执
4	校正分	K	测量过分防御或不现实倾向，高分表示有隐瞒、持防卫态度

（二）结果分析

MMPI 测验的结果采用标准分 T 分进行分析，T 分的换算公式为：$T=50+10(X-M)/S$。公式中 X 为原始分，M 为平均原始分，S 为原始分标准差，50 即 M 的等值量表分（T 值）。T 分可在 MMPI 剖析图上标出，一般某量表 T 分在 70 以上（按美国常模），或 T 分在 60 分以上（中国常模），便视为该量表存在所反映的精神病理症状，如抑郁量表(D)≥70 认为患者存在抑郁症状。但在具体分析时应综合各量表 T 分高低情况来解释，如精神病患者往往是 D、Pd、Pa 和 Sc 分高，神经症患者往往是 Hs、D、Hy 和 Pt 分高。

第四节　情绪测验

情绪是人对于客观事物是否符合人的需要而产生的一种反应。情绪状态有积极和消极之分，在临床上常见的消极情绪状态有焦虑和抑郁两种。焦虑是对事件或内部想法与感受的一种紧张和不愉快的体验，它涉及轻重不等但性质相近而相互过渡的一系列情绪。焦虑的各个侧面，诸如认知、情感和行为等是相互联系的。抑郁是一组消极悲观的情绪状态，既可表现为一组临床综合征，又可作为一种具有特定诊断标准的精神障碍。

无论患何种疾病，当一个人察觉到自己失去健康时，就产生某种痛苦或不适的信息。而对疾病，尤其是严重损害功能或威胁生命的疾病，任何人都不可能无动于衷，都会产生不同程度的心理反应或精神症状。肢体残疾者一般仅有肢体上的残疾或缺陷而心理上并无明显的特点和缺陷。他们在感知、注意、记忆、思维等认知过程方面与常人并无明显的区别，只是在个性特征方面存在着不同于正常人的突出特点。但是肢体上的残疾，给他们的学习、生活和工作带来了巨大困难。在这样的困难面前，有些残疾人对外界刺激敏感，加上经常遭受挫折、取笑和周围人群不适宜的怜悯，容易使他们产生自卑感，感到处处不如别人，因而会严重地压抑自己的才能和创造力。残疾人心理最明显的变化往往表现在情绪方面，由于残疾，伴有形象的破坏，因而对自我形象产生不满、自卑、羞愧、孤独、焦虑、抑郁，有的失去了康复信心，个别的出现厌世和轻生行为。

20 世纪 60 年代以后，临床心理学家对于焦虑和抑郁研究很多，制定了很多量表。通过这些量表测试，掌握残疾者的情绪状况，对于康复治疗具有重要意义。不同情绪量表的设计，所依据的情绪概念是不一致的，有的侧重认知，有的侧重生理症状（如食欲、性欲、睡眠紊乱等），常用的评定量表有汉密顿焦虑量表和汉密顿抑郁量表等。

一、焦虑评定量表

（一）汉密顿焦虑量表

汉密顿焦虑量表(Hamilton anxiety scale，HAMA)是英国学者汉密顿于 1959 年编制的一种医生常用的焦虑测验量表，目前我国常用的 HAMA 由汤毓华于 1984 年翻译引进。它能很好地衡量治疗效果，一致性好、长度适中、简便易行，用于测量焦虑症以及患者的焦虑程度，是当今用得最广泛的焦虑量表之一。

1. *量表内容*　该量表的测试内容有 14 个项目，可分为躯体性焦虑和精神性焦虑两个因子，详见表 14-4。

表 14-4　汉密顿焦虑量表

项　　目	分　　数	说　　明
1. 焦虑心境	0 1 2 3 4	担心、担忧,感到有最坏的事情将要发生,容易激惹
2. 紧张	0 1 2 3 4	紧张感,易疲劳,不能放松,易哭,颤抖,感到不安
3. 害怕	0 1 2 3 4	害怕黑暗、陌生人、独处、动物、乘车或旅行及人多的场合
4. 失眠	0 1 2 3 4	难以入睡,易醒,多梦,梦魇,夜惊,醒后感疲倦
5. 认知功能	0 1 2 3 4	感觉、知觉、记忆、注意障碍,主要指注意力不集中,记忆力差
6. 抑郁心境	0 1 2 3 4	丧失兴趣,对以往的爱好缺乏快感,早醒,昼重夜轻
7. 躯体性焦虑(肌肉系统)	0 1 2 3 4	肌肉酸痛,活动不灵活,肌肉跳动,肢体抽动,牙齿打颤,声音发抖
8. 躯体性焦虑(感觉系统)	0 1 2 3 4	视物模糊,发冷发热,软弱无力感,浑身刺痛
9. 心血管系统症状	0 1 2 3 4	心慌,心悸,胸痛,血管跳动感,昏倒感
10. 呼吸系统症状	0 1 2 3 4	胸闷,窒息感,叹息,呼吸困难
11. 胃肠道症状	0 1 2 3 4	吞咽困难,嗳气,恶心,腹胀腹泻,便秘,体重减轻
12. 生殖泌尿系统症状	0 1 2 3 4	尿频,尿急,停经,性冷淡,早泄,阳痿
13. 自主神经系统症状	0 1 2 3 4	口干,潮红,苍白,多汗,起"鸡皮疙瘩",紧张性头痛
14. 会谈时行为表现	0 1 2 3 4	①一般表现:紧张、忐忑不安,咬手指,紧紧握拳,摸弄手帕,面肌抽动,顿足,手抖,表情僵硬,叹息样呼吸,面色苍白。②生理表现:打呃,安静时心率快,呼吸快(20 次/min 以上),腱反射亢进,四肢震颤,瞳孔放大,眼睑跳动,易出汗,眼球突出
总分		

2. 实施方法

(1) 由经过培训的两名评定者同时对患者进行联合检查,在评定前应与患者建立良好的合作关系。检查时两评定者可相互协调,相互补充,以免遗漏项目。检查完毕后,两者独立评分,评分结果取平均值。

(2) 采用交谈和观察的方式进行,做一次评定需 10～15 min。除第 14 项需结合观察外,所有项目主要根据患者的口头叙述进行评分,患者应根据主观体验回答所有问题。

3. 评分方法　HAMA 每项评定按症状轻重分为 0～4 分 5 个级别。0 分:无症状。1 分:症状轻微。2 分:有肯定的症状,但不影响生活和活动。3 分:症状重,需加处理,或已影响生活和活动。4 分:症状极重,严重影响生活。

4. 结果分析

(1) 总分:将所有项目得分相加得到总分。总分＜7 分为无焦虑,＞7 分为可能有焦虑,＞14 分为肯定有焦虑,＞21 分为有明显焦虑,＞29 分为可能为严重焦虑。

(2) 因子分:因子分＝组成该因子各项目的总分÷该因子结构的项目数。焦虑症状可分为躯体性和精神性两大因子,根据因子分可进一步做因子分析,评定患者的焦虑特点,详见表 14-5。

表 14-5　HAMA 的因子名称和项目序号

因子名称	因子项目数	因子项目序号
躯体性焦虑	7	7～13
精神性焦虑	7	1～6, 14

（二）焦虑自评量表

焦虑自评量表(Self-rating anxiety scale，SAS)是 W. K. Zung 于 1971 年编制，用于衡量焦虑状态的严重程度及治疗过程中的变化情况，具体内容见表 14-6。

表 14-6　Zung 焦虑自评量表

指导语：下面有20条文字，请仔细阅读每一题，把意思弄明白，然后根据您最近一星期的实际情况在适当的空格内划✓。（请在10 min内完成）

序号	内　　容	很少有	有时有	大部分时间有	绝大部分时间有	工作人员评定
1	我觉得比往常更加神经过敏和焦虑					
2	我无缘无故地感到担心					
3	我容易心烦意乱或感到恐慌					
4	我觉得我可能将要发疯					
5	我觉得事事都顺利，不会有倒霉的事情发生					
6	我的四肢抖动或震颤					
7	我因为头痛、颈痛和背痛而烦恼					
8	我感到无力且容易疲劳					
9	我感到很平静，能安静坐下来					
10	我感到我的心跳较快					
11	我因阵阵的眩晕而不舒服					
12	我有阵阵要昏倒的感觉					
13	我呼吸时进气和出气都不费力					
14	我的手指和脚趾感到麻木和刺痛					
15	我因胃痛和消化不良而苦恼					
16	我时常要小便					
17	我的手总是温暖而干燥					
18	我觉得脸发热发红					
19	我容易入睡，晚上休息很好					
20	我做噩梦					

1. *实施方法*　在评定前，向患者说明测验的意义、作用和要求，让其了解测验并能认真合作地完成。把总的评分方法和要求向患者讲清楚，对于阅读有困难的，评定者可逐项念给他听，并以中性的、不带任何暗示和偏向的方式把问题本身的意思告诉患者，让其做出独立的、不受他人影响的自我评定。

2. *评分方法*　按 1～4 级评分，20 个条目中有 5 项(第 5、第 9、第 13、第 17、第 19)是用正性词陈述的，为反序记分，根据出现的症状由少到多分别计为 4 分、3 分、2 分、1 分；其余 15 项用负性词陈述的，根据出现的症状由少到多分别计为 1 分、2 分、3 分、4 分。

3. *结果分析*　各项得分相加得粗分，用粗分乘以 1.25 的积取其整数部分即得标准分。根据中国常模结果，粗分的分界值为 40 分，标准分的分界值为 50 分，分值越高，焦虑倾向越明显。其中标准分 50～59 分为轻度焦虑，60～69 分为中度焦虑，70 分以上为重度焦虑。关于焦虑症状的临床分级，除参考量表分值外，主要还应根据临床症状，特别是关键症状的程度来划分，量表总分值仅作为一项参考指标而非绝对标准。

二、抑郁评定量表

（一）汉密顿抑郁量表

汉密顿抑郁量表(Hamilton depression scale，HAMD)是汉密顿于1960年在《神经科、神经外科和精神科杂志》上发表的，1967年在美国《社会和临床心理学》上又发表了它的发展版本。HAMD是最标准的抑郁量表之一，新的抑郁量表在开发时往往以HAMD为平行效度检验的工具。

1. *量表内容*　本量表有17项、21项和24项等3种版本，21项版本比24项少第22～24项，17项版本比24项少第18～24项。24项版本的具体内容详见附录8。

2. *实施方法*

(1) 由经过培训的两名评定者同时对患者进行联合检查，在评定前应与患者建立良好的合作关系。检查时两评定者相互协调，相互补充，以免遗漏项目。检查完毕后，两者独立评分，评分结果可取平均值。

(2) 检查通过与患者的交谈和对患者的观察来进行，做一次评定需15～20 min，这主要取决于患者的病情严重程度及其合作情况。HAMD中，第8、第9及第11项，依据对患者的观察进行评定；其余各项则根据患者自己的口头叙述评分，但第1项需两者兼顾。此外，第7和第22项，尚需向患者家属或病房工作人员收集资料；而第16项最好是根据体重记录，也可依据患者主诉及其家属或病房工作人员所提供的资料评定。

3. *评分方法*　HAMD大部分项目采用0～4分的5级评分方法，即0分：无；1分：轻度；2分：中度；3分：重度；4分：很重。少部分项目采用0～2分的3级评分方法，即0分：无；1分：中度；2分：重度。具体评分标准见附录8。

4. *结果分析*

(1) 总分：总分＝各项目分的总和，总分能较好地反映病情严重程度，即病情越轻则总分越低，病情越重则总分越高。按照Davis JM的划界分，总分＜8分，没有抑郁症状；＞20分，可能是轻或中度的抑郁；＞35分，可能为严重抑郁。总分变化能评估病情的演变情况。

(2) 因子分：因子分＝组成该因子各项目的总分÷该因子结构的项目数，因子分能更简单明了地反映患者病情症状的实际特点，并且反映靶症状的治疗效果，详见表14-7。

表14-7　HAMD的因子名称和项目序号

因子名称	项目数	因子项目序号	因子名称	项目数	因子项目序号
焦虑躯体化	5	10、11、12、15和17	绝望感	3	22、23、24
认知障碍	6	2、3、9、19、20和21	体重	1	16
迟缓	4	1、7、8和14	日夜变化	1	18
睡眠障碍	3	4、5、6			

（二）抑郁自评量表

抑郁自评量表(Self-rating depression scale，SDS)是Zung于1965年编制的，用于衡量抑郁状态的轻重程度及其在治疗中的变化，量表的内容见表14-8。

表 14-8　Zung 抑郁自评量表

指导语：下面有20条文字，请仔细阅读每一条，把意思弄明白，然后根据您最近一星期的实际情况在适当的空格内划✓。（请在10 min 内完成）。

序号	内　　容	很少有	有时有	大部分时间有	绝大部分时间有	工作人员评定
1	我觉得闷闷不乐，情绪低沉					
2	我觉得一天之中早晨最好					
3	我一阵阵哭出来或觉得想哭					
4	我晚上睡眠不好					
5	我吃的跟平常一样多					
6	我与异性密切接触时和以往一样感到愉快					
7	我发觉我的体重在下降					
8	我有便秘的苦恼					
9	我心跳比平时快					
10	我无缘无故地感到疲乏					
11	我的头脑跟平常一样清楚					
12	我觉得经常做的事情并没有困难					
13	我觉得不安而平静不下来					
14	我对将来抱有希望					
15	我比平常容易生气激动					
16	我觉得做出决定是容易的					
17	我觉得自己是个有用的人，有人需要我					
18	我的生活过得很有意思					
19	我认为如果我死了，别人会生活得好些					
20	平常感兴趣的事我仍然照样感兴趣					

1. *实施方法*　在评定前，向患者说明测验的意义、作用和要求，让其了解测验并能认真合作地完成。把总的评分方法和要求向患者讲清楚，对于阅读有困难的，评定者可逐项念给他听，并以中性的、不带任何暗示和偏向方式把问题本身的意思告诉患者，让其做出独立的、不受他人影响的自我评定。

2. *评分方法*　按1～4级评分，20个条目中有10项(第2、第5、第6、第11、第12、第14、第16、第17、第18和第20项)是用正性词陈述的，为反序记分，根据出现的症状由少到多分别计为4分、3分、2分、1分；其余10项用负性词陈述的，根据出现的症状由少到多分别计为1分、2分、3分、4分。

3. *结果分析*　各项得分相加得粗分，用粗分乘以1.25的积取其整数部分即得标准分。评定的分界值为标准分的50分，<50分为无抑郁；50～59分为轻度抑郁；60～69分为中度抑郁；≥70分为重度抑郁。

第十五章
日常生活活动能力评定

导学

现代康复以患者重返社会为最终目标,要重返社会就必须具备独立生活的基本能力,就离不开衣、食、住、行、个人卫生等与日常生活紧密相关的活动能力。对健康人而言,日常生活活动极为普通,能轻而易举地完成,但对于有明显功能障碍的残疾者而言则可能相当困难和复杂。康复对象可能因无力完成日常生活活动而丧失自尊心、自信心,进而严重影响残疾患者的生活质量。日常生活活动能力评定正是从实用的角度出发,通过科学的方法全面而准确地了解患者日常生活的基本能力,着重了解功能障碍对日常活动的影响,为解决实际生活中的能力障碍提供科学的依据,为患者尽快回归社会提供帮助。日常生活活动能力评定属于能力障碍的评定,是康复医学中独具特色的一项内容,是综合功能评定中不可缺少的重要方面。

学习本章应掌握日常生活活动能力的概念,Barthel指数法的运用,PULSES评定、Katz指数、功能独立性评定的结果分析;熟悉日常生活活动能力评定的注意事项,PULSES评定、Katz指数、功能独立性评定的主要内容和评分规律;了解日常生活活动的分类、主要内容、评定的目的、实施方法和常用评定量表的评分细则。

第一节 概 述

狭义的日常生活活动(activities of daily living, ADL)是指人们为了维持独立的日常生活而每天必须反复进行的、最基本的、具有共性的一系列活动,包括衣、食、住、行和个人卫生等方面内容。随着人们对社会功能的日益重视,逐渐出现广义的日常生活活动的概念,广义的日常生活活动除了包括上述内容外,还包括与人交往、社区生活和社会活动等。

一、日常生活活动的分类

根据日常生活活动的性质可分为基础性日常生活活动和工具性日常生活活动。

（一）基础性日常生活活动

基础性日常生活活动（basic activities of daily living，BADL）又称为躯体性日常生活活动（physical activities of daily living，PADL），是指人们为了维持基本的生存、生活需要而每天必须反复进行的基本活动，包括进食、更衣、个人卫生等自理活动和转移、行走、上下楼梯等身体活动。

（二）工具性日常生活活动

工具性日常生活活动（instrumental activities of daily living，IADL）是指人们为了维持独立的社会生活所需的较高级的活动，完成这些活动需借助工具进行，包括购物、炊事、洗衣、交通工具的使用、处理个人事务、休闲活动等。

IADL是在BADL的基础上发展起来的体现人的社会属性的一系列活动，它的实现是以BADL为基础的。BADL评定反映较粗大的运动功能，适用于较重的残疾，常用于住院患者。IADL评定反映较精细的功能，适用于较轻的残疾，常用于社区残疾患者及老年人。

二、日常生活活动的主要内容

因年龄、性别、民族、职业、环境地区的不同，生活方式的差异，人们的日常生活活动的内容有所不同，但日常生活活动是人们维持生存的必需活动，故日常生活活动也具有许多相同之处，其主要内容包括以下几方面。

（一）自理方面

1. 进食　包括摄食动作（使用筷子、汤勺、刀叉等餐具摄取食物，用杯子和吸管喝水、用碗喝汤）以及咀嚼和吞咽能力。

2. 穿衣　包括穿脱上身衣物（内衣、开衫、套头衫）、下身衣物（内裤、长裤、裙子、鞋袜）和解系纽扣、拉拉链、解系鞋带及穿脱矫形器、假肢等。

3. 个人卫生　包括刷牙、洗脸、洗澡、洗头、梳头、化妆、剃须、剪指甲等。

4. 如厕　包括进出厕所、穿脱衣裤、大小便的控制、便后清洁、厕所冲洗。

（二）运动方面

1. 床上运动　包括床上的体位转换（仰卧位、侧卧位、俯卧位之间的转换）、位置移动（上、下、左、右）、坐起、躺下等。

2. 转移　包括床与轮椅之间、轮椅与座椅之间和轮椅与浴盆、淋浴室、座厕之间的转移等。

3. 行走　包括室内行走（水泥路面、地板、地毯）、室外行走（泥土路面、碎石路面、水泥路面）、上下楼梯（包括有扶手或无扶手）、使用辅助器械（包括手杖、腋杖、助行器、矫形器、假肢）进行行走。

4. 交通工具的使用　使用自行车、摩托车、上下公共汽车、驾驶汽车等。

（三）家务劳动方面

包括购物、炊事、洗衣、打扫卫生、使用家具和家用电器、安排家庭财务等。

（四）交流方面

包括理解、表达、阅读、听广播、看电视、书写、打电话、使用电脑等。

（五）社会认知方面

包括记忆、解决问题、社会交往等。

三、日常生活活动能力评定的目的

ADL 的各项活动对于健康人来说易如反掌，但对于病、伤、残患者来说其中的任何一项都可能成为一个复杂和艰巨的任务，需要反复的努力和训练才能获得。科学的评估是进行有效康复训练的基础，ADL 评定的目的是综合、准确地评价患者进行各项日常生活活动的实际能力，为全面的康复治疗提供客观依据。其评定的具体目的如下。

1. 确定日常生活独立情况　通过评定全面准确地了解患者日常生活各项基本活动的完成情况，判断其能否独立生活和独立的程度，并分析引起日常生活活动能力受限的来自躯体、心理、社会等各方面的原因。

2. 指导康复治疗　根据 ADL 评定结果，针对患者存在的问题、日常生活活动能力的状况，结合患者的个人需要，制定适合患者实际情况的治疗目标，进行有针对性的 ADL 训练。在训练过程中要进行动态评估，总结阶段疗效，根据患者日常生活活动能力恢复的情况调整下阶段训练方案。

3. 评价治疗效果　日常生活活动能力是一种综合能力，反映了患者的整体功能状态，是康复疗效判定的重要指标。临床康复告一段落后，根据治疗后评定情况做出疗效评价，并对预后做出初步判断。通过观察不同治疗方案对患者 ADL 恢复的影响情况，还可进行治疗方案之间的疗效比较。

4. 安排患者返家或就业　根据评定结果，对患者回归社会后的继续康复和家庭、工作环境的改造及自助具的应用等做出指导和建议。

四、日常生活活动能力评定的实施方法

（一）直接观察法

直接观察法是评定者通过直接观察患者 ADL 各项活动的实际完成情况来进行评定的方法。评定应尽量在患者实际进行相关活动时进行，如在患者早上起床时观察其穿衣、洗漱、修饰等活动，在进餐时间观察其进食能力等。也可由评定者向患者发出动作指令，要求患者按指令完成动作，评定者根据完成情况进行评定。评定地点既可以在患者实际生活环境中，也可以在 ADL 评定训练室内。ADL 评定训练室的设计应尽量接近患者实际生活环境，设置卧室、浴室、厕所、厨房及家具、家用电器、餐具、炊具等。直接观察法能使评定者详细观察患者的每一项日常生活活动的完成细节，得到的结果较为可靠、准确。但这种方法所需评定时间较长，对于体弱的患者，为避免疲劳可分次进行检查。

（二）间接评定法

间接评定法是通过询问的方式来收集资料和进行评定的方法，有口头询问和问卷询问两种。除了面对面的形式外，也可以采取电话、书信等形式。评定时应尽量让患者本人接受调查，如患者不能回答问题（如体力虚弱、认知障碍等）可请患者家属或护理人员回答。间接评定法有利于评定一些不便于直接观察的较私密的活动（如穿脱内衣、大小便、洗澡等），可以在较短时间内得到评定结果，评定也较为简便，但准确性不如直接观察法，可与直接观察法结合使用。

五、日常生活活动能力评定的注意事项

1. 加强医患合作　评定前应与患者交流，使其明确评定的目的，取得患者的理解与合作。

2. 了解相关功能情况　评定前应了解患者的一般病情和肌力、肌张力、关节活动范围、平衡能力、感觉、知觉及认知状况等整体情况。

3. 选择恰当的评定环境和时间　评定应在患者实际生活环境中或 ADL 评定训练室中进行，若为再次评定而判断疗效应在同一环境中进行，以避免环境因素的影响。评定的内容若是日常生活中的实际活动项目，应尽量在患者实际实施时进行，避免重复操作带来的不便。

4. 正确选择评定方式、内容　由于直接观察法能更为可靠、准确地了解患者的每一项日常生活活动的完成细节，故评定时应以直接观察为主，但对于一些不便直接观察的隐私项目应结合间接询问进行评定。评定应从简单的项目开始，逐渐过渡到复杂的项目，并略去患者不可能完成的项目。

5. 注意安全、避免疲劳　评定中注意加强对患者的保护，避免发生意外。不能强求在一次评定中完成所有项目，以免患者疲劳。

6. 注意评定实际能力　ADL 评定的是患者现有的实际能力，而不是潜在能力或可能达到的程度，故评定时应注重观察患者的实际活动，而不是仅依赖其口述或主观推断。对动作不理解时可以由评定者进行示范。

7. 正确分析评定结果　在对结果进行分析判断时，应考虑患者的生活习惯、文化素质、工作性质、所处的社会和家庭环境、所承担的社会角色以及患者残疾前的功能状况、评定时的心理状态和合作程度等有关因素，以免影响评定结果的准确性。

第二节　日常生活活动能力的常用评定量表

ADL 评定主要通过各种标准化量表来进行。这些量表经过信度、效度检验，其统一、标准化的检查和评分方法使得评定结果更具科学性，并可以对不同患者、不同疗法和不同的医疗机构之间的评定结果进行比较分析。临床常用的 ADL 评定量表有 PULSES 评定、Barthel 指数、Katz 指数和功能独立性评定。

一、PULSES 评定

PULSES 评定方法于 1957 年提出，是一种总体功能的评定方法，除躯体状况、运动功能外，还具有言语、视听、心理等方面的内容，可信度较高。1975 年 Granger 等对此量表进行了应用性研究，肯定了该方法的实用价值，并在此基础上对各项评定的具体内容进行了修改。

(一) 评定内容

包括六大方面的内容，而六大方面内容的英语缩写组成 PULSES 一词。

1. 躯体状况(physical condition，P)　指内脏器官如心血管、呼吸、胃肠道、泌尿、内分泌、神经系统疾患。

2. 上肢功能(upper limb functions，U)　指进食、穿衣、穿戴假肢或矫形器、梳洗等。

3. 下肢功能(lower limb functions，L)　指步行、上楼梯、使用轮椅、身体从床移动至椅、从椅移动到床、用厕的情况。

4. 感官成分(sensory components，S)　指与语言交流(听、说)和视力有关的功能。

5. 排泄功能(excretory functions，E)　指大小便自理和控制程度。

6. 精神和情感状况(mental and emotional status，S)　指智力和情绪对家庭、社会环境的适应能力。

（二）评定标准

每一项评定内容分为4个功能等级，分别评为1～4分，1分为功能最好，4分为功能最差。具体评分标准如下。

P　躯体状况

1分：内科情况稳定，只需每隔3个月复查1次。

2分：内科情况尚属稳定，每隔2～10周需复查1次。

3分：内科情况不大稳定，最低限度每周需复查1次。

4分：内科情况不稳定，每日需严密进行医疗监护。

U　上肢功能

1分：生活自理，上肢无残损。

2分：生活自理，但上肢有一定残损。

3分：生活不能自理，需别人扶助或指导，上肢有残损或无残损。

4分：生活完全不能自理，上肢有明显残损。

L　下肢功能

1分：独自步行移动，下肢无残损。

2分：基本上能独自行动，下肢有一定残损，需使用步行辅助器械、矫形器或假肢，或利用轮椅能在无梯级的地方充分行动。

3分：在扶助或指导下才能行动，下肢有残损或无残损，利用轮椅能做部分活动。

4分：完全不能独自行动，下肢有严重残损。

S　感官成分

1分：能独自做语言交流，视力无残损。

2分：基本上能进行语言交流，视力基本无障碍，但感官及语言交流功能有一定缺陷。例如，轻度构音障碍、轻度失语，要戴眼镜或助听器，或经常要用药物治疗的患者。

3分：在别人帮助或指导下能进行语言交流，视力严重障碍。

4分：聋、盲、哑，不能进行语言交流，无有用视力。

E　排泄功能

1分：大小便完全自控。

2分：基本上能控制膀胱括约肌及肛门括约肌，虽然有尿急或急于解便，但尚能控制，故可参加社交活动或工作，或虽要插导尿管但能自理。

3分：在别人帮助下能处理好大小便排泄问题，偶尔有尿床或溢粪。

4分：大小便失禁，常有尿床或溢粪。

S　精神和情感状况

1分：能完成日常任务，并能尽家庭及社会职责。

2分：基本上能适应，但需在环境上、工作性质和要求上稍作调整、改变。

3分：适应程度差，需在别人指导、帮助和鼓励下，才稍能适应家庭和社会环境，进行极小量力所能及的家务或工作。

4 分：完全不适应家庭和社会环境，需长期住院治疗或休养。

（三）结果分析

按照上述标准对各项内容进行评分，相加后得到总分，总分的评判标准为：6 分为功能最佳，各项功能均基本正常；>12 分提示独立自理能力严重受限；>16 分提示有严重残疾。

二、Barthel 指数

Barthel 指数评定（Barthel index，BI）由美国 Florence Mahoney 和 Dorothy Barthel 于 20 世纪 50 年代中期设计并用于临床，是康复医疗机构应用最广、研究最多的 BADL 评估方法。Barthel 指数评定方法简单，可信度、灵敏度高，不仅可以用来评定患者治疗前后的功能状态，还可以用于预测治疗效果、住院时间和预后。

（一）评定内容

Barthel 指数评定包括日常生活活动的十项内容，根据患者能否独立及需要帮助的程度分为自理、稍依赖、较大依赖、完全依赖四个功能等级，总分为 100 分（表 15-1）。

表 15-1　Barthel 指数评定内容与评分标准

ADL 项目	自　理	稍 依 赖	较大依赖	完全依赖
进食	10	5	0	0
洗澡	5	0	0	0
修饰（洗脸、刷牙、梳头、刮脸）	5	0	0	0
穿衣（包括系鞋带）	10	5	0	0
控制大便	10	5（偶尔失控）	0（失控）	0
控制小便	10	5（偶尔失控）	0（失控）	0
上厕所（包括擦拭、整理衣裤、冲洗）	10	5	0	0
床椅转移	15	10	5	0
平地行走 45 m	15	10	5（用轮椅）	0
上下楼梯	10	5	0	0

（二）评定标准

1. 进食

10 分：能在合适的时间内独立进食各种正常食物，可使用必要的辅助器具，但不包括取饭、做饭。

5 分：需要部分帮助（如夹菜、切割、搅拌食物等）或需要较长时间。

0 分：较大或完全依赖他人。

2. 洗澡

5 分：无需指导和帮助能独立进出浴池并完成洗澡全过程（可为盆浴或淋浴）。

0 分：不能独立完成，需依赖他人。

3. 修饰

5 分：独立完成刷牙（包括固定假牙）、洗脸、梳头、剃须（如使用电动剃须刀者应会使用插头）等。

0 分：不能独立完成，需依赖他人。

4. 穿衣

10 分：能独立穿脱全部衣服，包括系扣、开关拉链、穿脱鞋、系鞋带、穿脱支具等。

5 分：需要部分帮助，但在正常时间内至少能独自完成一半。

0 分：较大或完全依赖他人。

5. 控制大便

10 分：能控制，没有失禁，如需要能使用栓剂或灌肠剂。

5 分：偶尔失禁（每周少于 1 次），或需要在帮助下用栓剂或灌肠剂。

0 分：失禁或昏迷。

6. 控制小便

10 分：能控制，没有失禁，如需要使用器具，能无需帮助自行处理。

5 分：偶尔失禁（每 24 小时少于 1 次，每周多于 1 次）。

0 分：失禁或昏迷。

7. 上厕所

10 分：能独立进出厕所或使用便盆，无助手帮助能解、穿衣裤和进行便后擦拭、冲洗或清洁便盆。

5 分：在保持平衡、解穿衣裤或处理卫生等方面需要帮助。

0 分：依赖他人。

8. 床椅转移

15 分：能独立完成床到轮椅、轮椅到床的转移全过程，包括从床上坐起、锁住车闸、移开脚踏板。

10 分：需较小帮助（1 人帮助）或语言的指导、监督。

5 分：可以从床上坐起，但在进行转移时需较大帮助（2 人帮助）。

0 分：不能坐起，完全依赖他人完成转移过程。

9. 平地行走 45 m

15 分：能独立平地行走 45 m，可以使用矫形器、假肢、拐杖、助行器，但不包括带轮的助行器。

10 分：在 1 人帮助（体力帮助或语言指导）下能平地行走 45 m。

5 分：如果不能走，能独立使用轮椅行进 45 m。

0 分：不能完成。

10. 上下楼梯

10 分：能独立完成，可以使用辅助器械。

5 分：活动中需要帮助或监护。

0 分：不能完成。

（三）结果分析

Barthel 指数评定得分越高表示功能越好、依赖性越小，得分越低表示功能越差、依赖性越大。Barthel 指数评定满分为 100 分，表示患者各项基本日常生活活动能力良好，不需依赖他人。＞60 分评定为良，表示患者虽有轻度功能障碍，但日常生活基本能够自理。60～41 分表示患者有中度功能障碍，日常生活需要一定帮助。40～21 分表示患者有重度功能障碍，日常生活明显依赖他人。<20 分为完全残疾，日常生活完全依赖他人。其中，Barthel 指数>40 分的患者康复治疗效益最大。

（四）改良Barthel 指数

Barthel 指数虽然有较高的信度和效度，评定简单易行，临床应用广泛，但也有一定缺陷。如评定等级比较少，相邻等级之间的分数值差距较大，评估不够精确细致。后有学者在 Barthel 指数的基础上进行了改良，称为改良 Barthel 指数（modified Barthel index，MBI），评定项目与每项的满分值不变，而将每一项的评定等级进一步细化（表 15-2）。

表 15-2　改良Barthel 指数评定内容与评分标准

ADL 项目	完全依赖	较大帮助	中等帮助	最小帮助	完全独立
进食	0	2	5	8	10
洗澡	0	1	3	4	5
修饰	0	1	3	4	5
穿衣	0	2	5	8	10
控制大便	0	2	5	8	10
控制小便	0	2	5	8	10
上厕所	0	2	5	8	10
床椅转移	0	3	8	12	15
平地行走 45 m	0	3	8	12	15
使用轮椅*	0	1	3	4	5
上下楼梯	0	2	5	8	10

注：* 只有在行走评定为完全依赖时，才评定轮椅使用。

改良 Barthel 指数评定标准：①完全依赖。完全依赖别人完成整项活动。②较大帮助。某种程度上能参与，但在整个活动中（一半以上）需要别人提供协助才能完成。③中等帮助。能参与大部分的活动，但在某些过程中（一半以下）需要别人提供协助。④最小帮助。除了在准备和收拾时需要协助，患者可以独立完成整项活动，或进行活动时需要别人从旁监督或提示，以保证安全。⑤完全独立。可以独立完成整项活动，而不需别人的监督、提示或协助。

三、Katz 指数

（一）评定内容

Katz 指数（Katz index）又称 ADL 指数（the index of ADL），由 Katz 于 1959 年提出，并于 1976 年修订。Katz 指数根据人体功能发育学的规律制定，将 ADL 分为六项内容，依次为洗澡、穿着、如厕、转移、大小便控制、进食。六项评定内容按照由难到易的顺序进行排列，不宜随意改变次序。Katz 认为病伤残者 ADL 能力的丧失是遵循从难到易的顺序，最先丧失的是最复杂的活动能力，最后丧失的是最简单的活动能力，表现为洗澡能力最先丧失，其后能力丧失的顺序依次为衣着、如厕、转移、大小便控制，最后丧失的是进食能力。当患者通过康复训练逐渐恢复日常生活活动能力时，则是按相反的顺序由易到难逐渐恢复。Katz 指数评定在临床应用范围广泛，成人和儿童均可使用，但对其信度、效度研究较少。Katz 指数具体评定内容见表 15-3。

表 15-3　Katz 指数评定记录表

按下列各项功能进行检查("帮助"一词表示监督指导和他人帮助)		
洗澡(海绵擦浴、盆浴、淋浴) □ 无需帮助,能独立进出浴室,独立洗澡	□ 仅身体一个部位需要帮助	□ 超过身体一个部位需要帮助
穿着(从衣柜或抽屉内取内、外衣,扣纽扣) □ 能独立从衣柜中拿取衣物,穿着并扣好纽扣	□ 除系鞋带外无需帮助	□ 拿取衣物及穿衣需要帮助
上厕所(去厕所、排便、便后清洁、整理衣裤) □ 能独立进出厕所、用厕,处理便后卫生及整理衣裤(可能使用手杖或轮椅)	□ 需要帮助(已述内容之一)	□ 不能去厕所排便
转移 □ 上、下床,椅上起、坐无需帮助	□ 上、下床,椅上起、坐需要帮助	□ 不能离床
大小便控制 □ 完全控制	□ 偶尔有失控	□ 需监护、用导管或完全失控
进食 □ 无需帮助	□ 除切肉、涂抹果酱外无需帮助	□ 需帮助,或完全用导管,或静脉营养

注:评定时按照表格每一项完成的情况在相应的方框内打勾。

(二) 评定标准及结果分析

Katz 指数把 ADL 功能状态分为 A～G 七个功能等级,分级简单有效。A 级为完全自理,G 级为完全依赖,从 A 级到 G 级独立程度依次下降。按照上述评定项目进行评定后,统计出被评定者能完全独立完成的项目,按如下标准进行分级。

A 级:全部六项活动均能独立完成。

B 级:能独立完成六项活动中的任意五项,只有一项不能独立完成。

C 级:只有洗澡和其他任意一项不能独立完成,其余四项活动均能独立完成。

D 级:洗澡、穿着和其他任意一项不能独立完成,其余三项活动均能独立完成。

E 级:洗澡、穿着、上厕所和其他任意一项不能独立完成,其余两项活动均能独立完成。

F 级:洗澡、穿着、上厕所、转移和其他任意一项不能独立完成,其余一项可独立完成。

G 级:所有六项活动均不能独立完成。

在 7 级的基础上,又可归纳为良、中、差三级:A 与 B 合并为良,可独立完成 5 项以上的活动;C 与 D 合并为中,可独立完成 3～4 项活动;E、F 与 G 合并为差,只能独立完成 1～2 项活动或 6 项活动皆不能独立完成。

四、功能独立性评定

1983 年美国物理医学和康复学会制订了医学康复的统一数据系统,功能独立性评定(functional independence measure, FIM)是其中的主要组成部分,它包括供成人使用的 FIM 和供儿童使用WeeFIM。自20世纪80年代在美国开始使用以来，逐渐受到重视，目前FIM量表已获得国际普遍认可，在美国、澳大利亚、加拿大、法国、德国、意大利、日本、葡萄牙、瑞典等许多国家的康复医疗机构都得到广泛的应用，其信度、效度已得到大量研究的证实，具有相当的可靠性。它可用于记录入院、出院、随访时的功能评分，观察动态变化，综合反映患者功能及独立生活能力，评估各阶段治疗效果，比较不同治疗方案的优劣。FIM适用于多种伤病引起的功能独立障碍的评定，包括脑卒中、脊髓损伤疾病、骨科疾病、心肺疾病、肿瘤等。在临床康复工作中FIM有助于确定康复需求、预测康复结局、有针对性地选择治疗方案、节约康复费用，并可作为评定医疗机构管理水平和效率的客观指标，对康复工作进行费用-效益分析。

（一）评定内容

FIM量表的评定内容包括躯体运动功能和认知功能两大部分，涉及日常生活功能的六个方面，分别是自我照料、括约肌控制、体位转移、行走、交流和社会认知。每个方面又分为2～6项，总共18个评定项目(表15-4)。

表15-4 FIM评定内容

分　类	具　体　项　目
自理活动	①进食　②梳洗修饰　③洗澡　④穿上身衣物　⑤穿下身衣物　⑥上厕所
括约肌控制	⑦小便管理　⑧大便管理
体位转移	⑨床、椅、轮椅　⑩厕所　⑪浴盆、淋浴室
行进	⑫步行(轮椅)　⑬上下楼梯
交流	⑭理解　⑮表达
社会认知	⑯社会交往　⑰解决问题　⑱记忆

（二）评定标准

FIM量表的每个评定项目分为7个功能等级，分别评为1～7分。得分是根据患者活动中独立的程度、对辅助器具的使用需要以及对他人帮助的依赖程度来进行评判的。FIM的7个功能等级可分为独立、有条件的依赖和完全依赖三个层次，评分的基本原则如下。

1. 独立

7分：完全独立。能在合理的时间内规范、安全地完成活动，无需修改或使用辅助器具。

6分：有条件的独立。活动无需他人帮助，但需要使用辅助器具(假肢、矫形器、辅助具等)，或活动超过合理的时间，或有安全方面的顾虑。

2. 有条件的依赖

5分：监护或准备。活动无需身体接触性的帮助，但需要他人的监护、提示或规劝，或帮助准备必需用品，或帮助穿戴矫形器。

4分：最小量帮助。活动需要身体接触性的帮助，但只限于扶助，在活动中患者主动用力程度>75%。

3分：中等帮助。活动需要更多的身体接触性帮助，活动中患者主动用力程度为50%～75%。

3. 完全依赖

2分：最大帮助。活动需要大量身体接触性帮助才能完成，活动中患者主动用力程度仅为25%～50%。

1 分:完全依赖。活动基本依赖他人身体接触性帮助完成,活动中患者主动用力程度<25%或完全由他人帮助完成活动。

FIM 每个评定项目的具体评定内容和评分标准见附录 9。

(三) 结果分析

FIM 量表包括了患者躯体运动功能(1～13 项)和认知功能(14～18 项)两大类方面的能力,两大类应分别计算并记录总分,分别反映患者两个方面的能力,然后再计算 18 项总分。18 个项目的总分最高分为 126 分,最低分为 18 分,得分越高则表示独立性越好,得分越低则表示依赖性越强。总分的评价标准如下:126 分为完全独立,108～125 分为基本独立,90～107 分为极轻度依赖,72～89 分为轻度依赖,54～71 分为中度依赖,36～53 分为重度依赖,19～35 分为极重度依赖,18 分为完全依赖。

第十六章
社会功能评定

导学

社会功能是指人能否在社会上发挥应有的作用，承担一定的社会责任，以及发挥作用的大小。社会功能的评定包括对患者社会生活能力、就业能力和生活质量的评定。医学康复的目的不仅要改善患者的躯体功能，提高日常生活活动能力，而且要帮助残疾者适应周围环境，独立参与社会生活，进而提高社会功能，最大限度地回归社会。随着康复医学的发展和医学模式的转变，患者的社会功能日益得到重视，其中生活质量作为衡量康复疗效的重要指标也越来越得到医学界的认可。

学习本章应掌握社会功能评定的主要方面，生存质量的概念；熟悉社会功能、社会生活能力、就业能力的概念，生存质量评定的常用量表，健康状况调查简表的使用方法；了解社会生活能力、就业能力和生存质量评定的目的，社会生活能力、就业能力评定的常用量表。

第一节　社会生活能力评定

社会生活能力是指人类适应外界环境从而赖以生存的能力，也就是个体对其周围的自然和社会环境需要做出反应和适应的能力。人们为了正常地、有效地参与社会生活，应具备必要的社会生活能力。社会生活能力包括与家人生活、与朋友交往和参加社交活动等。社会生活能力评定的意义在于，了解残疾人由于个体功能障碍所导致的社会功能的限制，为制订相应的康复计划提供依据，并帮助残疾人在其功能允许的范围内最大限度地参与各种社会活动，从而提高残疾人自身的生存质量和自信，避免各种因生理障碍所导致的心理障碍的发生。社会生活能力的评定适用于因疾病或损伤导致活动受限的人群。

一、评定目的

评定患者的社会生活能力，目的是了解患者与社会生活相关的身体功能及残存能力，并进行量化分析，掌握患者社会生活障碍的具体内容，以及与正常标准个体的差别，并据此制定相应的康复计划,判定康复治疗效果,帮助患者最大限度地获得所需的社会生活能力,从而回归社会。

二、评定方法

社会生活能力评定的主要方法是量表询问法,目前常用的评定方法有如下几种。

(一) 功能活动问卷

功能活动问卷(The functional questionnair, FAQ)是1982年由Pfeffer提出的,1984年重新修订。该量表包括与日常生活密切相关的10项内容,如理财、工作、娱乐等活动,修订后的内容见表16-1。根据患者完成各项活动的难易程度评分,能够独立完成得0分,完全依赖他人完成得3分,所得总分越高表示障碍越重。<5分表示正常,可独立完成社会生活。≥5分表示异常,在家庭社区中不能独立。

表16-1　功能活动问卷(问患者家属)

项　　目	正常或从未做过但能做(0分)	困难,但可单独完成或从未做过(1分)	需要帮助(2分)	完全依赖他人(3分)
每月平衡收支能力,算账的能力				
患者的工作能力				
能否到商店买衣服、杂货和家庭用品				
有无爱好,会不会下棋和打扑克				
会不会做简单的事,如点炉子、泡茶等				
会不会准备饭菜				
能否了解最近发生的事件(时事)				
能否参加讨论和了解电视、书和杂志的内容				
能否记住约会时间、家庭节日和吃药				
能否拜访邻居,自己乘公共汽车				

(二) Frenchay活动指数评定法

Frenchay活动指数评定是专门评定脑卒中患者社会活动能力的量表。评定包括六大类,15项内容,各类均有4个等级,分别对应0～3分(表16-2)。各类的评分标准不同,所得总分最低为0分,最高为47分。根据评分结果,可将社会生活能力分为以下级别:47分为完全正常,30～44分为接近正常,15～29分为中度障碍,1～14分为重度障碍,0分为完全丧失。

表16-2　Frenchay活动指数表

评　定　内　容	评　分　标　准
在最近3个月	
Ⅰ. 1. 做饭 2. 梳洗 3. 洗衣 4. 轻度家务活	0分:不能 1分:<1次/周 2分:1～2次/周 3分:几乎每天
Ⅱ. 5. 重度家务活 6. 当地商场购物 7. 偶尔的社交活动 8. 外出散步>15 min 9. 能进行喜爱的活动 10. 开车或坐车旅行	0分:不能 1分:1～2次/3个月内 2分:3～12次/3个月内 3分:至少每周1次

（续表）

评定内容	评分标准
最近6个月	
Ⅲ. 11. 旅游/开车或骑车	0分:不能 1分:1～2次/6个月内 2分:3～12次/6个月内 3分:至少每周1次
Ⅳ. 12. 整理花园 13. 家庭/汽车卫生	0分:不能 1分:轻度的 2分:中度的 3分:全部的
Ⅴ. 14. 读书	0分:不能 1分:6个月1次 2分:＜1次/2周 3分:＞1次/2周
Ⅵ. 15. 上班	0分:不能 1分:10 h/周 2分:10～30 h/周 3分:＞30 h/周

第二节　就业能力评定

就业能力即获得和从事工作的能力。康复治疗不仅要减轻或消除患者的功能障碍，还应在此基础上帮助患者建立工作能力，这样才能使患者在社会中发挥自身的潜能，以独立的人格和经济地位参与社会生活，实现自我价值，保持心理健康。就业能力体现了一个人的身份、社会地位和自我价值。就业能力评定对于帮助患者最大限度地获得职业技能和素养，最终回归社会具有重要意义。就业能力的评定适用于康复出院患者，或者具有劳动资格的残疾人。

一、评定目的

就业能力的评定目的是判断患者是否能工作和适合何种工作，并确定职业范围、评定职业潜力。通过了解患者已有的和尚未建立的与就业相关的能力，判断患者可能或可以从事的职业，并根据职业的要求指定出合理的治疗计划，循序渐进地帮助患者提高就业所需的各种能力和素质，最终承担一些力所能及的工作。

二、评定方法

就业能力评定的内容包括心理状况、身体素质、能力限度、技术水平等。评定可在职业训练前、训练中、训练后，根据不同目的选择评定项目进行评定，确定就业目标。就业能力评定常用的评定方法有如下几种。

（一）微塔法

微塔法是美国制定的定向和工作评定（testing orientation and work evaluation in rehabilitation, TOWER）的精简版（Micro TOWER），是常用的残疾者就业能力的评定方法，其评定的主要内容见表16-3，评分依据及分值见表16-4。

表 16-3　微塔法的评定内容

所评定的能力	评　定　项　目
1. 运动协调能力 用手和手指正确操作的能力	拧瓶盖、装箱：给瓶子加盖并装入箱子中 插小金属棒和夹子 电线连接
2. 空间判断能力 正确判断理解图的能力	看懂图纸 描图
3. 事务处理能力 正确处理文字、数字资料的能力	查邮政编码 库存物品的核对 卡片分类 分拣邮件
4. 计算能力 正确处理数字及数字运算的能力	数钱 算钱
5. 语言能力 读、写、理解文字及语言的能力	对招聘广告的理解 传话、留言的处理

表 16-4　微塔法的评分依据及正常分值

评定项目	作　业　内　容	评　分　依　据	最高分
1. 拧瓶盖、装箱	给 48 个拧瓶盖并装入大纸箱内	150 s 内正确拧好和装箱瓶的数目	48
2. 插小金属棒和夹子	在插孔和插槽内插入小金属棒和夹子	5 min 内正确插入的数目	180
3. 电线连接	用剥线钳剥出电线头连接在螺丝上用螺丝刀拧紧	570 s 内正确连接的数目	60
4. 看懂图纸	按三角法看图，记下物品尺寸	15 min 内看完，回答提问正确	24
5. 描图	用尺、三角板、圆规按样品描图	45 min 内的描绘质量	32
6. 查邮政编码	从邮政手册中查出指定地区的邮编	30 min 内正确完成的答案数	60
7. 库存物核对	将有错误的记录与正确的对照并改正	15 min 内查核、改正的数量	80
8. 卡片分类	将卡片按字母和数字的顺序排好	25 min 内正确排好的组数	15
9. 分拣邮件	将邮件分到指定单位的信箱中	5 min 内正确分发数	50
10. 数钱	用心算收款和找钱	10 min 内正确解答数	10
11. 算钱	由出工账中计算应得的工钱	6 min 内计算正确的数目	91
12. 对招聘广告的理解	看广告条文回答问题	30 min 内回答正确的数目	30
13. 传话、留言的处理	听电话录音留言并传话	30 min 内正确传递数	111

（二）Valpar 评定系统

该系统适用于职业康复中技能的评定与训练以及工作能力的评定与训练，是国际上具有权威性的标准化测试系统，有较高的信度。这一系统包括 19 类独立的工作模式或评定项目：使用小工具、大（小）辨别、数字分类、上肢关节活动范围、文书综合技能、问题解决、多层分类、模拟组装、全身关节活动范围、三层测量、眼-手-足协调性、焊接和电子检测、财务管理、感觉集合技能、电路安装维修技能、制图、动态体能测试等。

第三节　生存质量评定

生存质量（quality of life，QOL）又称为生活质量、生命质量，广义的生存质量是指人类生存的自然条件和社会条件的优劣状态，内容包括国民收入、健康、教育、营养、环境、社会服务和社会秩序等方面。WHO 在 1997 年将生存质量定义为：在不同的文化背景及价值体系中，生活的个体对他们的目标、愿望、标准以及与自身相关的事物的生存状况的认识体验。所以,生存质量不仅包括健康状况和物质生活水平,更包括精神、心理方面的状态。生存质量是相对于生命数量(寿命)而言的概念,是个体的主观评价。在医学领域中,生存质量是指个体生存水平和体验,它反映了病伤残患者在不同程度伤残的情况下,维持自身躯体、精神以及使社会生活处于一种良好状态的能力和素质。生存质量包括身体功能状态、心理与社会满意度、健康感觉以及与疾病相应的自觉症状等广泛的领域,其测量必须包括主观指标。生存质量的评定体现了健康新概念,即人们在躯体上、精神上及社会生活中处于一种完好的状态,而不仅仅是没有患病和衰弱。它是一个以健康概念为基础,包含生物医学和社会、心理等内容的集合概念,能够更全面地反映健康状况,它的资料应由被测试者提供。生存质量评定的适应人群较广,适用于各种患者和残疾人。

生存质量最初只是作为一个政治口号或社会学指标被提出,直到20世纪70年代后期,由于逐渐认识到康复不仅要达到ADL最大限度的自理,还包含精神心理、社会、文化等要素的全面提升,康复医学领域才开始重视生存质量对人的健康的影响,并将生存质量的评定作为康复评定的重要组成部分而加以重视。

一、评定目的

生存质量评定的目的主要是了解患者的综合健康状况、社会的经济和医疗卫生水平。对于特殊人群,如老年人、慢性病患者和残疾者等,生存质量的评定目的主要是了解患者的病情,制定相应的康复治疗计划。其中,对于残疾者生存质量的评定有更多的意义,包括了解残疾状态变化,发现导致障碍的原因,确定残疾者的需求,依据评定结果而确立康复治疗目标,制订康复治疗计划。

二、评定方法

(一)生存质量评定的实施方法

对生存质量进行评定时,应采用具有较高信度和效度的标准化量表,具体实施包括以下方法。

1. 观察法　由评定者按量表项目直接观察患者表现而进行评分。观察法一般用于不能作答或难以提供可靠信息的患者,如精神病患者、痴呆患者和植物人等。

2. 询问法　由评定者根据标准的QOL评定量表的有关项目,以谈话的形式向患者或家属询问患者对有关问题的主观感受,填写QOL量表。提问时应避免诱导患者的思路而影响评定结果的准确性,必要时可由两名评定者共同参加调查。

3. 自我报告法　由患者直接填写量表,回答有关问题,此方法能直接反映患者的思考方法。若出现调查项目的内容不能被理解的情况,由评定者提供适度提示。

(二)常用的生存质量评定量表

生存质量评定的内容目前尚未形成统一的标准,不同的评定量表的内容有较大的差异。一般认为,生存质量评定的内容应包括躯体方面的功能活动、社会活动能力、心理状态、健康感受、认知能力等方面。生存质量较常用的标准化量表有以下几种。

1. 世界卫生组织生存质量测定简表 WHO/QOL-26　WHO/QOL-26是世界卫生组织的15个成员国历时5年编制的WHO/QOL-100的简化版(WHOQOL-BREF),包括躯体功能、心理状况、社会生活、环境条件及综合等5个领域的26个项目。每一项的被选答案分5个等级，如"很不满"至"很满意"，"很差"至"很好"，量表的具体内容见附录10。

2. 健康状况调查简表(SF-36)　此表是在美国研制的医疗结局研究量表的简表(medical outcomes study-short form, MOF-SF)基础上发展起来的，是国际上以健康作为重点的综合评定表，其优越性在于全面评估生活质量。SF-36包括8个领域的36个项目(躯体功能10项、生理职能4项、身体疼痛2项、一般健康状况6项、活力4项、社会功能2项、情感职能3项、精神健康5项)，具体内容见附录11。SF-36是评定患者的自身感受，属于主观评定。因此，评定者必须明白患者的语言，如果患者讲方言，评定者需要懂得方言，以免由于沟通障碍而影响评定结果。评定时患者根据自身感受逐条回答SF-36中的每一个问题。

SF-36得分的计算应首先根据患者对8个方面所包含问题的回答情况给出实际得分，然后通过以下换算公式将各方面得分转换成百分制：

$$\text{换算得分} = \frac{\text{实际得分} - \text{该方面的可能最低得分}}{\text{该方面的可能最高得分} - \text{可能最低得分}} \times 100$$

每个问题的实际得分根据相关的操作指南进行评分，每一方面转换后的得分最高100分，最低0分，得分越高则所代表的功能损害越轻、生存质量越好。

3. ESCROW Profilef表　此表是以社会水平的评定为重点，包括六个领域：环境，社会交流，家庭构成，经济状况，综合判定，就职/就学/退休后的状态。没有健康和娱乐方面的内容，是客观评定QOL的代表性量表。

4. 费城精神量表改良版(PGC)　此表由费城老年医学中心缩写字母命名的，是主观评定QOL的代表性量表，适用于健康老年人的心理调查，或是对患有疾病的老年人进行社会、心理特征的调查。选择"是"得1分，选择"不是"得0分，把17项的合计分数算出，满分17分。

5. 生活满意指数量表A　此表是一种常用的、主观的生存质量评定方法。评定时，让患者仔细阅读20个项目，然后在符合自己意见的分数上做出标记，满分20分。正常者为12分，评分越高说明生存质量越佳。

附 录

附 录 1

简化 Fugl-Meyer 运动功能评定表

部位和体位	评 定 项 目	评 价 标 准
上肢坐位	Ⅰ. 上肢反射活动	
	1. 肱二头肌腱反射 2. 肱三头肌反射	0 分:不能引出反射活动 2 分:能够引出反射活动
	Ⅱ. 屈肌共同运动	
	1. 肩关节上提 2. 肩关节后缩 3. 肩关节外展(至少 90°) 4. 肩关节外旋 5. 肘关节屈曲 6. 前臂旋后	0 分:完全不能进行 1 分:部分完成 2 分:无停顿充分完成
	Ⅲ. 伸肌共同运动	
	1. 肩关节内收/内旋 2. 肘关节伸展 3. 前臂旋前	0 分:完全不能进行 1 分:部分完成 2 分:无停顿充分完成
	Ⅳ. 伴有共同运动的活动(部分分离运动)	
	1. 手触腰椎	0 分:没有明显活动 1 分:手必须通过髂前上棘 2 分:能顺利进行
	2. 肩关节屈曲 90°(肘关节伸展时)	0 分:开始时手臂立即外展或肘关节屈曲 1 分:在接近规定位置时肩关节外展或肘关节屈曲 2 分:能顺利充分完成
	3. 前臂旋前、旋后(肩关节 0°肘关节屈曲 90°时)	0 分:不能屈肘或前臂不能旋前 1 分:肩、肘关节位正确,基本上能旋前、旋后 2 分:顺利进行
	Ⅴ. 分离运动	
	1. 前臂旋前(肩关节外展 90°,肘关节伸展时)	0 分:一开始肘关节就屈曲、前臂偏离方向不能旋前 1 分:可部分完成或者在活动时肘关节屈曲或前臂不能旋前 2 分:顺利完成
	2. 肩关节屈曲 90°～180°(肘伸展位,前臂中立位时)	0 分:开始时肘关节屈曲或肩关节外展 1 分:在肩部屈曲时,肘关节屈曲,肩关节外展 2 分:顺利完成
	3. 前臂旋前旋后(肩关节屈曲 30°～90°、肘关节伸展时)	0 分:前臂旋前、旋后完全不能进行,或肩、肘关节位不正确 1 分:能在要求肢体上部分完成旋前、旋后 2 分:顺利完成

（续表）

部位和体位	评 定 项 目	评 价 标 准
上肢坐位	Ⅵ. 反射活动 1. 肱二头肌反射 2. 指屈肌反射 3. 肱三头肌反射	0 分:2～3 个反射明显亢进 1 分:1 个反射明显亢进或 2 个反射活跃 2 分:反射活跃不超过 1 个,并且无反射亢进
	Ⅶ. 腕稳定性 1. 腕关节背伸(肩关节 0°,肘关节屈曲 90°时)	0 分:不能背伸腕关节达 15° 1 分:可完成腕关节背伸,但不能抗拒阻力 2 分:施加轻微阻力仍可维持腕关节背伸
	2. 腕关节屈伸(肩关节 0°,肘关节屈曲 90°时)	0 分:不能随意运动 1 分:不能在全关节范围内主动活动腕关节 2 分:能平滑地不停顿地进行
	3. 腕背伸(肩关节屈曲 30°,肘关节伸展时)	0 分:不能背伸腕关节达 15° 1 分:可完成腕关节背伸,但不能抗拒阻力 2 分:施加轻微阻力仍可维持腕关节背伸
	4. 腕关节屈伸(肩关节屈曲 30°,肘关节伸展时)	0 分:不能随意运动 1 分:不能在全关节范围内主动活动腕关节 2 分:能平滑地、不停顿地进行
	5. 腕环转运动	0 分:不能进行 1 分:不平滑地运动或部分完成 2 分:正常完成
	Ⅷ. 手 1. 手指联合屈曲	0 分:不能屈曲 1 分:能屈曲但不充分 2 分:(与健侧比较)能完全主动屈曲
	2. 手指联合伸展	0 分:不能伸 1 分:能放松主动屈曲的手指(能够松开拳) 2 分:能充分地主动伸展
	3. 钩状抓握(掌指关节伸展并且近端和远端指骨间关节屈曲,检测抗阻握力)	0 分:不能保持要求位置 1 分:握力减弱 2 分:能够抵抗相当大的阻力抓握
	4. 侧捏(所有指关节伸直时,拇指内收)	0 分:不能进行 1 分:能用拇、示指捏住一张纸,但不能抵抗拉力 2 分:可牢牢捏住纸
	5. 对捏(患者拇、示指可捏住一支铅笔)	评分方法同“侧捏”
	6. 圆柱状抓握(患者能握住一个圆筒状物体)	评分方法同“侧捏”
	7. 球形抓握(抓握球形物体,如网球)	评分方法同“侧捏”
	Ⅸ. 协调性与速度(快速连续进行 5 次指鼻试验) 1. 震颤	0 分:明显震颤 1 分:轻度震颤 2 分:无震颤
	2. 辨距不良	0 分:明显的或不规则辨距障碍 1 分:轻度的或规则的辨距障碍 2 分:无辨距障碍
	3. 速度	0 分:较健侧慢 6 s 1 分:较健侧慢 2～5 s 2 分:两侧差别<2 s
下肢仰卧位	Ⅰ. 反射活动 1. 跟腱反射 2. (髌)膝腱反射	0 分:无反射活动 2 分:有反射活动
	Ⅱ. 联带运动 屈肌共同运动 1. 髋关节屈曲 2. 膝关节屈曲 3. 踝关节背屈	0 分:不能进行 1 分:部分进行 2 分:充分进行

（续表）

部位和体位	评定项目	评价标准
下肢仰卧位	伸肌共同运动 1. 髋关节伸展 2. 髋关节内收 3. 膝关节伸展 4. 踝关节跖屈	0分：没有运动 1分：微弱运动 2分：几乎与对侧相同
下肢坐位	Ⅲ. 伴有共同运动的活动 1. 膝关节屈曲	0分：无主动活动 1分：膝关节能从微伸位屈曲，但不超过90° 2分：膝关节屈曲大于90°
	2. 踝关节背屈	0分：不能主动背屈 1分：主动背屈不完全 2分：正常背屈
下肢站立位	Ⅳ. 分离运动(髋关节0°) 1. 膝关节屈曲	0分：在髋关节伸展位不能屈膝 1分：在髋关节不屈曲的情况下，膝关节能屈曲，但不能达到90°，或在进行时髋关节屈曲 2分：能自如活动
	2. 踝关节背屈	0分：不能主动活动 1分：能部分背屈 2分：能充分背屈
下肢坐位	Ⅴ. 反射活动 1. 膝部屈肌反射 2. 膝反射 3. 跟腱反射	0分：2～3个反射明显亢进 1分：1个反射亢进或2个反射活跃 2分：活跃的反射不超过1个
下肢仰卧位	Ⅵ. 协调/速度 跟膝胫试验(连续重复5次) 1. 震颤	0分：明显震颤 1分：轻度震颤 2分：无震颤
	2. 辨距障碍	0分：明显的、不规则的辨距障碍 1分：轻度的、规则的辨距障碍 2分：无辨距障碍
	3. 速度	0分：比健侧慢6 s 1分：比健侧慢2～5 s 2分：两侧相差<2 s

说明：

1. 评分原则　0分表示不能做某一动作；1分表示部分能做某一动作；2分表示能充分完成某一动作。

2. 运动功能障碍分级　共50项，最高总积分100分，分值越高功能越好。总分<50分表示患肢严重运动障碍，50～84分表示患肢明显运动障碍，85～95分表示患肢中等运动障碍，96～99分表示患肢轻度运动障碍。

附　录　2

中风病中医辨证诊断标准

证型	项目		评分
风证	起病	48 h达到高峰 24 h达到高峰 病情数变 发病即达高峰	2分 4分 6分 8分
	肢体	两手握固或口噤不开 肢体抽动 肢体拘急或颈项强急	3分 5分 7分

（续表）

证　型	项　目		评　分
风证	舌体	舌体颤抖 舌体歪斜且颤抖	5分 7分
	目珠	目珠游动或目偏不瞬	3分
	脉象	脉弦	3分
	头晕头痛	头晕或头痛如掣 头晕目眩	1分 2分
	舌质	舌红 舌红绛	5分 6分
	舌苔	薄黄 黄厚 干燥 灰黑干燥	2分 3分 4分 5分
	大便	便干便难 便干3日未解 便干5日以上未解	2分 3分 4分
火热证	神情	心烦易怒 躁扰不宁 神昏谵语	2分 3分 4分
	面目呼吸气味	声高气粗或口唇干红 面红目赤或气促口臭	2分 3分
	发热		3分
	脉象	数大有力或弦数或滑数	2分
	口中感觉	口苦咽干 渴喜冷饮	1分 2分
	尿短赤		1分
痰证	痰	口多黏涎 咯痰或呕吐痰涎 痰多而黏 鼻鼾痰鸣	2分 4分 6分 8分
	舌苔	腻或水滑 厚腻	6分 8分
	舌体	胖大 胖大多齿痕	4分 6分
	神情	表情淡漠或寡言少语 神情呆滞或反应迟钝或嗜睡	2分 3分
	脉象	滑或濡	3分
	头昏沉		1分
	体胖臃肿		1分
	舌质	舌背脉络瘀张青紫 舌紫暗 有瘀点 有瘀斑 青紫	4分 5分 6分 8分 9分
	头痛	头痛而痛处不移 头痛如针刺或如炸裂	5分 7分
血瘀证	肢体	肢痛不移 爪甲青紫	5分 6分

（续表）

证型	项目		评分
血瘀证	面色	睑下青黑	2分
		口唇紫暗	3分
		口唇紫暗且面色晦暗	5分
	脉象	沉弦细	1分
		沉弦迟	2分
		涩或结代	3分
	高黏滞血症		5分
	舌质、舌体	舌淡	3分
		舌胖大	4分
		胖大边多齿痕或舌痿	5分
	体态声音	神疲乏力或少气懒言	1分
		语声低怯或咳声无力	2分
		倦怠嗜卧	3分
		鼻鼾细微	4分
	汗	稍动则汗出	2分
		安静时汗出	3分
		冷汗不止	4分
气虚证	二便	大便溏或初硬后溏	1分
		小便自遗	2分
		二便自遗	4分
	肢体	手足肿胀	2分
		肢体瘫软	3分
		手撒肢冷	4分
	心悸	活动较多时心悸	1分
		轻微活动即心悸	2分
		安静时常心悸	3分
	面色	面白	1分
		面白且面色虚浮	3分
	脉象	沉细或迟缓或脉虚	1分
		结代	2分
		脉微	3分
	舌质舌体	舌体瘦	3分
		舌瘦而红	4分
		舌瘦而红干	7分
		舌瘦而红干多裂	8分
	舌苔	苔少或剥脱苔	5分
		光红无苔	7分
阴盛阳亢	神情	心烦易怒	1分
		心烦不得眠	2分
		躁扰不宁	3分
	热象	午后颧红或面部烘热或手足心热	2分
	头晕目眩		2分
	盗汗		2分
	耳鸣		2分
	干燥	咽干口燥或两目干涩或便干尿少	2分
	脉象	弦细或细数	1分

说明：

证候诊断及分级　每一证候的得分是将诊断这一证候的各项因素所得最高分相加而成，满分均为30分，总分越高障碍越重。总分＞7分表示证候诊断成立，7～14分表示轻度，15～22分表示中度，＞23分表示重度。

附　录 3

中风病中医病类诊断标准

证候类别	证候表现	评分
神识	正常 嗜睡 迷蒙 神昏 昏瞆	0分 3分 5分 7分 9分
语言	正常 构音不清 语句不全 字词不清 失语	0分 1分 3分 4分 6分
面瘫	无 轻瘫 全瘫	0分 1分 2分
眼症	两目上吊 目偏不瞬	2分 4分
上肢瘫	无 上举力弱 上举过肩 上举不到肩 最多可略摆动 不能动	0分 1分 2分 4分 5分 6分
指瘫	无 力弱 握拳伸指不全 略动 全瘫	0分 1分 2分 4分 5分
下肢瘫	无 抬高45°以上 抬高不足45° 摆动平移 略动 不能动	0分 1分 2分 4分 5分 6分
趾瘫	无 力弱 伸屈不全 略动 全瘫	0分 1分 2分 4分 5分
其他征象	瞳神异常 抽搐 呕血便血 二便自遗 目合口开 鼻鼾息微 脉微欲绝 手撒肢冷	7分 7分 8分 8分 8分 9分 9分 9分

说明：

病类诊断是各项最高分相加而成，满分为52分，总分越高障碍越重。1～13分表示轻型，14～26分表示普通型，27～39分表示重型，≥40分表示极重型。

附 录 4

Berg 平衡量表评分细则

1. 由坐位站起　患者体位:坐于治疗床上。测试命令:请站起来,尽量不要用手帮助。

4 分:不用手帮助即能够站起且能够保持稳定。

3 分:用手帮助能够独立站起。

2 分:用手帮助经过几次努力后能够站起来。

1 分:需要他人较小的帮助能够站起或保持稳定。

0 分:需要他人中等或最大量的帮助才能站起或保持稳定。

2. 无支持站立　患者体位:站立位。测试命令:不用手扶,请站 2 min。

4 分:能够安全站立 2 min。

3 分:能够在监护下站立 2 min。

2 分:在无支持条件下能够独立站立 30 s。

1 分:需若干次尝试才能无支持地站立 30 s。

0 分:没有帮助不能站立 30 s。

如果受试者能够独立站立 2 min,则第 3 项"无支持坐位"得满分,直接进行第 4 项评定。

3. 无支持坐位　患者体位:坐在无靠背椅子上,双足平放在地上或小凳子上。测试命令:请将上肢交叉抱在胸前并尽量坐稳。

4 分:能够安全地保持坐位 2 min。

3 分:能够在监护下保持坐位 2 min。

2 分:能够坐 30 s。

1 分:能够坐 10 s。

0 分:没有靠背支撑则不能坐 10 s。

4. 从站立位坐下　患者体位:站立位。测试命令:请坐下,尽量不要用手帮助。

4 分:最小量用手帮助即能够安全地坐下。

3 分:需要借助于双手帮助才能控制身体下移。

2 分:需要用小腿的后部顶住椅子来控制身体下移。

1 分:能够独立地坐,但不能控制身体下移。

0 分:需要他人帮助才能坐下。

5. 转移　先在治疗床旁边准备一张有扶手和一张无扶手的椅子。患者体位:患者坐于治疗床上,双足平放于地面。测试命令:请坐到有扶手的椅子上来,再坐回床上;然后再坐到无扶手的椅子上,再坐回床上。

4 分:用手稍微帮助即能够安全地转移。

3 分:必须用手帮助才能安全地转移。

2 分:需要监护或口头提示才能完成转移。

1 分:需要一个人帮助才能完成转移。

0 分:需要两个人帮助或监护才能完成转移。

6. 无支持闭目站立　患者体位:站立位。测试命令:请闭上眼睛,尽量站稳。

4 分:能够安全站立 10 s。

3 分:能够在监护下安全站立 10 s。

2 分:能够站立 3 s。

1 分:闭眼时不能站立 3 s,但睁眼站立时能保持稳定。

0 分:需要帮助以避免摔倒。

7. 双脚并拢无支持站立　患者体位:站立位。测试命令:请将双脚并拢并且尽量站稳。

4 分:能够独立地将双脚并拢,并独立站立 1 min。

3 分:能够独立地将双脚并拢,并在监护下站立 1 min。

2 分:能够独立地将双脚并拢,但不能站立 30 s。

1 分:需要帮助才能将双脚并拢,但双脚并拢后能够站立 15 s。

0 分:需要帮助才能将双脚并拢,且双脚并拢后不能站立 15 s。

8. 站立时上肢向前伸展并向前移动　患者体位:站立位。测试命令:将手臂抬高 90°,伸直手指并尽力使上肢向前伸,请注意双脚不要移动。注意:受试上肢前伸时,评定者用直尺测量手指起始位到终末位的距离。如果可能的话,为了避免躯干旋转,患者要两臂同时前伸。

4 分:能够向前伸大于 25 cm 的距离。

3 分:能够前伸大于 12 cm 的距离。

2 分:能够前伸大于 5 cm 的距离。

1 分:能够前伸但需要监护。

0 分:当试图前伸时失去平衡或需要外界支撑。

9. 站立时从地面拾起物品　患者体位:站立位。测试命令:请把你双脚前面的拖鞋捡起来。

4 分:能够安全而轻易地捡起拖鞋。

3 分:能够在监护下捡起拖鞋。

2 分:不能捡起但能够到达距离拖鞋 2～5 cm 的位置,且能够独立保持平衡。

1 分:不能捡起,且当试图努力时需要监护。

0 分:不能尝试此项活动或需要帮助,以避免失去平衡或摔倒。

10. 站立时转身向后看　患者体位:站立位。测试命令:双脚不要动,先向左侧转身向后看。然后,再向右侧转身向后看。注意:评定者可以站在患者身后,手拿一个患者可以看到的物体以鼓励其更好的转身。

4 分:能够从左、右侧向后看,重心转移良好。

3 分:仅能从一侧向后看,另一侧重心转移较差。

2 分:仅能向侧方转身,但能够保持平衡。

1 分:转身时需要监护。

0 分:需要帮助,以防止失去平衡或摔倒。

11. 转身 360°　患者体位:站立位。测试命令:请转身一圈,暂停,然后向另一个方向转一圈。

4 分:用 4 s 或更短的时间安全地转身 360°。

3 分:用 4 s 或更短的时间仅能在一个方向安全地转身 360°。

2 分:能够安全地转身 360°,但用时超过 4 s。

1 分:转身时需要密切监护或口头提示。

0 分:转身时需要帮助。

12. *无支持站立时将一只脚放在凳子上* 先在患者前面放一个台阶或一只高度与台阶相当的小凳子。患者体位:站立位。测试命令:请将左、右脚交替放到台阶、凳子,直到每只脚都踏过 4 次台阶或凳子。

4 分:能够独立而安全地站立,在 20 s 内完成 8 次。

3 分:能够独立站立,完成 8 次的时间超过 20 s。

2 分:不需辅助具在监护下能够完成 4 次。

1 分:需要少量帮助能够完成 2 次以上。

0 分:需要帮助以防止摔倒或完全不能做。

13. *双脚一前一后站立* 患者体位:站立位。测试命令:(示范给患者)将一只脚放在另一只脚的正前方并尽量站稳。如果不行,就将一只脚放在另一只脚前面尽量远的地方。这样,前脚后跟就在后脚足趾之前。注意:要得到 3 分,则步长要超过另一脚的长度且双脚支撑的宽度应接近正常的支撑宽度。

4 分:能够独立地将双脚一前一后地排列(无间距)并保持 30 s。

3 分:能够独立地将一只脚放在另一只脚的前方(有间距)并保持 30 s。

2 分:能够独立地将一只脚向前迈一小步并能够保持 30 s。

1 分:向前迈步需要帮助,但能保持 15 s。

0 分:当迈步或站立时失去平衡。

14. *单腿站立* 患者体位:站立位。测试命令:请单腿站立尽可能长的时间。

4 分:能够独立抬腿并保持 10 s 以上。

3 分:能够独立抬腿并保持 5～10 s。

2 分:能够独立抬腿并保持 3～5 s。

1 分:试图抬腿时,保持时间不足 3 s,但能够保持独立站立。

0 分:不能够抬腿或需要帮助以避免跌倒。

附 录 5

汉语失语症成套测验

1. *谈话*

(1) 问答、叙述:通过患者回答问题以及叙述病情和家庭、工作情况等,评定患者言语的信息量和流利性。第 7、第 8 个问题要尽量鼓励患者多说,患者连续说时不要打断他,看图说话的评定可从两张图(附图 5-1、附图 5-2)中任选一张。评定时需要录音。

评定内容如下:①今天好些了吗？②你以前到过这儿吗？③你叫什么名字？④你多大岁数啦？⑤你家住在什么地方？⑥你做什么工作(或退休前做什么工作)？⑦说说你为什么到这儿

来(或你有什么不舒服),好吗? ⑧看图说话。

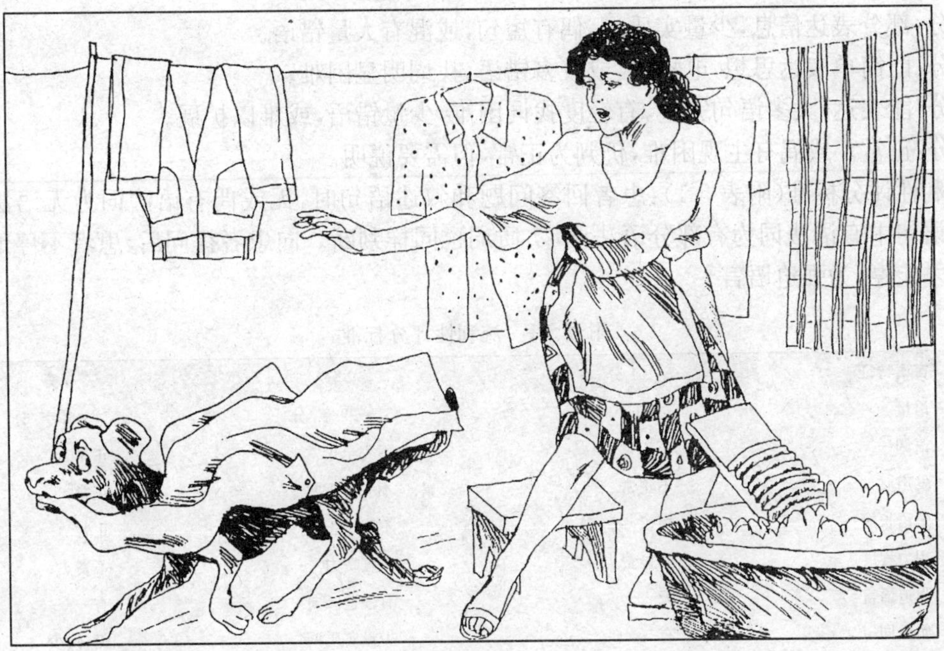

附图 5-1

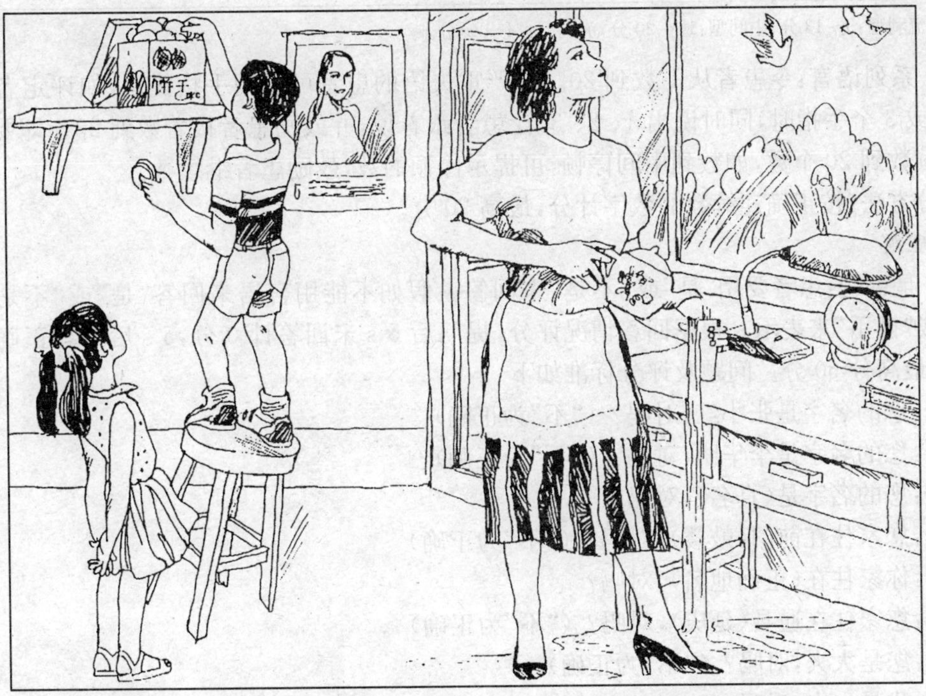

附图 5-2

信息量评分方法:

0 分:无声音,哑。

1 分:刻板言语,或难以听懂的声音,不表达任何信息。

2 分:部分表达信息,少量实质词,偶有短句,或混有大量错语。

3 分:能简单表达思想,电报式,或较多错语,找词明显困难。

4 分:能表达,大多语句完整,有轻度找词困难,少量错语,或难以扩展。

5 分:正常。或偶有主观困难,仍判为正常,但需要说明。

流利性评分标准(附表 5-1):患者回答问题和叙述语句时,无或偶有语法词为无语法词,一半以下语句中有语法词为有部分语法词,实质词也同样判断。向患者提问后,患者不停地说,必须制止才能停,为强迫语言。

附表 5-1　流利性评分标准

言语特征	1 分	2 分	3 分
语量	<50 字/分	51～99 字/分	>100 字/分
语调	不正常	不完全正常	正常
发声	不正常	不完全正常	正常
短语长短	短(1～2 字)	不完全正常	正常
用力程度	明显费力	中度费力	不费力
强迫语言	无	有强迫倾向	有
实质词	有	少量实质词	无,缺少
语法	无	有部分语法词	有
错语	无	偶有,少量	有,大量

注:非流利型:9～13 分,中间型:14～20 分,流利型:21～27 分。

(2) 系列语言:令患者从 1 数到 20。对严重失语的患者可以用手指提示,如评定者可以伸出 1、2 或 3 个手指时,同时说出 1、2、3,让患者跟着说,并鼓励患者接着数到 23。即要求患者自主连续数到 20 个数,如数到中间停顿,可提示停顿的数,鼓励患者继续数。

评分方法:按正确连续数的数字计分,最高 20 分。

2. 理解

(1) 是否题:患者要用"是"或"不是"来回答。假如不能用言语来回答"是"或"不是",就用"举手"或"摆手"来表示。根据回答情况评分,提问后 5 s 未回答计 0 分,5 s 后回答正确者计一半的分,最高分 60 分。问题及评分标准如下。

2 分:您的名字是张小红,对吗?("不"为正确)

2 分:您的名字是李华明,对吗?("不"为正确)

2 分:您的名字是(真名),对吗?

2 分:您家住在前门(鼓楼),对吗?("不"为正确)

2 分:你家住在(正确地名),对吗?

2 分:您家住在通县(延庆),对吗?("不"为正确)

2 分:您是大夫,对吗?("不"为正确)

2 分:我是大夫,对吗?

2 分:您是男(女)的,对吗?("不"为正确)

2 分:这个房间的灯亮着,对吗?

2 分：这个房间的门是关着的，对吗？
2 分：这是旅馆，对吗？
2 分：这是医院，对吗？
2 分：您穿的衣服是红（蓝）色的，对吗？
4 分：纸在火中会燃烧，对吗？
4 分：每年中秋节在端午节前先过，对吗？
4 分：您吃香蕉时先剥皮，对吗？
4 分：北京七月会下雪，对吗？
4 分：马比狗大，对吗？
4 分：农民用斧头割草，对吗？
4 分：一斤面比二斤面重，对吗？
4 分：木头在水里会沉，对吗？

（2）听辨认：分次将附图 5-3 至附图 5-7 放在患者面前，听评定者说名称后，要求患者从图中或身体部位选出正确者。评分方法：5 s 内正确指出者计 2 分，超过 5 s 正确指出者计 1 分，无反应或错误者计 0 分。身体左或右的提问，必须指的部位和左右侧都正确才能计分，否则为 0 分。最高分 90 分。检查内容见附表 5-2。

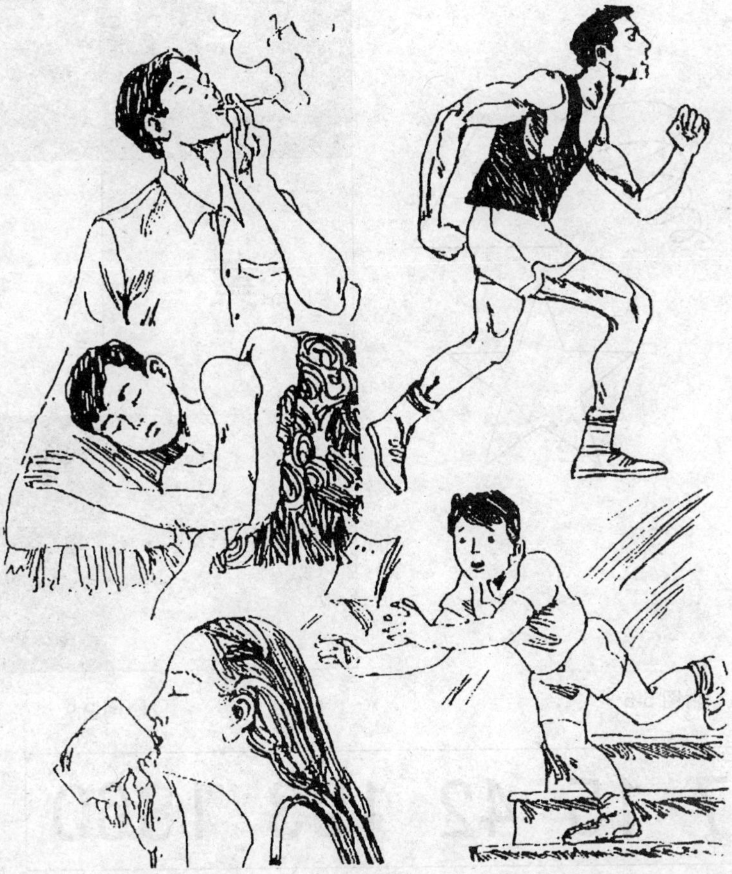

附图 5-3

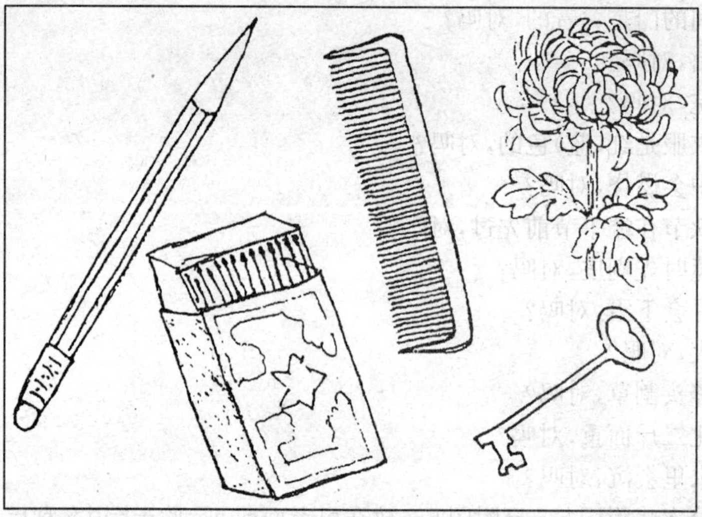

附图 5-4

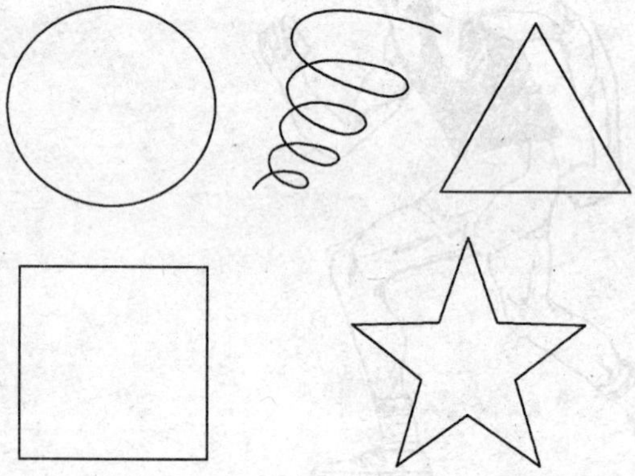

附图 5-5

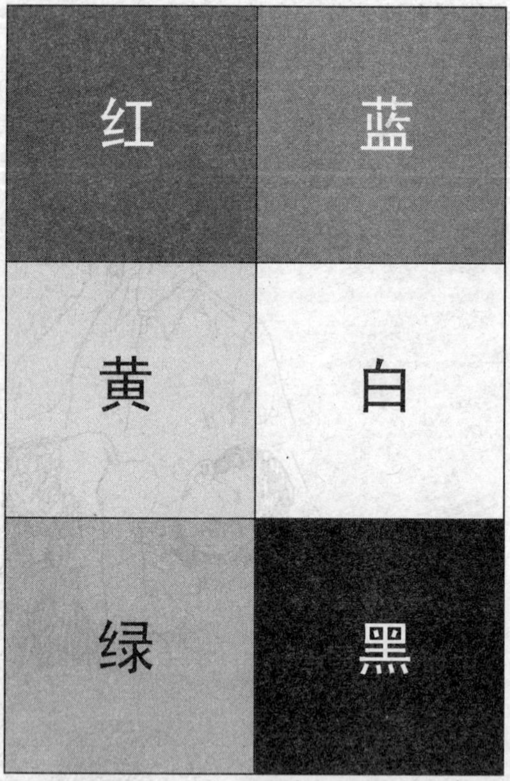

附图 5-6

7 15 42 193 1860

附图 5-7

附表 5-2　ABC 听辨认检查内容及记分表

		<5 s	>5 s				<5 s	>5 s				<5 s	>5 s	
		2分	1分	0分			2分	1分	0分			2分	1分	0分
动作	吸烟				图画	钥匙				图形	圆			
	喝酒					火柴					方			
	跑步					梳子					三角			
	睡觉					铅笔					螺旋			
	摔倒					花					五星			
颜色	红				数字	7				家具	窗户			
	黄					15					椅子			
	蓝					42					电灯			
	绿					193					桌子			
	黑					1860					门			
身体	耳朵				身体	中指				身体	右耳			
	鼻子					胳膊肘					左眼			
	肩膀					眉毛					左拇指			
	眼睛					小指					右手腕			
	手腕					拇指					左中指			

(3) 执行口头指令：对患者说“请您按我说的做”，要求患者完成指令，必要时可重复指令一次。对复杂指令必须说完全句后，再让患者执行。最高分 80 分，检查内容及评分标准如下。

2 分：举起你的手。

2 分：闭上你的眼睛。

2 分：指一下房顶。

6 分：指一下门(2)，然后(2)再指窗户(2)。

在患者面前按序放钥匙、铅笔、纸、梳子，告诉患者“看清这些东西了吗？请您照着我说的做”，给指令之前可以做示范。注意每项做完，按原序将物品放好。

6 分：摸一下铅笔(2)，然后(2)再摸一下钥匙(2)。

10 分：把纸翻过来(4)，再把梳子(2)放在纸上边(4)。

10 分：用钥匙指梳子(5)，然后放回原处(5)。

12 分：用梳子指铅笔(5)，然后交叉放在一起(7)。

12 分：用铅笔(2)指纸一角(4)，然后放在另一角处(6)。

18 分：把钥匙(2)放在铅笔和梳子的中间(10)，再用纸盖上(6)。

3. 复述　让患者复述下面词和句，然后记录答案。告诉患者“请您跟我学，我说什么您也说什么”。如患者没听清楚，可重复全句或词。如有构音障碍，与自发语言相似且可听出复述内容正确，按正确记分。音位错语计一半的分，每字 1 分。最高分 100 分。检查内容及评分标准如下。

1 分：门。

1 分：床。

1 分：尺。

1 分：哥。

2 分:窗户。

2 分:汽车。

2 分:八十。

2 分:新鲜。

3 分:天安门。

3 分:四十七。

3 分:拖拉机。

3 分:活蛤蟆。

3 分:听说过。

4 分:别告诉他。

5 分:掉到水里啦。

7 分:吃完饭就去遛弯。

9 分:办公室电话铃响着吧。

10 分:他出去以后还没回来。

8 分:吃葡萄不吐葡萄皮。

12 分:所机全微他合(以每秒 2 字的速度复述,每字 2 分)。

18 分:当他回到家的时候,发现屋子里坐满了朋友。

4. 命名

(1) 视命名:将铅笔、纽扣、牙刷等物品和图(附图 5-3、附图 5-6、附图 5-7)放在患者面前让其命名。

评分方法:每项正确 2 分,需要触觉提示者计 1 分,需语音提示后答对者计 0.5 分,需在包括正确名称在内的三个词中选词选对者计 0.5 分。最高分为 60 分。检查内容见附表 5-3。

附表 5-3 ABC 视命名检查内容及记分表

		反应	触摸	提示	分数			反应	提示	分数
实物	铅笔					图片	跑步			
	纽扣						睡觉			
	牙刷						吸烟			
	火柴						摔跤			
	钥匙						喝水			
	皮尺						红			
	别针						黄			
	橡皮						黑			
	表带						绿			
	发卡						蓝			
身体	头发						7			
	耳朵						15			
	手腕						42			
	拇指						193			
	中指						1 860			

(2) 反应命名:要求患者以名称回答提问,患者回答后即按其正确或错误记分。

评分方法:每题 2 分,最高分 20 分。检查内容及分值如下。

2 分:晴天的天空是什么颜色?

2 分:春天的草是什么颜色?

2 分:玉米粒是什么颜色?

2 分:煤是什么颜色?

2 分:牛奶是什么颜色?

2 分:太阳是什么颜色?

2 分:看什么知道是几点了?

2 分:天黑了什么使房间亮了?

2 分:您用什么切菜?

2 分:用什么点烟?

(3) 列名:为无视觉依托下,在一分钟内说出尽量多的蔬菜(或动物)名称。

评分方法:除例子之外每说出一种(或动物)给 1 分,即使因语音错误而变调也给 1 分。最高分为 20 分。

5. 阅读

(1) 视——读:请患者念出以下的字并录音,每字 1 分,最高分 10 分。

明　妹　肚　鸭　动　村　信　砂　晴　转

(2) 听字——辨认:请患者从形似、音似或意似的字中指出评定者所念的字,每次只限指一个,指两个以上无分,除非患者明确表示更正,按患者认为对的给分。

评分方法:每指正确一个给 1 分,最高分 10 分。

47:　17　74　14　47　407

(水)田:由　甲　申　电　田

(喝)水:永　水　本　木　术

喝水　跑步

睡觉

吸烟　摔倒

附图 5-8

钥匙　火柴

铅笔

梳子　菊花

附图 5-9

成(功):戊　成　戌　咸　威
唱(歌):倡　昌　唱　畅　常
(棉)被:背　被　披　杯　倍
(铅)笔:币　必　笔　比　毕
(电)灯:登　灯　邓　瞪　等
(您)好:佳　良　棒　冠　好
坏(人):次　差　坏　下　末

(3) 朗读——画匹配:要求患者先朗读所示的词,无论朗读是否正确均要求从相应的一组图(附图 5-3 至附图 5-6,附图 5-8 至附图 5-11)中指出哪个是朗读词的画。

圆形　方块
三角
螺旋　五星

附图 5-10

黑　红
黄
绿　蓝

附图 5-11

评分方法:每正确一个给 1 分,如果读不出词,但看图后可将图和词联系起来并正确读出,按正确记 1 分。朗读最高 20 分,配画最高 20 分。检查内容及记录表见附表 5-4。

附表 5-4　ABC 朗读——画匹配检查内容及记分表

动作	朗读	配画	图画	朗读	配画	图形	朗读	配画	颜色	朗读	配画
喝水			钥匙			圆形			黑		
跑步			铅笔			方块			红		
睡觉			火柴			三角			黄		
吸烟			梳子			螺旋			绿		
摔倒			菊花			五星			蓝		

(4) 读指令——执行:要求患者先朗读所示字卡上的句子,无论朗读是否正确均要求在读后按句子上的意思做。如果读不出或朗读错误,也要求按照句子上的意思做。朗读、执行各 15 分,最高 30 分。具体检查内容评分方法如下。

2 分:闭眼　朗读 1 分　执行 1 分
2 分:摸右耳　朗读 1 分　执行 1 分
6 分:指门(1),再指窗户(2)　朗读 3 分　执行 3 分将钥匙、铅笔、梳子放在患者面前继续读和做。

8分:先摸铅笔(2),后摸钥匙(2)	朗读4分	执行4分
12分:用梳子指铅笔(3),然后交叉放在一起(3)	朗读6分	执行6分

(5) 选词填空:要求患者从每个句子下四个备选词中选出适当的词,使全句成为一个完整的句子。最高30分,具体评定内容记分如下。

2分:苹果是________。	原的	圆的	圆圈	方的
2分:解放军带________。	呛	枪	强	仓
6分:老王修汽车和卡车,他是________。	清洁工	司机	机器	修理工
10分:孙悟空本领高强,会七十二变,若不是________唐僧怎管得住他。	想取经	紧箍咒	如来佛	猪八戒
10分:中国地大物博,人口众多,但是人均可耕地少。因此,应该珍惜________。	经济	水源	承包	土地

6. 书写

(1) 写姓名、地址:要求患者写下姓名、地址。名字正确3分,地址正确7分。最高分10分。

(2) 抄写:要求患者抄写"北京是世界闻名的城市"的句子。每写出一个正确的字记1分。

(3) 系列书写1～21:要求患者连续写出1～21。评定者可以写出1、2、3做示范,然后要求患者接着写到23,连续正确一字记1分,数字次序颠倒或写错均不得分。最高分20分。

(4) 听写:包括写偏旁、数、字、词和句,要求听写数字时,可以写出阿拉伯数字,也可以写出汉字。听写时如果患者一时不知如何写,评定者可以重复再说1～2遍。写句子时先念出全句,写的过程中评定者可以用2～3个字的提醒。

偏旁:写出"立人、提手、走之、言、土"的偏旁,每正确一个记1分,最高分5分。

数字:写出"七、十五、四十二、一百九十三、一千八百六十"的数字,前两个数字正确各记1分,第三个数字正确记2分,第四、第五个数字正确各记3分。最高10分。

字:写出"火柴的'火'、铅笔的'铅'、嘴的'口'、方块的'方'、黄颜色的'黄'"字,正确一字给1分,最高5分。

词:写出"梳子、钥匙、睡觉、跑步、五星"的词语,正确一词给1分,最高10分。

短句:写出"温暖的春风吹绿了树叶"的句子,每正确一字给1分,最高10分。

(5) 看图写字:向患者出示图(附图5-12)要求患者写出图中的东西,检查者可以按顺序地等患者写完一个后,再指下一个。每项2分,最高20分。

(6) 写短文:要求患者连续写出完整的句子,可围绕起病经过、工作情况、家庭情况写句子,或者由患者自己决定写什么。但要求患者必须围绕一件事,至少写出三句完整的语句。评分标准如下。

0分:无反应,或仅有线条。

1分:近似单个字,构字障碍,不能表达信息。

2分:有关键词。

3分:有短语,可表达信息。

4分:偶尔有构字障碍,或语法不恰当,有表达信息的完整句子。

5分:正常。

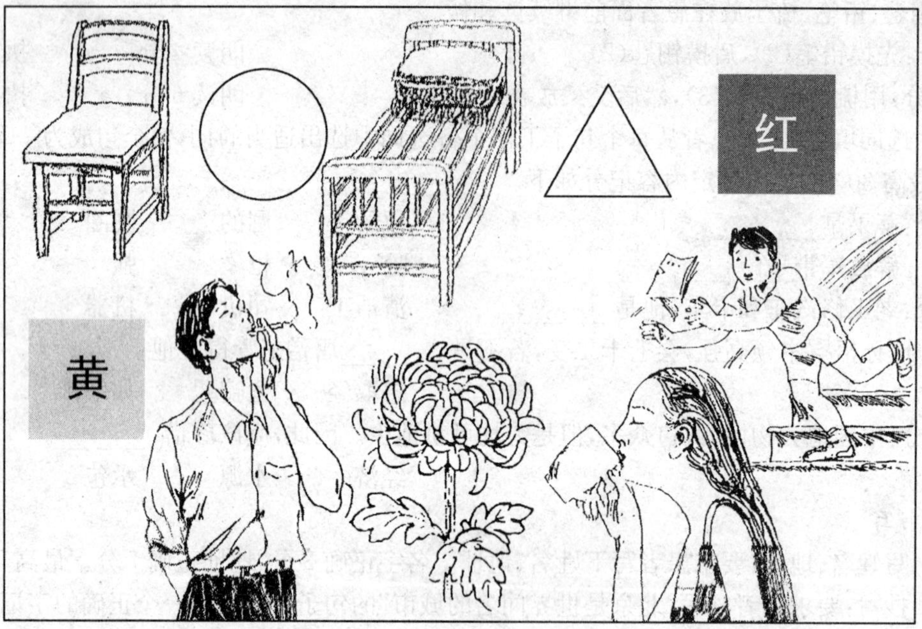

附图 5-12

7. 结构与视空间(附图 5-13)

(1) 照画图:最高 10 分。

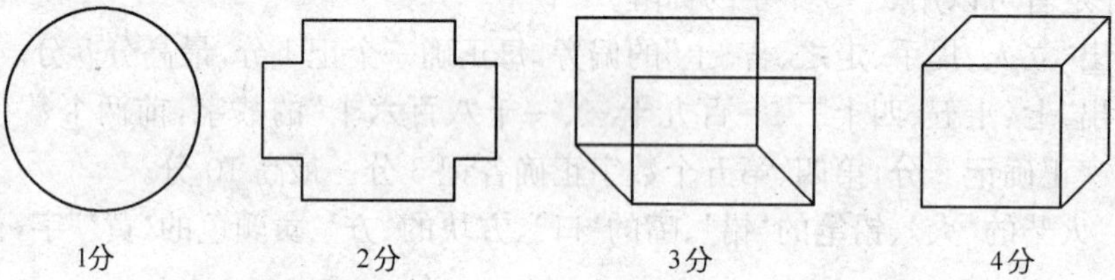

附图 5-13

(2) 摆方块(积木):最高 9 分(附图 5-14)。

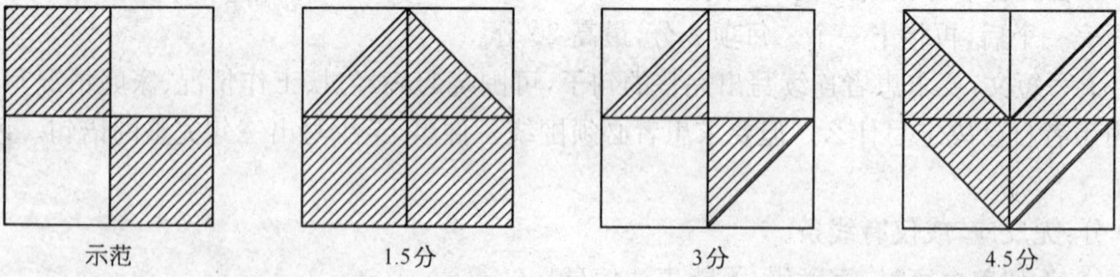

附图 5-14

8. 运用　包括口面、上肢和复杂运用,上肢和复杂运用要求患者做出使用物品的动作(可示范)。每正确执行计 2 分,模仿计 1 分,用实物计 0.5 分,如以手代工具要具体记录,并计 0.5 分(附表 5-5)。注意已执行按正确与否计分,不再模仿,模仿后(无论正确与否)也不用实物。最高 30 分。

附表 5-5 运用能力的检查内容及记分表

	执 行	模 仿	用实物
(1) 面部			
咳嗽			
吹灭火柴			
鼓腮			
用吸管吸水			
(2) 上肢			
挥手再见			
敬礼			
刷牙			
梳头			
(3) 复杂			
请做划火柴(3分),点烟的动作(3分)			
请把信纸叠起来(3分),放进信封(3分),封好(2分)			

9. 计算 要求患者心算或笔算出下列算式的答案,评定者可逐个念算式或由患者自己看算式,患者可口头回答或指出正确答案。每题2分,最高24分。

(1) 加法:5+4(答案=9, 20, 1, 8)
6+7(答案=12, 13, 52, 14)
9+3(答案=6, 17, 12, 21)

(2) 减法:6−2(答案=8, 4, 12, 3)
8−3(答案=5, 11, 24, 16)
11−7(答案=18, 4, 8, 17)

(3) 乘法:4×2(答案=6, 2, 8, 1)
6×7(答案=2, 11, 42, 25)
8×3(答案=5, 11, 24, 40)

(4) 除法:9÷3(答案=12, 3, 6, 27)
64÷8(答案=40, 56, 8, 32)
35÷7(答案=5, 28, 12, 21)

附 录 6

Frenchay 构音障碍评定法

(一) 反射

询问患者、亲属或其他有关人员,并观察、评价咳嗽反射、吞咽动作是否有困难和困难的程度;观察患者有无不能控制的流涎。

1. 咳嗽 提出问题:①当你吃饭或喝水时,你咳嗽或呛住吗? ②你清嗓子有困难吗? 分级如下。

a:没有困难。

b:偶有困难,呛住或有时食物进入气管,说明患者必须小心。

c:必须特别小心,每日呛1~2次。清痰可能有困难。

d:在吃饭或喝水时频繁呛住,或有吸入食物的危险。偶尔不是在吃饭时呛住,如在咽唾液时。

e:没有咳嗽反射,患者用鼻饲管进食或在吃饭、喝水、咽唾液时连续咳呛。

2. 吞咽 如有可能,观察患者喝140 ml的冷开水和吃两块饼干,要求尽可能快地完成。此外,询问患者是否吞咽时有困难,以及有关进食的速度和饮食情况。正常饮水时间为4~15 s,平均8 s,超过15 s为异常缓慢。分级如下。

a:没有异常。

b:述说有一些困难,注意到吃饭(喝水)缓慢。喝水时停顿比通常次数多。

c:进食明显缓慢,主动避免一些食物或流质饮食。

d:仅能吞咽一些特殊的饮食,如单一的或绞碎的食物。

e:不能吞咽,需用鼻饲管。

3. 流涎 询问患者在这方面是否有异常,并在会话期间留心观察。分级如下。

a:没有困难。

b:嘴角偶有潮湿。患者可能叙述在夜间枕头是湿的(这应是以前没有的现象),喝水时有轻微流涎。

c:当倾身向前或精力不集中时流涎,略微能控制。

d:在静止状态时流涎非常明显,但是不连续。

e:连续不断地过多流涎,不能控制。

(二)呼吸

1. 静止状态 在患者静坐和没有说话时,进行观察和评价。当评价有困难时,可让患者做下列动作:用嘴深吸气,听到指令时尽可能地缓慢呼出,然后记录下所需要的秒数,正常平均5 s。分级如下。

a:没有困难。

b:吸气或呼气不平稳或缓慢。

c:有明显的吸气或呼气中断,或深吸气时有困难。

d:吸气或呼气的速度不能控制,可能显出呼吸短促,比c级更加严重。

e:不能完成上述动作,不能控制。

2. 言语状态 与患者谈话并观察呼吸,询问患者在说话时或其他场合下是否有气短。下面的要求常用来辅助评价:让患者尽可能快地一口气数到20(10 s内),注意患者的呼吸次数,正常人可一口气完成。分级如下。

a:没有异常。

b:由于呼吸控制较差,流畅性偶尔被破坏,患者可能声明他感到必须停下来做一下深呼吸,即需要一个外加的呼吸来完成这一要求。

c:必须说得快,因为呼吸控制较差,声音可能消失。患者可能需4次呼吸才能完成此要求。

d:用吸气或呼气说话,或呼吸非常表浅,只能运用几个词,不协调,且有明显的可变性。患者可能需 7 次呼吸才能完成此要求。

e:由于整个呼吸缺乏控制,言语受到严重阻碍,可能 1 次呼吸只能说 1 个数。

(三) 唇的运动

1. 静止状态　当患者没有说话时,观察唇的位置。分级如下。

a:没有异常。

b:唇轻微下垂或不对称,只有熟练的评定者才能观察到。

c:唇下垂,但是患者偶尔试图复位,位置可变。

d:唇不对称或变形,显而易见。

e:严重不对称或两侧严重病变,位置几乎不变化。

2. 唇角外展状态　要求患者做一个夸张的笑,示范并鼓励患者唇角尽量抬高,观察双唇抬高和收缩运动。分级如下。

a:没有异常。

b:轻微不对称,只有仔细观察才能发现。

c:严重变形的笑,显出只有一侧唇角抬高。

d:试图做这一动作,但是外展和抬高两项运动均在最小范围。

e:不能在任何一侧抬高唇角,没有唇的外展。

3. 闭唇鼓腮状态　让患者进行下面的一项或两项动作,观察完成情况。①闭唇鼓气,并坚持 15 s。记录坚持时间,注意是否有气从唇边漏出。若有鼻漏气则不计分。如果有鼻漏气,评定者应该用拇、示指捏住患者的鼻子。②清脆地发出"P"音 10 次,示范并鼓励患者强调这一爆破音,记录下所用的秒数并观察"P"爆破音的闭唇的连贯性。分级如下。

a:唇闭合极好,能保持唇闭合 15 s 或用连贯的唇闭合来重复"P"、"P"。

b:偶尔漏气,在爆破音的每次发声中唇闭合不一致。

c:能保持唇闭合 7～10 s。在发声时观察有唇闭合,但是听起来声音微弱。

d:唇闭合很差,唇的一部分闭合丧失。试图闭合但不能坚持,听不到发声。

e:不能保持任何唇闭合,看不见也听不到患者发声。

4. 交替动作状态　让患者重复"u"、"i"10 次,可示范,在 10 s 内做 10 次。让患者突出运动并使速度与运动相一致(每秒做 1 次)。记下所用秒数,可不必要求患者发出声音。分级如下。

a:能在 10 s 内有节奏地连接这两个运动,有很好的唇收拢和外展。

b:能在 15 s 内连接这两个动作,在唇收拢、外展时可能出现有节奏的颤抖或改变。

c:试图做两个运动,但是很费力,一个动作可能在正常范围内而另一个动作严重变形。

d:可辨别出唇形有所不同,或一个唇形的形成需三次努力。

e:不能做任何运动。

5. 言语状态　观察会话时唇的运动,重点注意唇在发声时的形状。分级如下。

a:唇运动在正常范围内。

b:唇运动有些减弱或过度,偶尔有漏音。

c:唇运动较差,声音微弱或出现不应有的爆破音,嘴唇形状有多处不符合要求。

d:有一些唇运动,但是听不到发声。

e:没有观察到两唇的运动。

(四)颌的位置

1. 静止状态　当患者不说话时观察其颌的位置,分级如下。

a:颌自然地在正常位置。

b:颌偶尔下垂,或偶尔过度闭合。

c:颌松弛下垂,口张开,但是偶然试图闭合或频繁试图复位。

d:大部分时间颌松弛地下垂,且有缓慢不随意的运动。

e:颌下垂张开很大或非常紧地闭住,下垂非常严重,不能复位。

2. 言语状态　当患者说话时观察颌的位置,分级如下。

a:无异常。

b:疲劳时有最小限度的偏离。

c:颌没有固定位置或颌明显的痉挛,但是患者在有意识地控制。

d:明显存在一些有意识的控制,但是仍有严重的异常。

c:试图说话时,颌没有明显的运动。

(五)软腭运动

1. 返流　观察并询问患者吃饭或喝水时是否进入鼻腔,分级如下。

a:没有进入鼻腔。

b:偶有进入鼻腔,有1~2次,咳嗽时偶然出现。

c:1星期有几次进入鼻腔。

d:在每次进餐时至少有1次进入鼻腔。

e:患者进食流质或其他食物时,接连进入鼻腔。

2. 软腭抬高状态　让患者发"啊"音5次,注意在发每个"啊"之间要有一个充分的停顿,观察患者的软腭运动。分级如下。

a:软腭能充分保持对称的运动。

b:有轻微的不对称,但是能运动。

c:在所有的发声中腭均不能抬高,或严重不对称。

d:软腭仅有一些最小限度的运动。

e:软腭投有扩张或抬高。

3. 言语状态　在会话中注意鼻音和鼻漏音。为帮助评价,要求患者说"妹(mèi)、配(pèi)"和"内(nèi)、贝(bèi)",评定者注意倾听音质的变化。分级如下。

a:共鸣正常,没有鼻漏音。

b:轻微的鼻音过重和不平衡的鼻共鸣,或偶然有轻微的鼻漏音。

c:中度的鼻音过重或缺乏鼻共鸣,有一些鼻漏音。

d:中到重度的鼻音过重或缺乏鼻共鸣,或明显的鼻漏音。

e:言语完全表现为严重的鼻音或鼻漏音。

(六)喉的运动

1. 发声时间　让患者尽可能长地说"啊",并记下所用的秒数,注意每次发声的清晰度。分级如下。

a:能持续说“啊”15 s。

b:能持续说“啊”10 s。

c:能持续说“啊”5～10 s,但断续沙哑或发声中断。

d:能清楚持续地说“啊”3～5 s;或虽能发“啊”5～10 s,但有明显的沙哑。

e:患者不能持续清楚地说“啊”达 3 s。

2. 音高　让患者唱音阶(至少 6 个音符),分级如下。

a:无异常。

b:好,但有一些困难,嗓音嘶哑或吃力。

c:可表现 4 个清楚的音高变化,上升不均匀。

d:音高变化极小,显出高、低音间有差异。

e:音高无变化。

3. 音量　让患者从 1 数到 5,每数一数增大一次音量。开始用一个低音,结束用一个高音。分级如下。

a:能控制并改变音量。

b:中度困难,偶尔数数时声音相似。

c:音量有变化,但明显地不均匀。

d:音量只有轻微的变化,很难控制。

e:音量无变化,或全部过大或过小。

4. 言语　注意患者在会话中是否发声清晰,音量和音高是否适宜。分级如下。

a:无异常。

b:轻微的沙哑,或偶尔不恰当地运用音量或音调,只有留心才能注意到这一轻微的改变。

c:由于段落长,声音变质,频繁地调整发声,或音调有异常。

d:发声连续出现变化,在持续清晰地发声和运用适宜的音量、音调方面都有困难。或其中的任何一项始终有困难。

e:声音严重异常,有以下两项或两项以上特征:连续的沙哑,连续不恰当地运用音调和音量。

(七) 舌的运动

1. 静止状态　让患者张开嘴,在静止状态观察舌 1 min。舌可能在张嘴之后不能马上完全静止,故这段时间不计在内。如果患者张嘴有困难,就用压舌板协助。分级如下。

a:无异常。

b:偶尔有不随意运动,或有最低限度的偏歪。

c:舌明显偏向一边,或不随意运动明显。

d:舌的一侧明显皱缩,或成束状。

e:舌显出严重的不正常,即舌体小、皱缩或过度肥大。

2. 伸舌状态　让患者完全伸出舌并收回 5 次,以 4 s 内做 5 次的速度示范,记下所用的秒数。分级如下。

a:舌在正常范围内活动平稳、清晰。

b:活动慢(在 4～6 s 内),其余正常。

c:活动不规则或伴随面部怪相,或伴有明显的震颤,或在 6～8 s 内完成。

d:只能把舌伸出唇外,或运动不超过 2 次,时间超过 8 s。

e:不能做这一要求,舌不能伸出唇。

3. 抬高状态　让患者把舌伸出指向鼻,然后向下指向下颌,连续做 5 次。做时鼓励保持张嘴,以 6 s 内 5 次的速度运动,记录下所用的时间。分级如下。

a:无异常。

b:活动好,但速度慢(8 s 内)。

c:两个方向都能运动,但吃力或不完全。

d:只能向一个方向运动,或运动迟钝。

e:不能完成这一要求,舌不能抬高或下降。

4. 两侧运动状态　让患者伸舌,在 4 s 内从一边到另一边运动 5 次,示范,记录下所用的秒数。分级如下。

a:无异常。

b:运动好但速度慢,5～6 s 完成。

c:能向两侧运动,但吃力或不完全,可在 6～8 s 内完成。

d:只能向一侧运动,或不能保持,8～10 s 完成。

e:患者不能做任何运动,或超过 10 s 才能完成。

5. 交替运动状态　让患者以尽可能快的速度说“喀(kā)拉(lā)”10 次,记录下所用的秒数。分级如下。

a:无困难。

b:有一些困难,轻微的不协调,稍慢,完成需要 5～7 s。

c:发声时一个较好,另一个较差,需 10 s 才能完成。

d:舌仅在位置上有变化,只能识别出不同的声响,听不到清晰的词。

e:舌没有位置的改变。

6. 言语状态　观察舌在会话中的运动。分级如下。

a:无异常。

b:舌运动稍微不准确,偶有发错的声。

c:在会话过程中需经常纠正发声,运动缓慢,言语吃力,个别辅音省略。

d:运动严重变形,发声固定在一个位置上,舌位严重偏离正常,元音变形,辅音频繁遗漏。

e:舌没有明显的运动。

(八) 言语

1. 读字　将下面的字以每字一张地写在卡片上。

民	热	爹	水	诺	名	休	贴	嘴	若
盆	神	都	围	女	朋	人	偷	肥	吕
法	字	骄	学	船	瓦	次	悄	绝	床
牛	钟	呼	晕	润	刘	冲	哭	军	伦
该	脖	南	桑	搬	开	模	兰	脏	攀

评分方法：打乱卡片，字面朝下放置，随意选 12 张卡片。注意：评定者不要看卡片，患者自己或评定者帮其揭开卡片，让患者读字，评定者记下所能听明白的字。12 张卡片中的前两个为练习卡，其余 10 张为测验卡。当患者读完所有的卡片时，用这些卡片对照所记下的字，把正确的字加起来。分级如下。

a：10 个字均正确，言语容易理解。

b：10 个字均正确，但是评定者必须特别仔细听并加以猜测才能理解。

c：7～9 个字正确。

d：5 个字正确。

e：两个或更少的字正确。

2. 读句子　清楚地将下列句子写在卡片上。

这是风车	这是篷车	这是大哥	这是大车
这是木盆	这是木棚	这是人民	这是人名
这是一半	这是一磅	这是木船	这是木床
这是绣球	这是牛油	这是阔绰	这是过错
这是淡季	这是氮气	这是公司	这是工资
这是工人	这是功臣	这是山楂	这是山茶
这是资料	这是饲料	这是老牛	这是老刘
这是鸡肉	这是机构	这是旗子	这是席子
这是溪谷	这是西湖	这是文物	这是坟墓
这是生日	这是绳子	这是莲花	这是年画
这是零件	这是零钱	这是果子	这是果汁
这是诗词	这是誓词	这是伯伯	这是婆婆
这是街道	这是切刀		

要求和分级：同“读字”项。

3. 会话　鼓励患者会话，大约持续 5 min，询问有关工作、业余爱好、亲属等。分级如下。

a：无异常。

b：言语异常但可理解，患者偶尔会重复。

c：言语严重障碍，其中能明白一半，经常重复。

d：偶尔能听懂。

e：完全听不懂患者的言语。

4. 速度　根据患者会话的录音，判断患者的言语速度，计算每分钟说字的数量。正常言语变化的速度为每秒 2～4 个字，每分钟 100～200 字/min，分级如下。

a：每分钟 108 个字以上。

b：每分钟 84～95 个字。

c：每分钟 60～71 个字。

d：每分钟 36～47 个字。

e：每分钟 23 个字以下。

附 录 7

艾森克人格问卷

指导语:请回答下列问题。分别在是、否选项中打✓。每个答案无所谓正确与错误。这里没有对你不利的题目。请尽快回答,不要在每道题目上太多思索。回答时不要考虑应该怎样,只回答你平时是怎样的。每题都要回答。

项 目	是	否
1. 你是否有广泛的爱好?		
2. 在做任何事情之前,你是否都要考虑一番?		
3. 你的情绪时常波动吗?		
4. 你曾有明知是别人的功劳而去接受奖励的事吗?		
5. 欠债会使你不安吗?		
6. 你是一个健谈的人吗?		
7. 你曾经无缘无故地觉得自己"确实难受"吗?		
8. 你曾经贪图过份外之物吗?		
9. 晚上你是否小心地把门锁好?		
10. 你认为自己活泼吗?		
11. 当看到小孩(或动物)受折磨时你是否难受?		
12. 你是否时常担心你会说出(或做出)不应该说(或做)的事情?		
13. 你喜欢跳降落伞吗?		
14. 在愉快的聚会中,你是否通常能尽情享受?		
15. 你是一位易激动的人吗?		
16. 你是否有过将自己的过错推给别人?		
17. 你喜欢会见陌生人吗?		
18. 你是否相信参加储蓄是一种好办法?		
19. 你的感情是否容易受到伤害?		
20. 你所有的习惯都是好的吗?		
21. 社交场合你是否总是不愿出头露面?		
22. 你会服用有奇特效果或有危险性的药物吗?		
23. 你常有"厌倦"之感吗?		
24. 你曾拿过别人的东西(哪怕是一针一线)吗?		
25. 你喜欢经常外出(旅行)吗?		
26. 你以伤害你喜欢的人而感到乐趣吗?		
27. 你是否常因感到有罪而烦恼?		
28. 你是否有时候不懂装懂?		
29. 你是否宁愿看些书,而不想去会见别人?		
30. 有人确实想要伤害你吗?		
31. 你认为自己"神经过敏"吗?		
32. 当你对别人失礼时经常会表示道歉吗?		
33. 你的朋友多吗?		

(续表)

项　　目	是	否
34. 有时你喜欢讲一些会伤害人的笑话吗?		
35. 你是个忧虑重重的人吗?		
36. 你在儿童时期是否立即听从大人的吩咐而毫无怨言?		
37. 你是一个无忧无虑、逍遥自在的人吗?		
38. 有礼貌、爱整洁对你很重要吗?		
39. 你是否总担心将会发生可怕的事情?		
40. 你曾损坏或丢失别人的东西吗?		
41. 在结识新朋友时,通常是你主动的吗?		
42. 当别人向你诉苦时,你是否容易理解他们的苦衷?		
43. 你觉得自己紧张得像"拉紧的弦"吗?		
44. 没有废纸篓时,你会把废纸扔在地板上吗?		
45. 和别人在一起的时候,你是否不常说话?		
46. 你是否认为结婚制度已经过时,应该废除?		
47. 你有时会感到自己可怜吗?		
48. 你有时有点自夸吗?		
49. 你能使一个沉闷的集会活跃起来吗?		
50. 你讨厌那种小心翼翼开车的人吗?		
51. 你为自己的健康担忧吗?		
52. 你曾讲过别人的坏话吗?		
53. 你是否喜欢说笑话和有趣的故事?		
54. 你小时候曾对父母粗暴无礼吗?		
55. 你喜欢和别人打成一片吗?		
56. 知道自己工作中有错误会感到难过吗?		
57. 你失眠吗?		
58. 你饭前必定洗手吗?		
59. 你经常无缘无故地感到疲倦和无精打采吗?		
60. 在游戏或打牌时你曾经作弊吗?		
61. 你喜欢紧张的工作吗?		
62. 你母亲是个善良的人吗?		
63. 你时常觉得自己的生活很单调吗?		
64. 你曾经为了自己而利用过别人吗?		
65. 你是否参加的活动太多,超过自己可能分配的时间?		
66. 是否有那么几个人时常躲着你?		
67. 你为自己的容貌而苦恼吗?		
68. 你是否认为人们为保障自己的将来而储蓄和保险所花费的金钱太多了?		
69. 你是否曾经想过去死?		
70. 若你确知不会被发现,你会逃税吗?		
71. 你能使一个联欢会顺利进行吗?		
72. 你能克制自己不对别人无理吗?		
73. 遇到一次令你难堪的事情之后,你是否会烦恼好久?		

(续表)

项　　目	是	否
74. 你是否“神经过敏”?		
75. 你曾经故意说一些话来伤害别人的感情吗?		
76. 尽管不是你的过错,但你与别人的友谊容易破裂吗?		
77. 你常感到寂寞吗?		
78. 有人对你或你的工作吹毛求疵时,是否容易伤害你的积极性?		
79. 你去赴约会或上班时,曾否迟到?		
80. 你是否喜欢在你的周围有许多热闹和高兴的事?		
81. 你愿意让别人怕你吗?		
82. 你是否有时兴致勃勃,有时却很懒散不想动?		
83. 你有时会把今天应做的事拖到明天吗?		
84. 别人是否认为你是生气勃勃的?		
85. 别人是否对你说过许多谎话?		
86. 你是否对有些事情易生气?		
87. 若你犯有错误,是否都愿意承认?		
88. 你会为一动物落入圈套被捉拿而感到难过吗?		

附　录　8

汉密顿抑郁量表

项　　目	分　数	参 考 评 分 标 准
1. 抑郁情绪	0 1 2 3 4	0 分:无 1 分:只在问到时才诉述 2 分:在谈话中自发地表达 3 分:不用言语也可从表情、姿势、声音或欲哭中流露出这种情绪 4 分:患者的言语和非言语表达(表情、动作),几乎完全表现为这种情绪
2. 有罪感	0 1 2 3 4	0 分:无 1 分:责备自己,感到自己已连累他人 2 分:认为自己犯了罪,或反复思考以往的过失和错误 3 分:认为目前的疾病是对自己错误的惩罚,或有罪恶妄想 4 分:罪恶妄想伴有指责或威胁性幻觉
3. 自杀	0 1 2 3 4	0 分:无 1 分:觉得活着没有意义 2 分:希望自己已经死去,或常想到与死有关的事 3 分:消极观念(自杀念头) 4 分:有严重自杀行为
4. 入睡困难	0 1 2	0 分:无 1 分:主诉有时有入睡困难,即上床后半小时仍不能入睡 2 分:主诉每晚均有入睡困难
5. 睡眠不深	0 1 2	0 分:无 1 分:睡眠浅多噩梦 2 分:半夜(晚 12 点以前)曾醒来(不包括上厕所)
6. 早醒	0 1 2	0 分:无 1 分:有早醒,比平时早醒 1 h,但能重新入睡 2 分:早醒后无法重新入睡

（续表）

项　　目	分　数	参 考 评 分 标 准
7. 工作和兴趣	0 1 2 3 4	0分:无 1分:提问时才诉述 2分:自发地直接或间接表达对活动、工作或学习失去兴趣,如感到没精打采,犹豫不决,不能坚持或需强迫自己去工作或活动 3分:活动时间减少或成效降低,住院患者每天参加病室劳动或娱乐不满3 h 4分:因目前的疾病而停止工作,住院者不参加任何活动或者没有他人帮助便不能完成病室日常事务
8. 迟缓(指思维和言语缓慢,注意力难以集中,主动性减退)	0 1 2 3 4	0分:无 1分:精神检查中发现行动迟缓 2分:精神检查中发现明显的迟缓 3分:精神检查进行困难 4分:完全不能回答问题(木僵)
9. 激越	0 1 2 3 4	0分:无 1分:检查时表现得有些心神不宁 2分:明显的心神不定或小动作多 3分:不能静坐,检查中曾起立 4分:搓手,咬手指,扯头发,咬嘴唇
10. 精神性焦虑	0 1 2 3 4	0分:无 1分:问到时才诉述 2分:自发地表达 3分:表情和言语流露出明显焦虑 4分:明显惊恐
11. 躯体性焦虑(指焦虑的生理症状,包括:口干,腹胀,腹泻,打呃,腹痛,心悸头痛,过度换气和叹息,以及尿频和出汗等)	0 1 2 3 4	0分:无 1分:轻度 2分:中度,有肯定的上述症状 3分:重度,上述症状严重,影响生活需加处理 4分:严重影响生活和活动
12. 胃肠道症状	0 1 2	0分:无 1分:食欲减退,但不需他人鼓励便自行进食 2分:进食需他人催促或请求或需要应用泻药或助消化药
13. 全身症状	0 1 2	0分:无 1分:四肢、背部或颈部沉重感,背痛,头痛,肌肉疼痛,全身乏力或疲倦 2分:症状明显
14. 性症状	0 1 2 3 4	0分:无 1分:轻度 2分:重度 3分:不能肯定,或该项对被评者不适合(不计入总分)
15. 疑病	0 1 2	0分:无 1分:对身体过分关注 2分:反复考虑健康问题 3分:有疑病妄想 4分:伴幻觉的疑病妄想
16. 体重减轻	0 1 2 3 4	0分:无 1分:一周内体重减轻0.5 kg以上 2分:一周内体重减轻1 kg以上
17. 自知力	0 1 2	0分:无 1分:知道自己有病,但归咎于伙食太差、环境问题、工作忙、病毒感染或需要休息等 2分:完全否认有病
18. 日夜变化[如果症状在早晨或傍晚加重,先指出是哪一种,然后按其变化程度评分(早上变化评早上,晚上变化评晚上)]	0 1 2	0分:无 1分:轻度变化:晨1分、晚1分 2分:重度变化:晨2分、晚2分

（续表）

项　　目	分　数	参 考 评 分 标 准
19. 人格或现实解体（指非真实感或虚无妄想）	0 1 2 3 4	0分：无 1分：问到时才诉述 2分：自发诉述 3分：有虚无妄想 4分：伴幻觉的虚无妄想
20. 偏执症状	0 1 2 3 4	0分：无 1分：有猜疑 2分：有牵连观念 3分：有关系妄想或被害妄想 4分：伴有幻觉的关系妄想或被害妄想
21. 强迫症状（指强迫思维和强迫行为）	0 1 2	0分：无 1分：问到时才诉述 2分：自发诉述
22. 能力减退感	0 1 2 3 4	0分：无 1分：问到时才诉述 2分：患者主动表示有能力减退感 3分：需鼓励、指导和安慰才能完成病室日常事务或个人卫生 4分：穿衣、梳洗、进食、铺床或个人卫生均需他人协助
23. 绝望感	0 1 2 3 4	0分：无 1分：有时怀疑“情况是否会好转”，但解释后能接受 2分：持续感到“没有希望”，但解释后能接受 3分：对未来感到灰心、悲观和失望，解释后不能解除 4分：自动地反复诉述“我的病好不了啦”诸如此类的情况
24. 自卑感	0 1 2 3 4	0分：无 1分：仅在询问时才诉述有自卑感（我不如他人） 2分：自动地诉述有自卑感 3分：患者主动诉述“我一无是处”或“低人一等”，与评2分者只是程度上的差别 4分：自卑感达妄想的程度，如“我是废物”或类似情况
总分		

附　录　9

功能独立性评定细则

1. 进食　将食物准备好并放到餐桌后，患者使用合适的餐具将食物送入口中并进行咀嚼、吞咽。评分标准如下。

7分：在食物已准备好的前提下，患者能在正常的时间内按习惯使用刀、叉、匙等餐具取食物送入口中，用杯子喝饮料，并进行咀嚼、吞咽，活动能安全完成。

6分：患者在进食过程中，需要使用经过改进的餐具或进餐辅助工具，或使用假肢，或用餐时间较长，或进餐过程不安全（呛噎等）。

5分：患者在进餐时需要监护、提示、规劝，或帮助安装矫形器，或帮助切割、涂抹、打开盒盖和瓶盖、加汤或饮料等。

4分：患者能主动完成进餐过程中的75%以上，仅偶尔需要帮助，如将餐具放到其手中等。

3分：患者能主动完成进餐过程中的50%～74%，经常需要他人帮助。

2分：患者可主动完成进餐过程中的25%～49%，可以主动配合他人喂食。

1分:患者仅能主动完成进餐过程中的25%以下,主要由他人喂食,或鼻饲、肠道外营养。

2. 梳洗　包括刷牙、洗脸、洗手、梳头、剃须或化妆,以及开关水龙头、调节水温、涂牙膏、开瓶盖等。评分标准如下。

7分:患者能在正常的时间内安全地独立完成上述活动。

6分:患者在活动过程中需要使用改造过的梳洗修饰器具或假肢、矫形器,或活动时间较长,或活动不安全。

5分:患者在活动过程中需要监护、提示、规劝,或帮助安装矫形器,或帮助准备梳洗修饰用品。

4分:患者能主动完成梳洗过程中的75%以上,仅偶尔需要帮助,如将梳洗修饰用品放到其手中或帮助完成一项梳洗活动等。

3分:患者能主动完成梳洗过程中的50%~74%,经常需要他人帮助或由他人帮助完成一项以上的梳洗活动。

2分:患者可主动完成梳洗过程中的25%~49%,可主动配合他人完成梳洗活动。

1分:患者仅能主动完成梳洗过程中的25%以下,基本由他人完成梳洗活动,不能主动配合。

3. 洗澡　包括冲、洗和擦干的全过程,洗澡范围为颈部以下,不包括背部,洗澡方式可为盆浴、淋浴或擦浴。评分标准如下。

7分:患者能在正常的时间内独立安全地完成洗澡的全过程。

6分:患者在活动过程中需要使用辅助工具(如长柄刷等)或假肢、矫形器,或完成活动时间较长,或活动不安全。

5分:患者在活动过程中需要监护、提示、规劝,或帮助安装矫形器,或帮助准备沐浴用品、放水、调节水温等。

4分:患者能主动完成洗澡过程中的75%以上,仅偶尔需要帮助,如将毛巾放到其手中或帮助洗1~2个部位等。

3分:患者能主动完成洗澡过程中的50%~74%,经常需要他人帮助或由他人帮助洗2个部位以上。

2分:患者可主动完成洗澡过程中的25%~49%,可以主动配合他人完成洗澡过程。

1分:患者仅能主动完成洗澡过程中的25%以下,基本由他人完成洗澡活动,不能主动配合。

4. 穿脱上身衣物　包括穿脱腰部以上的衣物和穿脱上肢假肢、矫形器,评分标准如下。

7分:患者能在正常的时间内独立安全地从衣柜、抽屉中拿取衣物,完成穿脱内衣、套头衫、前开衫,解结纽扣、开关拉链和穿脱上肢假肢、矫形器。

6分:患者在活动过程中需要使用辅助器具(如纽扣器等)或假肢、矫形器,或完成活动时间较长,或活动不安全。

5分:患者在活动过程中需要监护、提示、规劝,或帮助准备假肢、矫形器,或帮助拿取衣物、准备穿衣物品。

4分:患者能主动完成活动过程中的75%以上,仅偶尔需要帮助,如帮助扣纽扣、拉拉链等。

3分:患者能主动完成活动过程中的50%~74%,经常需要他人帮助。

2分:患者可主动完成活动过程中的25%～49%,可以主动配合他人完成穿衣过程。

1分:患者能主动完成活动过程中的25%以下,基本由他人完成穿衣活动,不能主动配合。

5. 穿脱下身衣物　包括穿脱腰部以下的衣物和穿脱下肢假肢、矫形器,评分标准如下。

7分:患者能在正常的时间内独立安全地从衣柜、抽屉中拿取衣物,完成穿脱内裤、外裤、裙子、腰带、鞋袜,解结纽扣、开关拉链和穿脱下肢假肢、矫形器。

6分:患者在活动过程中需要使用辅助工具(如取物器等)或假肢、矫形器,或完成活动时间较长,或活动不安全。

5分:患者在活动过程中需要监护、提示、规劝,或帮助准备假肢、矫形器,或帮助拿取衣物、准备穿衣物品。

4分:患者能主动完成活动过程中的75%以上,仅偶尔需要帮助,如帮助扣纽扣、拉拉链等。

3分:患者能主动完成活动过程中的50%～74%,经常需要他人帮助。

2分:患者可主动完成活动过程中的25%～49%,可以主动配合他人完成穿衣过程。

1分:患者能主动完成活动过程中的25%以下,基本由他人完成穿衣活动,不能主动配合。

6. 上厕所　包括阴部卫生处理和整理衣裤,评分标准如下。

7分:患者能在正常的时间内用厕,大小便后可独立完成会阴部清洁、更换卫生巾(需要时)、穿脱整理衣裤,活动安全。

6分:患者在活动过程中需要使用辅助器具或假肢、矫形器,或完成活动时间较长,或活动不安全。

5分:患者在活动过程中需要监护、提示、规劝,或帮助准备辅助器具或用厕物品。

4分:患者能主动完成活动过程中的75%以上,仅偶尔需要帮助,如帮助保持身体稳定或平衡等。

3分:患者能主动完成活动过程中的50%～74%,经常需要他人帮助。

2分:患者能主动完成活动过程中的25%～49%,可以主动配合他人完成活动。

1分:患者仅能主动完成活动过程中的25%以下,基本由他人完成所有的活动,不能主动配合。

7. 小便管理　包括患者能否自主控制排尿,是否需要他人帮助,是否需要借助导尿管或药物帮助排尿及需要他人帮助的程度。评分应考虑需要帮助的程度和尿失禁的频率两方面内容,当评分不一致时选择最低得分,评分标准如下。

7分:患者能完全自主控制排尿,无尿失禁,无需借助器械和药物。

6分:患者无尿失禁,但需要一些辅助器具(如导尿管、尿壶、便盆、集尿器等)或药物帮助控制排尿。如果使用辅助器具,可独立组装、使用和处理器具。

5分:患者在小便管理方面需要监护、提示、规劝,由他人准备、清洁排尿器具,或偶尔发生尿失禁,频率少于每月1次。

4分:患者能完成75%以上的小便管理过程,仅偶尔需要帮助,或尿失禁频率少于每周1次。

3分:患者能完成50%～74%的小便管理过程,需要中等程度帮助,或尿失禁频率少于每日1次。

2分:患者能完成25%～49%的小便管理过程,或尿失禁频率大于每日1次,但有方法可减少尿失禁。

1 分:患者仅能完成 25%以下的小便管理过程,或尿失禁频率大于每日 1 次,任何方法都不能减少尿失禁。

8. 大便管理　包括患者能否自主控制排便,是否需要他人帮助,是否需要借助器具或药物帮助排便及需要帮助的程度。评分应考虑需要帮助的程度和大便失禁的频率两方面内容,当评分不一致时选择最低得分,评分标准如下。

7 分:患者能独立控制排便,无大便失禁,无需借助器械和药物帮助排便。

6 分:患者需要便盆、手指刺激或通便剂、润滑剂、灌肠或其他药物帮助排便。

5 分:患者在大便管理方面需要监护、提示、规劝,由他人准备排便器具,偶尔发生大便失禁,频率少于每月 1 次。

4 分:患者能完成 75%以上的大便管理过程,仅偶尔需要帮助,大便失禁频率少于每周1 次。

3 分:患者能完成 50%～74%的大便管理过程,需要中等程度帮助,大便失禁频率少于每日 1 次。

2 分:患者能完成 25%～49%的大便管理过程,大便失禁频率大于每日 1 次,但有方法可减少大便失禁。

1 分:患者仅能完成 25%以下的大便管理过程,大便失禁频率大于每日 1 次,任何方法都不能减少大便失禁。

9. 床、椅、轮椅转移　包括行走为主的转移和使用轮椅的转移,评分标准如下。

7 分:行走为主者能独立完成从椅上坐下、站起和床椅转移的全过程。使用轮椅者能独立完成床椅转移、锁住车闸、抬起脚踏板、打开扶手等。活动能在正常时间内安全地完成。

6 分:患者在转移过程中需要使用辅助工具(如滑板、手柄、矫形器、拐杖等),或完成活动时间较长,或活动不安全。

5 分:患者在转移过程中需要监护、提示、规劝,或帮助准备转移所需工具,或帮助锁住车闸、抬起脚踏板、打开扶手等。

4 分:患者能主动完成转移活动过程中的 75%以上,仅偶尔需要帮助,如帮助保持稳定等。

3 分:患者能主动完成转移活动过程中的 50%～74%,经常需要他人的帮助。

2 分:患者能主动完成转移活动过程中的 25%～49%,可以主动配合他人完成转移。

1 分:患者仅能主动完成活动过程中的 25%以下,基本由他人完成搬运。

10. 厕所转移　包括行走为主的转移和使用轮椅的转移,评分标准如下。

7 分:行走为主者能独立进出厕所、坐下至坐便器和从坐便器离开。使用轮椅者能独立进出厕所、锁住车闸、抬起脚踏板、打开扶手、完成轮椅与坐便器之间的转移。活动不需借助辅助工具,能在正常时间内安全地完成。

6 分:患者在活动中需要使用辅助工具(如滑板、手柄、矫形器、拐杖等),或完成活动时间较长,或活动不安全。

5 分:患者在转移过程中需要监护、提示、规劝,或帮助准备辅助工具,或帮助锁住车闸、抬起脚踏板、打开扶手等。

4 分:患者能主动完成转移活动过程中的 75%以上,仅偶尔需要帮助,如帮助保持稳定等。

3 分:患者能主动完成转移活动过程中的 50%～74%,经常需要他人的帮助。

2 分:患者能主动完成转移活动过程中的 25%～49%,可以主动配合他人完成转移。

1分:患者仅能主动完成活动过程中的25%以下,基本由他人完成搬运。

11. 浴室转移　包括行走为主的转移和使用轮椅的转移,评分标准如下。

7分:行走为主者能独立进出浴盆或淋浴室,使用轮椅者能独立进入浴室、锁住车闸、抬起脚踏板、打开扶手、完成轮椅与浴盆或淋浴室之间的转移。活动不需借助辅助工具,能在正常时间内安全地完成。

6分:患者在活动中需要使用辅助工具(如滑板、手柄、矫形器、拐杖等),或完成活动时间较长,或活动不安全。

5分:患者在转移过程中需要监护、提示、规劝,或帮助准备辅助工具,或帮助锁住车闸、抬起脚踏板、打开扶手等。

4分:患者能主动完成转移活动过程中的75%以上,仅偶尔需要帮助,如帮助保持稳定等。

3分:患者能主动完成转移活动过程中的50%～74%,经常需要他人的帮助。

2分:患者能主动完成转移活动过程中的25%～49%,可以主动配合他人完成转移。

1分:患者仅能主动完成活动过程中的25%以下,基本由他人完成搬运。

12. 步行、轮椅　首先应确定患者是步行还是借助轮椅,如果既可步行又可用轮椅,对其主要活动方式进行评分,使用轮椅最高得分为6分。若治疗后运动方式由轮椅变为步行,则应按治疗后运动方式重新评定治疗前得分,评分标准如下。

7分:步行者能独立行走50 m,不用任何辅助器具,时间合理,活动安全。

6分:步行者在行进50 m过程中需要使用辅助工具(如助行器、拐杖、矫形器、假肢等);使用轮椅者能独立操纵轮椅前进50 m,能转弯、驱车到桌、床、座厕旁,越过至少3°的斜坡,能在地毯上驱车及越过门槛;或完成活动时间较长,或活动不安全。

5分:①患者在步行或使用轮椅行进50 m过程中需要监护、提示、规劝。②家庭步行:患者能独立步行17～49 m,不需辅助器具,或独立使用轮椅行进17～49 m,不需提示,但时间较长,或活动不安全。

4分:患者在行进50 m过程中主动用力达75%或以上,仅偶尔需要帮助,如步行者给予接触性防护或帮助保持稳定,使用轮椅者帮助转弯或越过门槛等。

3分:患者在行进50 m过程中主动用力达50%～74%,经常需要帮助。

2分:患者在活动过程中主动用力达25%～49%,行进距离小于50 m但大于17 m,需要较多接触性帮助。

1分:患者在活动过程中主动用力仅能达25%以下,行进距离小于17 m,至少需要2人帮助。

13. 上下楼梯　患者必须能走路才考虑上下楼梯,包括能否独立上下一层楼(12～14级台阶)及使用辅助器具情况和需要帮助的程度,评分标准如下。

7分:患者能独立上下12～14级台阶,无需帮助和使用辅助器具,时间合理,活动安全。

6分:患者在上下12～14级台阶过程中需要使用辅助工具(如扶手、拐杖等),或完成活动时间较长,或活动不安全。

5分:①患者在上下12～14级台阶过程中需要监护、提示、规劝。②家庭步行:患者可以独立上下4～6级台阶(用或不用辅助器具),或上下7～11级台阶,无需监护、提示或规劝,但活动时间较长,或不安全。

4 分:患者在上下 12～14 级台阶过程中主动用力达 75%或以上,仅偶尔需要帮助,如帮助保持稳定。

3 分:患者在上下 12～14 级台阶过程中主动用力达 50%～74%,经常需要帮助。

2 分:患者上下楼梯不足 7～12 级,需 1 人帮助。

1 分:患者在活动过程中只能上下少于 4～6 级台阶,至少需要 2 人帮助。

14. 理解 包括听觉理解(口语)和视觉理解(文字、身体语言、姿势等),评分标准如下。

7 分:患者能理解复杂和抽象的概念(如时事、家庭财政等),无需帮助和辅助器具。

6 分:患者在理解复杂和抽象的概念方面有轻度的困难,需要较长的时间或需要辅助器具(如眼镜、助听器等)。

5 分:患者在理解基本日常生活需要信息(如与饮食、排泄、卫生、睡眠等有关的对话、指示、提问或陈述)方面极少需要帮助(需帮助的时间少于 10%),如减慢说话速度、重复、强调、暂停、姿势提示等。

4 分:患者在 75%～90%的情况下能理解基本日常生活需要信息,偶尔需要帮助。

3 分:患者在 50%～74%的情况下能理解基本日常生活需要信息。

2 分:患者在 25%～49%的情况下能理解基本日常生活需要信息,只能理解简单、常用的口语表达或姿势。

1 分:患者在小于 25%的情况下能理解基本日常生活需要信息,或不能理解简单、常用的口语表达或姿势,或尽管给予提示仍不能恰当反应。

15. 表达 包括口头与非口头(文字、符号、手势)表达,评分标准如下。

7 分:患者能清晰、流利表达复杂和抽象的概念(如时事、家庭财政等),无需帮助和辅助器具。

6 分:患者在表达复杂和抽象的概念方面需要较长的时间或需要辅助器具(如扩音设备),或有轻度的困难(如轻度构音障碍、轻度找词困难)。

5 分:患者能表达基本日常生活需要信息(如与饮食、排泄、卫生、睡眠等生理需要有关的表达),极少需要帮助(需帮助的时间少于 10%)。

4 分:患者在 75%～90%的情况下能表达基本日常生活需要信息。

3 分:患者在 50%～74%的情况下能表达基本日常生活需要信息。

2 分:患者在 25%～49%的情况下能表达基本日常生活需要信息。

1 分:患者在少于 25%的情况下能表达基本日常生活需要信息,或尽管给予提示仍不能恰当表达。

16. 社会交往 包括在治疗、社交场合适应的能力和与他人(医务人员、家庭成员、病友)相处的能力,能否处理个人需求和他人需求,能否接受批评和认识自己的言行对他人的影响,情绪是否稳定(有无乱发脾气、喧叫、言语粗鲁、哭笑无常、身体攻击、沉默寡言等),评分标准如下。

7 分:患者在治疗、社交场合能独立与人交往,无需帮助和药物控制。

6 分:患者在治疗、社交场合与人交往需要较长的时间,或只有在组织好或改良过的环境中才能与人恰当交往,或需要用药物。

5 分:患者在社会交往中极少需要帮助,或只有在不熟悉或紧急的情况下才需要帮助(监督、提示、规劝),需要帮助的时间少于 10%。

4 分:患者在 75%～90%的时间能恰当参与社会交往。

3分:患者在50%~74%的时间能恰当参与社会交往。

2分:患者在25%~49%的时间能恰当参与社会交往。

1分:患者在少于25%的时间能恰当参与社会交往。

17. 解决问题　包括复杂的问题(如财务、人际关系等)和日常生活问题,评分标准如下。

7分:患者能合理、及时解决财务、人际关系等复杂问题,无需帮助。

6分:患者在解决上述复杂问题时需要较多的时间,或在不熟悉的环境中有轻度困难。

5分:患者基本能解决日常生活常规问题,极少需要帮助,或只有紧急的情况下才需要帮助,需帮助时间少于10%。

4分:患者在75%~90%的时间能解决日常生活常规问题。

3分:患者在50%~74%的时间能解决日常生活常规问题。

2分:患者在25%~49%的时间能解决日常生活常规问题。

1分:患者在少于25%的时间能解决日常生活常规问题,或完全不能有效解决问题。

18. 记忆　是指在医院或社会环境下对日常生活的记忆能力,包括能否认识常见的人、记住日常活动、执行他人的指令等,评分标准如下。

7分:患者能够认识常见的人,记住日常活动,执行他人的指令,无需帮助和重复。

6分:患者在不需重复的前提下对上述问题的记忆有轻度的困难,或需要自我或环境的提示。

5分:患者在认识和记忆方面极少需要帮助,或只有紧急的情况下才需要帮助(提示、重复),需帮助时间少于10%。

4分:患者在75%~90%的时间能认识和记忆。

3分:患者在50%~74%的时间能认识和记忆。

2分:患者在25%~49%的时间能认识和记忆。

1分:患者在少于25%的时间能认识和记忆,或完全不能进行有效的认识和记忆。

附　录　10

世界卫生组织生存质量测定简表 WHO/QOL-26

指导语:请您一定回答所有问题,如果某个问题不能肯定回答,就选择最接近您自己真实感觉的那个答案。所有问题都请您按照自己的标准、愿望或者自己的感觉来回答。注意所有问题都只是您最近两星期内的情况。

1. 您怎样评价您的生活质量?

① 很差　② 差　③ 不好也不差　④ 好　⑤ 很好

2. 您对自己的健康状况满意吗?

① 很不满意　② 不满意　③ 既满意也不满意

④ 满意　⑤ 很满意

下面的问题是关于两周来您经历某些事情的感觉。

3. 您觉得疼痛妨碍您去做自己需要做的事情吗?

① 根本不妨碍　② 很少妨碍　③ 有妨碍(一般) ④ 比较妨碍　⑤ 极妨碍

4. 您需要医疗的帮助进行日常生活吗？

① 根本不需要　② 很少需要　③ 需要(一般)　④ 比较需要　⑤ 极需要

5. 您觉得生活有乐趣吗？

① 根本没乐趣　② 很少有乐趣　③ 有乐趣(一般) ④ 比较有乐趣　⑤ 极有乐趣

6. 您觉得自己的生活有意义吗？

① 根本没有意义 ② 很少有意义　③ 有意义(一般) ④ 比较有意义　⑤ 极有意义

7. 您能集中注意力吗？

① 根本不能　② 很少能　③ 能(一般)　④ 比较能　⑤ 极能

8. 日常生活中您感觉安全吗？

① 根本不安全　② 很少安全　③ 安全(一般)　④ 比较安全　⑤ 极安全

9. 您的生活环境对健康好吗？

① 根本不好　② 很少好　③ 好(一般)　④ 比较好　⑤ 极好

下面的问题是关于两周来您做某些事情的能力。

10. 您有充沛的精力去应付日常生活吗？

① 根本没精力　② 很少有精力　③ 有精力(一般) ④ 多数有精力　⑤ 完全有精力

11. 您认为自己的外形过得去吗？

① 根本过不去　② 很少过得去　③ 过得去(一般) ④ 多数过得去　⑤ 完全过得去

12. 您的钱够用吗？

① 根本不够用　② 很少够用　③ 够用(一般)　④ 多数够用　⑤ 完全够用

13. 在日常生活中您需要的信息都齐备吗？

① 根本不齐备　② 很少齐备　③ 齐备(一般)　④ 多数齐备　⑤ 完全齐备

14. 您有机会进行休闲活动吗？

① 根本没机会　② 很少有机会　③ 有机会(一般) ④ 多数有机会　⑤ 完全有机会

下面的问题是关于两周来您对自己日常生活各个方面的满意度。

15. 您行动的能力如何？

① 很差　② 差　③ 不好也不差　④ 好　⑤ 很好

16. 您对自己的睡眠情况满意吗？

① 很不满意　② 不满意　③ 既非满意也非不满意

④ 满意　⑤ 很满意

17. 您对自己日常生活的能力满意吗？

① 很不满意　② 不满意　③ 既非满意也非不满意

④ 满意　⑤ 很满意

18. 您对自己的工作能力满意吗？

① 很不满意　② 不满意　③ 既非满意也非不满意

④ 满意　⑤ 很满意

19. 您对自己满意吗？

① 很不满意　② 不满意　③ 既非满意也非不满意

④ 满意　　　　⑤ 很满意

20. 您对自己的人际关系满意吗?

① 很不满意　　② 不满意　　③ 既非满意也非不满意

④ 满意　　　　⑤ 很满意

21. 您对自己的性生活满意吗?

① 很不满意　　② 不满意　　③ 既非满意也非不满意

④ 满意　　　　⑤ 很满意

22. 您对自己从朋友那里得到的支持满意吗?

① 很不满意　　② 不满意　　③ 既非满意也非不满意

④ 满意　　　　⑤ 很满意

23. 您对自己居住的条件满意吗?

① 很不满意　　② 不满意　　③ 既非满意也非不满意

④ 满意　　　　⑤ 很满意

24. 您对得到卫生保健服务的方便程度满意吗?

① 很不满意　　② 不满意　　③ 既非满意也非不满意

④ 满意　　　　⑤ 很满意

25. 您对自己的交通情况满意吗?

① 很不满意　　② 不满意　　③ 既非满意也非不满意

④ 满意　　　　⑤ 很满意

下面的问题是关于两周来您经历某些事情的频繁程度。

26. 您有消极感受吗?(如情绪低落、绝望、焦虑、忧郁)

① 没有消极感受　　② 偶尔有消极感受　　③ 时有时无

④ 经常有消极感受　　⑤ 总是有消极感受

27. 家庭摩擦影响您的生活吗?

① 根本不影响　　② 很少影响　　③ 影响(一般)

④ 有比较大的影响　　⑤ 有极大影响

28. 您的食欲怎样?

① 很差　　② 差　　③ 不好也不差　　④ 好　　⑤ 很好

29. 如果让您综合以上各方面(生理健康、心理健康、社会关系,周围环境等方面),自己给生活质量打分,应该打多少分?(满分为 100 分)________分。

您是在别人的帮助下填完这份调查表的吗?　是　　否

您花了多长时间来填完这份调查表?(　　)分钟

您对本问卷有何建议

附　录　11

健康状况调查简表(SF-36)

下面的问题是要了解您对自己健康情况的看法、您的感觉如何以及您进行日常活动的能力如何。如果您没有把握回答问题，尽量做一个最好的答案，请在所选答案处打“√”，并在第10个问题之后的空白处写上您的建议。

1. 总体来讲，您的健康状况是

非常好	○
很好	○
好	○
一般	○
差	○

2. 跟一年前相比，您觉得您现在的健康状况是

比一年前好多了	○
比一年前好一些	○
和一年前差不多	○
比一年前差一些	○
比一年前差多了	○

3. 健康和日常活动

以下这些问题都与日常活动有关。您的健康状况是否限制了这些活动？如果有限制，程度如何？

	有很多限制	有一点限制	根本没限制
(1) 重体力劳动(如跑步、举重物、激烈运动等)	○	○	○
(2) 适度活动(如移桌子、扫地、做操等)	○	○	○
(3) 手提日杂用品(如买菜、购物等)	○	○	○
(4) 上几层楼梯	○	○	○
(5) 上一层楼梯	○	○	○
(6) 弯腰、屈膝、下蹲	○	○	○
(7) 步行 1 500 m 左右的路程	○	○	○
(8) 步行 800 m 左右的路程	○	○	○
(9) 步行 100 m 左右的路程	○	○	○
(10) 自己洗澡、穿衣	○	○	○

4. 在过去4个星期里，您的工作和日常活动有没有因为身体健康的原因而出现以下这些问题？

	每个问题均需回答有或没有	
	有	没　有
(1) 减少了工作或其他活动的时间	○	○
(2) 本来想要做的事情只能完成一部分	○	○
(3) 想要做的工作或活动的种类受到限制	○	○
(4) 完成工作或其他活动有困难(例如，需要额外的努力)	○	○

5. 在过去4个星期里，您的工作和日常活动有没有因为情绪(如感到消沉或者忧虑)而出现以下问题？

	每个问题均需回答有或没有	
	有	没有
(1) 减少了工作或其他活动的时间	○	○
(2) 本来想要做的事情只能完成一部分	○	○
(3) 做工作或其他活动不如平时仔细	○	○

6. 在过去4个星期里，您的身体健康或情绪不好在多大程度上影响了您与家人、朋友、邻居或集体的正常社交活动？

根本没有影响	○
很少有影响	○
有中度影响	○
有较大影响	○
有极大影响	○

7. 在过去4个星期里，您有身体上的疼痛吗？

根本没有疼痛	○
有很轻微疼痛	○
有轻微疼痛	○
有中度疼痛	○
有严重疼痛	○
有很严重疼痛	○

8. 在过去4个星期里，身体上的疼痛影响您的正常工作吗(包括上班工作和家务活动)？

根本没有影响	○
有一点影响	○
有中度影响	○
有较大影响	○
有极大影响	○

9. 以下这些问题有关过去1个月里您的感觉如何以及您的情况如何。(对每一条问题，请选出最接近您感觉的那个答案)

在过去1个月里持续的时间	所有的时间	大部分时间	比较多时间	一部分时间	小部分时间	没有此感觉
(1) 您觉得生活充实吗？	○	○	○	○	○	○
(2) 您是一个精神紧张的人吗？	○	○	○	○	○	○
(3) 您感到垂头丧气，什么事都不能使您振作起来吗？	○	○	○	○	○	○
(4) 您觉得平静吗？	○	○	○	○	○	○
(5) 您精力充沛吗？	○	○	○	○	○	○
(6) 您的情绪低落吗？	○	○	○	○	○	○
(7) 您觉得筋疲力尽吗？	○	○	○	○	○	○
(8) 您是个快乐的人吗？	○	○	○	○	○	○
(9) 您感觉疲劳吗？	○	○	○	○	○	○
(10) 您的健康限制了您的社交活动(如走亲访友)吗？	○	○	○	○	○	○

10. 对总的健康情况，请在下面的每一句话，选出最符合您情况的答案。

	绝对正确	大部分正确	不能肯定	大部分错误	绝对错误
(1) 我好像比别人容易生病	○	○	○	○	○
(2) 我跟我认识的人一样健康	○	○	○	○	○
(3) 我认为我的健康状况在变坏	○	○	○	○	○
(4) 我的健康状况非常好	○	○	○	○	○

您的批评或建议

关于您的一般情况

您的性别：1. 男○　　　　2. 女○

您今年多大年龄：(　　　)岁

感谢您的合作！

主要参考书目

1. 恽晓平. 康复评定学. 北京:华夏出版社,2004
2. 王玉龙. 康复评定. 北京:人民卫生出版社,2000
3. 缪鸿石. 康复医学理论与实践. 上海:上海科学技术出版社,2000
4. 恽晓平. 康复疗法评定学. 北京:华夏出版社,2005
5. 中华医学会. 临床技术操作规范·物理医学与康复学分册. 北京:人民军医出版社,2004
6. 于兑生,恽晓平. 运动疗法与作业疗法. 北京:华夏出版社,2002
7. 南登崑. 康复医学. 第3版. 北京:人民卫生出版社,2004
8. 刘珊珊. 康复医学. 北京:北京医科大学出版社,2001
9. 王茂斌. 康复医学. 北京:人民卫生出版社,2002
10. 李仲廉,华勇. 慢性疼痛治疗学基础. 北京:人民军医出版社,2003
11. 中华医学会. 临床技术操作规范·疼痛学分册. 北京:人民军医出版社,2004
12. 卓大宏. 中国康复医学. 第2版. 北京:华夏出版社,2003
13. 燕铁斌. 现代康复治疗学. 广州:广东科技出版社,2004
14. 党静霞. 肌电图诊断与临床应用. 北京:人民卫生出版社,2005
15. 胡永善. 新编康复医学. 上海:复旦大学出版社,2005
16. 卢喜烈,石亚君,帅莉. 运动平板试验. 天津:天津科学技术出版社,2004
17. 关骅. 临床康复学. 北京:华夏出版社,2005
18. 周士坊,范振华. 实用康复医学. 南京:东南大学出版社,1998
19. 李国彰. 生理学. 北京:人民卫生出版社,2003
20. 李胜利. 言语治疗学. 北京:华夏出版社,2004
21. 王维治. 神经病学. 第4版. 北京:人民卫生出版社,2004
22. 高素荣. 失语症. 第2版. 北京:北京大学医学出版社,2006
23. 中华人民共和国卫生部医政司. 中国康复医学诊疗规范. 北京:华夏出版社,1998
24. 黄晓琳,尤春景. 康复医学临床指南. 北京:科学出版社,2005
25. 殷秀珍. 康复医学. 北京:北京医科大学出版社,2002
26. 王德生,张守信. 老年性痴呆. 北京:人民卫生出版社,2001
27. 华桂茹. 物理医学康复科诊疗常规. 北京:人民卫生出版社,2004

28. 朱镛连. 神经康复学. 北京:人民军医出版社,2001
29. 王锐. 临床痴呆学. 北京:人民军医出版社,2006
30. 赵友文,盛树力,肖顺贞. 老年性痴呆的咨询与治疗. 北京:北京大学出版社,2004
31. 宋军,刘青. 痴呆. 北京:中国医药科技出版社,2000
32. 王学义,张本. 痴呆. 天津:天津科学技术出版社,2001
33. 宗时春,秦成德. 老年性痴呆的基础与临床. 陕西:陕西人民出版社,2003
34. 杜建,陈立典. 中西医结合康复学. 北京:人民卫生出版社,2006
35. 燕铁斌,窦祖林. 实用瘫痪康复. 北京:人民卫生出版社,1999
36. 张明园. 精神科评定量表手册. 湖南:湖南科学技术出版社,2003
37. 周维金,孙启良. 瘫痪康复评定手册. 北京:人民卫生出版社,2006
38. 解亚宁,戴晓阳. 实用心理测验. 北京:中国中医药科技出版社,2006
39. 吴汉荣. 医学心理学. 第 2 版. 武汉:华中科技大学出版社,2005
40. 姜乾金. 医学心理学. 北京:人民卫生出版社,2005
41. 贺丹军. 康复心理学. 北京:华夏出版社,2005
42. 季建林. 医学心理学. 第 4 版. 上海:复旦大学出版社,2005
43. 励建安,王彤. 康复医学. 北京:科学出版社,2002
44. 李晶. 物理医学与康复科诊疗常规. 北京:中国协和医科大学出版社,2002
45. 国家中医药管理局脑病急症科研组. 中风病辨证诊断标准(试行). 北京中医药大学学报,1994, 17(3):64～66
46. 国家中医药管理局脑病急症协作组. 中风病诊断与疗效评定标准(试行). 北京中医药大学学报,1996,19(1):55～56